国家卫生健康委员会"十三五"规划教材

教育部生物医学工程专业教学指导委员会"十三五"规划教材

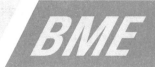

全国高等学校教材

供生物医学工程等专业用

医学图像处理

主　　审　王广志

主　　编　冯前进

副 主 编　陈　阳　李纯明

编　　委（以姓氏笔画为序）

丁　辉（清华大学）　　　　　　陈　为（浙江大学）

冯前进（南方医科大学）　　　　陈　阳（东南大学）

刘　勇（北京邮电大学）　　　　周宇佳（南方医科大学）

阳　维（南方医科大学）　　　　周志光（杭州电子科技大学）

李　晨（东北大学）　　　　　　殷世民（桂林电子科技大学）

李纯明（电子科技大学）　　　　郭　翌（复旦大学）

张道强（南京航空航天大学）　　郭圣文（华南理工大学）

学术秘书　黄美燕（南方医科大学）

·北　京·

版权所有，侵权必究！

图书在版编目（CIP）数据

医学图像处理/冯前进主编.—北京：人民卫生
出版社，2024.7
全国高等学校生物医学工程专业首轮"十三五"规划
教材
ISBN 978-7-117-35611-4

Ⅰ．①医…　Ⅱ．①冯…　Ⅲ．①医学图像－图像处理－
医学院校－教材　　Ⅳ．①R445

中国国家版本馆 CIP 数据核字（2023）第 221914 号

人卫智网	www.ipmph.com	医学教育、学术、考试、健康，
		购书智慧智能综合服务平台
人卫官网	www.pmph.com	人卫官方资讯发布平台

医学图像处理
Yixue Tuxiang Chuli

主　　编：冯前进
出版发行：人民卫生出版社（中继线 010-59780011）
地　　址：北京市朝阳区潘家园南里 19 号
邮　　编：100021
E - mail：pmph @ pmph.com
购书热线：010-59787592　010-59787584　010-65264830
印　　刷：鸿博睿特（天津）印刷科技有限公司
经　　销：新华书店
开　　本：850×1168　1/16　　印张：18
字　　数：533 千字
版　　次：2024 年 7 月第 1 版
印　　次：2024 年 8 月第 1 次印刷
标准书号：ISBN 978-7-117-35611-4
定　　价：79.00 元

打击盗版举报电话：010-59787491　E-mail：WQ @ pmph.com
质量问题联系电话：010-59787234　E-mail：zhiliang @ pmph.com
数字融合服务电话：4001118166　E-mail：zengzhi @ pmph.com

出版说明

生物医学工程（biomedical engineering,BME）是运用工程学的原理和方法解决生物医学问题,提高人类健康水平的综合性学科。它在生物学和医学领域融合数学、物理、化学、信息和计算机科学,运用工程学的原理和方法获取和产生新知识,促进生命科学和医疗卫生事业的发展,从分子、细胞、组织、器官、生命系统各层面丰富生命科学的知识宝库,推动生命科学的研究进程,深化人类对生命现象的认识,为疾病的预防、诊断、治疗和康复,创造新设备,研发新材料,提供新方法,实现提高人类健康水平、延长人类寿命的伟大使命。

1952 年,美国无线电工程学会（IRE）成立了由电子学工程师组成的医学电子学专业组（Professional Group on Medical Electronics,PGME）。这是 BME 领域标志性事件,这一年被认为是 BME 新纪元年。1963 年 IRE 和美国电气工程师学会（AIEE）合并组建了美国电气电子工程师学会（IEEE）。同时 PGME 和 AIEE 的生物学与医学电子技术委员会合并成立了 IEEE 医学和生物学工程学会（IEEE Engineering in Medicine and Biology Society,IEEE EMBS）。1968 年 2 月 1 日,包括 IEEE EMBS 在内的近 20 个学会成立了生物医学工程学会（Biomedical Engineering Society,BMES）。这标志着 BME 作为一个新型学科在发达国家建立起来。

1974 年南京军区总医院正式成立医学电子学研究室,后更名为医学工程科。这是我国第一个以 BME 为内涵的研究单位。1976 年,以美籍华人冯元桢教授在武汉、北京开设生物力学讲习班为标志,我国的 BME 学科建设开始起步。1977 年协和医科大学、浙江大学设置了我国第一批 BME 专业,1978 年 BME 专业学科组成立,西安交通大学、清华大学、上海交通大学相继设置 BME 专业,1980 年中国生物医学工程学会（CSBME）和中国电子学会生物医学电子学分会（CIEBMEB）成立。1998 年,全国设置 BME 专业的高校 17 所。2018 年,全国设置 BME 专业的高校约 160 所。

BME 类专业是工程领域涵盖面最宽的专业,涉及的领域十分广泛。多学科融合是

BME 类专业的特质。关键领域包括:生物医学电子学,生物医学仪器,医学成像,生物医学信息学,生物医学材料,生物力学,仿生学,细胞、组织和基因工程,临床工程,矫形工程,康复工程,神经工程,制药工程,系统生理学,生物医学纳米技术,监督和管理,培训和教育。

BME 在国家发展和经济建设中具有重要战略地位,是医疗卫生事业发展的重要基础和推动力量,其涉及的医学仪器、医学材料等是世界上发展迅速的支柱性产业。高端医学仪器和先进医学材料成为国家科技水平和核心竞争力的重要标志,是国家经济建设中优先发展的重要领域,需要大量专业人才。

我国 BME 类专业设置四十余年,涉及高校一百多所,却没有一部规划教材,大大落后于当前科学教育发展需要。为此教育部高等学校生物医学工程类教学指导委员会(下称"教指委")与人民卫生出版社(下称"人卫社")经过深入调研,精心设计,启动"十三五"BME 类规划教材建设项目。

规划教材调研于 2015 年 11 月启动,向全国一百余所高校发出调研函,历时一个月,结果显示开设 BME 类课程三十余门,其中(因被调研学校没有回函)缺材料类相关课程。若计及材料类课程,我国 BME 类专业开设的课程总数约 40 门。2015 年 12 月教指委和人卫社联合召开了首次"十三五"BME 类规划教材(下简称"规划教材")论证会。提出了生物医学与生物医学仪器、生物医学光子学、生物力学与康复工程、生物医学材料四个专业方向第一轮规划教材的拟定目录。确定了主编、副主编及编者的申报与遴选条件。2016 年 12 月教指委和人卫社联合召开了第二次规划教材会议。会上对规划教材的编著人员的审查和教材内容的审定进行了研究和落实。2017 年 7 月召开了第三次规划教材会议,成立了规划教材评审委员会(见后表),进一步确定编写的规划教材目录(见后表)和进度安排。与会代表一致认为启动和完成"十三五"规划教材是我国 BME 类专业建设意义重大的工作。教材评审委员会对教材编写提出明确要求:

(1)教材编写要符合教指委研制的本专业教学质量国家标准。

(2)教材要体现 BME 类专业多学科融合的特质。

(3)教材读者对象要明确,教材深浅适度。

(4)内容紧扣主题,阐明原理,列举典型应用实例。

本套教材包括三类共 18 种,分别是导论类 3 种,专业课程类 13 种,实验类 2 种。详见后附整套教材目录。

本套教材主要用于 BME 类本科,以及在本科阶段未受 BME 专业系统教育的研究生教学使用,也可作为相关专业人员培训教材使用。

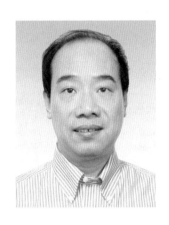

王广志

教授,博士生导师。现任清华大学医学院生物医学工程系执行系主任,中国生物医学工程学会副理事长,中国医学影像技术研究会副会长,教育部高等学校生物医学工程类专业教学指导委员会副主任委员。长期从事生物医学工程领域的教学与科学研究,研究领域主要包括医学影像处理、基于医学影像的手术计划模拟与手术导航、影像引导治疗、医用机器人、运动康复等。发表学术研究论文 180 多篇,获得授权发明专利 20 多项。研究成果曾获得国家科技进步奖 2 项,部委级科技进步奖 4 项。所指导的学生发表的论文分别入选 2020 年北京科协评选的"北京地区广受关注学术论成果"、2021 年第六届中国科协优秀科技论文遴选计划,并有多位学生获得国际学术会议优秀论文奖。

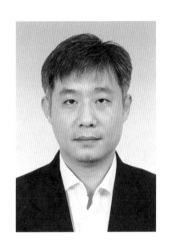

冯前进

教授,博士生导师。现任南方医科大学生物医学工程学院院长,广东省医学成像重点实验室主任,教育部生物医学工程教学指导委员会委员,广东省生物医学工程教学指导委员会主任委员;为教育部"长江学者"特聘教授,广东省"珠江学者"特聘教授,"百千万人才工程"国家级人选。从事医学图像和医学信息分析的教学与研究工作,以第一作者(通信作者)发表论文 140 余篇,获国家发明专利授权 30 余项;曾获国家技术发明奖二等奖 1 项、教育部科学技术奖一等奖 1 项、广东省科学技术奖一等奖 1 项、二等奖 2 项、三等奖 1 项,丁颖科技奖等多项奖励。

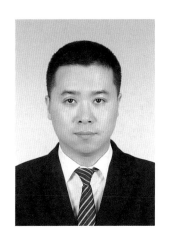

陈　阳

教授,博士生导师,西藏民族大学兼职硕士生导师。东南大学"新一代人工智能技术与交叉应用"教育部重点实验室副主任,中法生物医学信息研究中心中方副主任,中国生物医学工程学会医学图像信息与控制分会副主任委员,中国图象图形学学会医学影像专业委员会委员和江苏省人工智能学会医学图像处理专业委员会副主任。国家杰出青年科学基金获得者,科技部重点研发专项负责人。担任国际期刊 *IEEE Transactions on Computational Imaging*（TCI）、*BMC Medical Imaging*、*EURASIP Journal on Advances in Signal Processing*（JASP）和 *International Journal of Biomedical Imaging* 及中国卓越期刊 *Intelligent Medicine* 编委,并担任中文核心期刊《CT 理论与应用研究》专栏主编。获吴文俊人工智能科学技术奖科技进步奖二等奖、上海市和山东省科学技术进步奖一等奖、辽宁省科学技术进步奖二等奖和中国图象图形学学会科学技术奖一等奖。

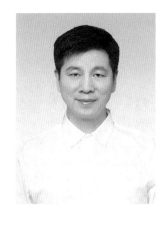

李纯明

教授,博士生导师。电子科技大学-陆军军医大学联合数字医学实验室主任,计算机软件国家工程研究中心兼职教授,中国工业与应用数学学会（CSIAM）数学与医学交叉学科专业委员会副主任委员,中国体视学学会智能成像分会副主任委员。2015 年受邀担任图像处理顶级期刊 *IEEE TIP* 副主编,2020 年受邀担任医学图像分析顶级期刊 *Medical Image Analysis* 编委。主要研究领域包括图像处理、计算机视觉和医学影像分析的算法研究与应用。在医学影像分析、图像分割、水平集方法的研究中作出了有国际影响力的重要贡献,以第一作者身份发表了多篇原创性的研究论文,提出的模型与算法已被应用于各种生物医学图像和自然图像的处理与分析;其中两篇论文单篇他引次数超过 2 000 次,分别荣获 2013 和 2015 年 IEEE 信号处理学会最佳论文奖,是国际上唯一两次以第一作者身份获得该奖的学者。荣获 IEEE 会士（IEEE Fellow）。

前　言

　　这是一本医学图像处理教科书,需要读者掌握一定的线性代数、数字信号处理、概率统计等方面的知识。因此,本书更适合大学三年级以上的本科生和研究生,以及具有类似背景的对医学图像处理感兴趣的人士。

　　本书共11章,大体上可分为3个部分:第1部分包括第一、二章,介绍医学图像处理的基础知识;第2部分包括第三至七章,介绍一些经典而常用的医学图像处理方法,如医学图像增强、特征提取、分割、配准、可视化等;第3部分包括第八至十一章,介绍一些具体的医学图像处理的应用,如医学图像计算机辅助诊断技术、医学图像引导的计算机辅助外科手术、脑功能磁共振影像分析及应用研究、基于医学图像的疾病预测方法等。根据课时情况,一个学期的本科生课程可考虑讲授前7章内容,研究生课程也可以使用全书。

　　除第一章外,每章都给出了几道思考题,主要是为了引导读者扩展相关的知识。文末参考文献可以帮助读者有重点地选择阅读本学科专业书籍与文献。此外,数字内容内每章都配备相应的PPT,可供教师参考和授课使用。

　　本书在内容上,尽可能涵盖医学图像处理的基础知识,注重对图像处理中的基本概念、基本算法进行详细解释,为读者进一步学习奠定坚实的基础;着重对一些具体的医学图像处理应用加以介绍,方便读者更好地了解图像处理技术在医学领域的应用,也便于有兴趣的读者进一步钻研探索。

　　医学图像处理发展迅速,应用范围日趋宽广,是一门多学科交叉、应用性很强的学科,尤其是近年来,深度学习方法在医学图像处理领域快速演进,使得本书的编写在内容选择方面充满困难。由于作者对医学图像处理及其各分支领域的理解有限,书中难免存在疏漏或者不妥之处,真诚地希望读者能够批评指正。

冯前进
2023 年 8 月

目　录

第一章　绪　论

　　本章的目的是介绍医学图像处理的一些基本概念,使读者对医学图像处理有整体的认识,方便后续章节学习。第一节简述医学图像处理定义与图像分类。第二节介绍医学图像的特点。第三节介绍医学图像处理的发展规律与本书内容安排。

第一节　医学图像处理内涵与医学图像分类

一、医学图像处理内涵

　　通过某种技术,无创或微创地观察人体内部解剖结构或功能代谢,是人类长久以来追求的目标。1895 年,德国科学家伦琴发现了 X 线,得到了人体内部结构的第一张二维图像,开创了医学成像(medical imaging)发展之路。20 世纪 70 年代出现计算机断层扫描(computed tomography,CT),80 年代出现磁共振成像(magnetic resonance imaging,MRI),90 年代出现正电子发射断层成像(positron emission tomography,PET),直至今天,多种医学成像方法已得到广泛应用,医学成像已经成为临床疾病诊断与生命科学研究的必要手段。医学成像领域的重大创新已多次获得诺贝尔奖。1979 年的诺贝尔生理学或医学奖被授予 CT 发明人——美国物理学家阿兰·麦克莱德·科马克(Allan MacLeod Cormack,1924—1998)和英国工程师豪斯菲尔德(Godfrey Newbold Hounsfield,1919—2004)。MRI 相关的研究曾 5 次获奖,其中 2003 年诺贝尔生理学或医学奖被授予美国科学家保罗·劳特布尔(Paul Lauterbur,1929—2007)与英国科学家彼得·曼斯菲尔德(Peter Mansfield,1933—2017)。他们在磁共振成像技术方面的突破性成就,为医学磁共振成像临床诊断打下了基础。

　　医学图像处理(medical image processing,MIP)目标在于利用计算机技术,高效地从数字医学图像中提取有用信息,辅助医生或研究人员决策,以提升临床诊治水平和生命科学研究水平。医学图像处理与医学成像的差别在于:医学成像解决的是如何获得反映人体内部结构或功能的图像的问题;医学图像处理解决的是如何使获得的图像更清晰、更容易被理解的问题。不难看出,医学图像处理往往是医学成像的后续步骤,因此医学图像处理一度被称为"后处理"(post processing)。计算机技术的发展,使得设计特定的算法对数字化医学图像进行再加工,使其呈现更好可读性以供医生诊断使用,或直接从图像中得到有用的诊断信息变成可能,极大地推动了医学图像处理的发展。当前谈到的医学图像处理主要指数字医学图像处理(digital medical image processing)。本书中涉及的医学图像处理概念也特指数字医学图像处理。

　　医学图像处理是数字图像处理(digital image processing)的一个子集,医学图像处理中的很多基本方法都来自数字图像处理。但也应看到,在数字图像处理基本方法的基础上,针对医学图像与应用场景的特殊性,加入领域知识(domain knowledge),设计更加高效的算法,以解决医学图像应用中的问题,使医学图像处理方法较一般的数字图像处理方法有了更加鲜明的特点。另外,由于医学图像处理的应用场景、应用需求明确且重要,医学图像处理成为数字图像处理领域的一个非常重要与活跃的方向。从上述可知,学习医学图像处理需要以下几个方面的知识储备:数字图像处理的基础知识,为医学图像处理的方法学基础;医学成像的基础知识,了解医学图像生成基本原理,有助于设计好的医学图像处理算法;医学背景知识,包括相关医学基础知识与医学应用场景需求知识。只有在此基础上,才能将医学领域知识融入算法设计,提出有针对性的高效图像处理方法。

在业界与学术界,与医学图像处理相关的概念还包括医学图像分析(medical image analysis,MIA)与医学图像计算(medical image computing,MIC)。输入与输出皆为图像的系统,为图像处理系统,例如图像噪声去除系统为经典的图像处理系统,其输入的图像为含有噪声的图像,输出的图像为去除噪声的图像。输入为图像,输出的内容并不局限于图像的系统,为图像分析系统,例如医学图像计算机辅助诊断系统为典型的图像分析系统,其输入的内容为图像,输出的内容可能是该图像是否含有病灶的信息(一个标量)。医学图像计算是一个更加宽泛的概念,指的是输入或输出包含有医学图像的系统。医学图像处理与医学图像分析都可被视为是医学图像计算的范畴。当前,图像处理与图像分析概念边界逐步模糊,很多属于传统图像分析的内容,也常常出现在图像处理的文献资料中。因此,本书也纳入了图像特征提取、脑功能图像分析等内容。

二、医学图像分类

医学图像有多种分类方法。按成像方法、结构与功能成像、成像部位、临床应用等均可对医学图像进行分类。本书根据成像方法不同,介绍医学图像的常用分类。医学图像呈现的内容与成像方法紧密相关,从事医学图像处理研究或应用,了解医学成像方法的特点非常必要。

(一)放射成像(radiography)

这里的"放射线"通常指 X 线,放射成像也称 X 线成像(X-ray imaging)。其图像为单一角度下 X 线穿过人体后残留 X 线在成像平面上的二维投影图像。由于 X 线穿过人体时,不同组织结构对其吸收的程度不同,所以产生的图像可以反映人体组织的内部结构信息。此类图像属于结构图像。临床常用的数字化 X 线成像有数字 X 线摄影(digital radiography,DR)、计算机 X 线摄影(computed radiography,CR)、数字减影血管造影(digital subtraction angiography,DAS)等。X 线成像具有空间分辨力高、对骨性组织区分度好、成像速度快等优点;但因 X 线对人体有辐射伤害,X 线成像为一种有创成像方法。

(二)计算机断层扫描(CT)

CT 为 X 线断层成像(tomography),其是多角度下 X 线穿过人体后的投影数据经过特定的算法(滤波反投影算法)计算得到的反映人体内部结构的断层图像。所谓断层图像,指的是沿某个方向人体断面的图像,将多个断面的图像按空间位置堆叠后,可以得到人体内部结构的三维图像。严格来说,CT 属于 X 线成像的一种,其具备 X 线成像的优点与缺点。与二维 X 线图像最大的区别在于:二维 X 线成像得到是投影图像,图像上每个像素是一条 X 线穿过人体时被光路上所有组织吸收衰减后的综合结果;而 CT 成像得到的断层图像,虽然也是二维图像,但图像上每个像素反映的是人体相应位置组织对 X 线的吸收情况。同时多个二维断层图像可以组成三维图像,精确描述人体内部的三维结构。

(三)磁共振成像(MRI)

通过对静磁场中的人体施加特定频率的射频脉冲电磁波,使人体组织中的氢质子受到激励发生磁共振现象,当射频脉冲中止后,氢质子在弛豫过程中发射出射频信号,被接收线圈接收,经特定重建算法,得到反映人体内部结构信息的三维图像,即磁共振成像。MRI 属于断层成像的一种,但其图像重建方法与 CT 有很大差异。MRI 图像主要反映结构信息,但随着 MRI 技术的发展,使用特定的 MRI 序列或造影剂,MRI 图像也可以提供某些功能信息。MRI 图像有空间分辨力较高、软组织区分度好、无创等优点;但 MRI 过程消耗时间长是其应用受限的主要瓶颈。

（四）超声成像（ultrasound imaging）

利用超声声束扫描人体,通过对反射信号的接收、处理,以获得体内器官的图像,即超声成像。临床最常用的为 B 型超声成像。B 型超声图像反映人体组织二维切面断层图像。图像上每个像素的亮度表示人体组织对应位置反射超声信号的强弱。超声图像有对软组织结构分辨力较高、成像速度快(可以实现实时成像)、无创、经济等优点;但超声图像噪声与伪影严重,易导致误诊漏诊。

（五）核医学成像（nuclear medicine imaging,NMI）

通过检测摄入体内的放射性核素自身衰变或与人体作用释放的 γ 光子,经特定成像算法计算得到反映放射性核素在人体分布的图像,即核医学成像。放射性核素经血管注射进入人体,其分布反映组织的细胞功能、代谢活性、血流等功能性信息,因此此类图像属于功能图像。由于病变过程中功能代谢的变化往往先于结构改变,所以 NMI 也被认为是最具有早期诊断价值的检查手段之一。常用的NMI 包括单光子发射计算机断层成像(single-photon emission computed tomography,SPECT)与正电子发射断层成像(PET)两类。SPECT 使用的放射性核素衰变产生单一能量的 γ 光子;PET 使用的放射性核素衰变产生正电子,与人体内负电子发生湮灭过程产生高能 γ 光子。SPECT 与 PET 都属于计算机断层成像,其图像重建方法与 CT 类似,主要区别在于:CT 的检测信号为人体外的 X 线源发出的 X 线穿过人体后的残留射线,而 NMI 检测信号为放射性核素在人体内产生的 γ 光子穿过人体后的信号。NMI 图像可以反映组织的代谢功能,在肿瘤的早期诊断、心肌功能评测等方面有独特优势,但存在成像时间长、图像分辨力低、图像噪声严重等问题。

（六）多模态成像（multimodality imaging）

不同模态的成像技术可以提供反映组织不同特性的图像,实际应用中希望将多个模态的图像融合后统一观察,因此多模态成像设备应运而生。目前临床常用的多模态成像设备主要包括 PET-CT一体成像设备与 PET-MRI 一体成像设备。PET-CT 同时采集 PET 与 CT 数据:PET 提供功能图像,CT提供高分辨力的结构图像,在临床特定应用场景有特别的优势。如在肿瘤诊断中,PET 图像可发现早期病灶,但由于其空间分辨力低,难以精确定位病灶位置;CT 图像空间分辨力高,可以提供精确的空间定位信息;将 PET 与 CT 图像融合后一起观察,可以发现病灶并精确估计病灶的部位。与 PET-CT类似,PET-MRI 同时采集 PET 与 MRI 数据。因 MRI 图像较 CT 图像能提供更高的软组织区分度,PET-MRI 较 PET-CT 在许多疾病(尤其是肿瘤和常见的心脑血管疾病)的诊断方面有一定的优势。

（七）医学光学成像（medical optical imaging）

医学光学成像是将可见光、红外光、近红外光作为成像介质的成像技术,包括:光学显微术(optical microscopy),如病理图像;内镜,如胃肠镜图像;光学相干断层扫描(optical coherence tomography,OCT),如眼底图像、视网膜图像等。

除上述类型以外,新的成像方法不断涌现,如光声成像(photoacoustic imaging,PAI)、磁微粒成像(magnetic particle imaging,MPI)、太赫兹成像(terahertz imaging,THI)等。由此也可以看出,医学成像目前还在高速发展之中,医学图像处理也随之成为长久活跃的应用与研究领域。

第二节　医学图像特点

数字医学图像是数字图像的子集,但与自然数字图像相比,医学图像又有其鲜明的特点。以下将从图像维度、空间与强度特性、存储格式等方面介绍医学图像的特点。

一、图像维度

图像通常是真实世界中的实体的反映,因此图像维度定义为与真实物理世界一致的四维时空,即空间三维和时间维。二维图像是三维实体在二维平面的投射,主要包括投影图像与切面(断层)图像。三维图像可以反映三维实体内部三维结构,可以理解为由一系列的平行的断层图像堆叠组成。

带有时间维的图像俗称动态图像,可以反映实体随时间变化的情况。

维度高是医学图像相较自然图像最为突出的特点。断层成像的出现,使得空间三维图像在医学成像中越来越普遍,CT、MRI、PET、SPECT、超声、OCT等成像方法均可以生成空间三维图像。在三维成像的基础上,附以心电门控同步等技术,CT、MRI还可以提供四维(空间三维+时间维)图像,主要用于对心脏进行动态观察。这种四维图像并不是实时图像,是多个心动周期的图像平均后的结果。另外,医学图像中还包括多种实时动态图像,如数字减影血管造影、超声、内镜能提供实时动态二维图像,三维超声可以提供实时三维(空间三维+时间维)图像。高维度医学图像对图像的显示技术提出更高的要求,也催生了医学图像可视化的技术。医学图像可视化技术将在第七章详述。

二、空间特性

数字图像由规则排列的像素(pixel)组成[三维图像为体素(voxel)]。像素是数字图像最小的组成单元,像素形状为长方形(三维图像为长方体)。空间分辨力(spatial resolution)是图像中可辨别的最小细节的度量,图像分辨力用来表征图像细节的精细程度。通常情况下,图像的分辨力越高,所包含的像素就越多,图像就越清晰。空间分辨力可以有很多方法进行度量,其中每单位距离线对数和每单位距离点数(像素数)是最通用的度量方法。每单位距离点数是印刷和出版业中常用的图像分辨力的度量方法,这一度量方法通常使用每英寸点数(dpi)来表示。对于一般数字图像,也常用图像所含的像素总数(图像大小)来度量空间分辨力。

度量医学图像的空间分辨力与一般数字图像有很大不同,常用单个像素的尺寸来表征图像分辨力。需要注意的是,像素的尺寸是定义在成像物体的原始的物理空间。例如,如果一幅CT图像的像素尺寸为0.6mm×0.6mm×0.6mm,表示其图像中一个像素反映的是人体对应位置0.6mm×0.6mm×0.6mm大小的立方体内的组织特性。

采用像素的尺寸来评价图像空间分辨力的主要优点在于:第一,在医学图像应用中,经常通过在图像上勾画出器官、组织或病灶从而计算得到其大小和体积,此类测量的前提是必须知道像素尺寸参数;第二,可以根据像素尺寸,将多幅空间分辨力不同的图像归一化到统一尺度的图像空间,便于后续的统计分析。现有的医学主流成像设备中,断层成像设备如CT、MRI、PET等均可以提供精确的像素大小参数。超声、DR、CR等设备并不能提供精确的像素大小参数,因此采用此类图像进行病灶大小估计时有较大的误差。

三、强度特性

数字图像中,每个像素对应一组整形数,记录该像素显示属性。自然图像通常有三个颜色通道,每个像素对应一组整形数,记录该像素的三个颜色成分。大多数医学图像为单通道图像,每一个像素对应一个整形数值,称为强度(intensity)。在医学图像生成的过程中,像素强度的取值大小表明像素对应位置某种信号的强弱。如DR图像像素的值反映了成像平面上对应位置接收到的X线强度,PET图像像素的值反映了人体对应位置放射性核素衰变产生正电子的数量。在图像显示的过程中,像素的强度值决定了像素的明暗程度。通过观察图像的明暗变化,可以直观地了解人体内对应位置某种信号强度变化,因此,上述图像被称为强度图像(intensity image)或灰度图像(gray image)。在医学图像中,除少数可见光成像图像(如光学显微镜、内镜)外,大多数医学图像如X线、CT、MRI、超声、PET等的图像都属于强度图像。强度图像本身并没有颜色信息,在临床应用中,我们会看到彩色的PET、超声等图像,皆是为了提升显示效果,采用伪彩色技术的结果。

图像像素的强度大小取决于像素对应位置某种信号的强弱。强度分辨力指的是图像能够区分的最小的信号的强弱变化。显而易见,图像强度分辨力受诸多因素影响,如成像设备信号检测传感器的灵敏度、放大电路的放大倍数与精度、数模转换的位数与精度等。系统、全面测量与描述强度分辨力比较困难,实际中常用图像像素的位数来表征图像的强度分辨力。多数医学图像的像素的位数为12

比特(bit),即能表示 2^{12} 个强度级别。在对医学图像进行显示时,如果用像素强度值直接对应像素的明暗程度,会超出多数显示设备与人的视觉系统对明暗的区分能力。一般认为,人眼能区分的明暗变化范围为 8 比特,因此,对医学图像进行显示时,通常需要对图像进行灰度变换,将 12 比特的强度范围映射到 8 比特后再进行显示,这一点与自然图像有很大不同。图像灰度变换将在第三章详述。

对于医学图像而言,同一台设备多次扫描或多台同一类型设备扫描生成的图像强度的一致性非常重要。所谓一致性,是指相同的图像像素强度值对应相同的信号强弱值。目前主流设备中,只有 CT 成像可以实现多次扫描得到的图像强度一致。任何一台经过校准的 CT 设备,其图像的强度值均能换算为标准的 CT 值(单位为 Hounsfield unit,HU),表明人体某一局部组织或器官对 X 线衰减的程度。MRI、PET、超声等成像设备的图像强度一致性因成像原理、成像条件等因素很难保证,为此在对上述类型图像进行处理时,经常要先进行归一化预处理。

四、存储格式

由于医学图像有自身的特点,常用的自然图像存储格式如 BMP、JPEG、TIF 等并不能适用于其存储。例如,常用自然图像的文件格式不能高效地存储 12 比特强度(灰度)的医学图像数据与医学图像中的关键参数信息。医学图像需要特定的图像存储标准。

医学图像存储的工业标准为 DICOM(Digital Imaging and Communications in Medicine)标准,即医学数字成像和通信标准,是医学图像和相关信息的国际标准(ISO 12052)。当前的绝大多数医学成像设备都遵从 DICOM 标准,因此,从成像设备获得的数据往往是 DICOM 格式图像数据。DICOM 数据文件由多个数据单元(data element)组成。每个数据单元由数据标签、数据类型、数据长度、数据段四部分组成。数据标签用来描述当前数据单元的数据段的存储数据的属性。数据标签可以被理解成一组标号(两个 16 位整形数字组成一组标号),DICOM 中预定了每组标号对应的属性,比如标签(0010,0010)表明数据单元存储的数据为患者的名字,标签(7FE0,0010)表明数据单元存储的数据为图像数据;数据类型用来描述当前的数据单元中数据段内数据的类型,方便于解析文件,DICOM 标准中的数据类型包括日期、数字、字符等;数据长度用来描述当前数据单元中数据段的长度;数据段用来存放数据。DICOM 格式功能强大,理论上讲,一个 DICOM 文件中的数据单元种类与数量可以根据需要动态调整。实际中,我们从成像设备中获取的 DICOM 图像文件,除了保存图像数据外,还保存了图像参数、成像参数、患者信息、临床信息等内容。DICOM 格式并非医学图像处理研究领域的最佳格式,因为 DICOM 标准较为复杂,其文件解析相对困难。同时,DICOM 数据文件中保存有大量与图像处理不相关信息,比如患者姓名信息等。这部分信息多为敏感信息,在研究领域进行数据分享时,还需要进行脱敏处理。在医学图像处理领域,需要更加简洁高效的文件标准。

Analyze 标准是目前常用的一种医学图像储存标准。Analyze 格式采用两个文件来保存一幅图像。一个为数据文件,其扩展名为".img",包含二进制的图像资料,俗称"裸数据";另外一个为头文件,扩展名为".hdr",包含图像相关属性信息,如图像大小、图像像素大小、图像通道数等。与 DICOM 格式不同的是,Analyze 格式的头文件中包括的图像属性的种类与数量是定义好的,是不可以动态调整的,这使得 Analyze 格式的文件解析非常简单。Analyze 格式优点在于格式简洁,主要不足在于两个文件必须配合使用。神经影像信息学技术倡议(neuroimaging informatics technology initiative,NIFTI)标准是从 Analyze 标准发展而来的,主要改进是将 Analyze 格式中的两个文件合并成一个文件,扩展名是".nii",方便了文件的管理。

在医学图像处理研究领域,数据流转与格式的转换通常如下:从医学成像设备获得 DICOM 格式图像数据,进行数据脱敏与格式转换得到 Analyze 格式或 NIFTI 格式文件,然后在研究人员间分发,用于算法研究。医学图像处理应用系统中的数据格式流转略有差异,其最终的处理结果还需要转换为 DICOM 格式,以供临床应用,但其处理的中间结果可以采用 Analyze 格式或 NIFTI 格式进行临时存储。

第三节 医学图像处理的发展规律与本书内容安排

一、医学图像处理的发展规律

需求与技术是推动医学图像处理发展的两个重要因素。一方面,应用需求提出问题,要求图像处理技术给出解决方案,是医学图像处理发展的原动力。另一方面,图像处理新理论、新技术方法的出现,会让我们重新审视原来的应用需求,甚至会催生新的应用需求。因此,对于从事医学图像处理应用研究的人员来说,首先要重视应用需求的发展,也就是常说的要找问题,找到一个好的应用问题,才可能做出一流的研究。同时,要对新方法、新技术的出现保持敏感性,才有可能采用新方法、新技术对已有问题提出更好的解决方案。医学图像处理的发展规律正是需求与技术这两大因素交替的互动过程。

(一)需求驱动

医学图像处理发展的原动力为临床需求。新的临床需求的出现,往往会推动医学图像处理方法技术的发展。例如:医学临床需要高信噪比的图像,而成像设备由于硬件的限制,提供的图像往往含有大量的噪声,所以图像去噪的研究一直以来都是医学图像处理的重要内容;放射治疗、手术规划过程中,需要对感兴趣的组织或器官进行勾画,催生了医学图像分割的研究;脑功能分析中,需要将多个人的大脑图像对齐以供统计分析,催生了图像配准方法的研究;多模态成像设备(如 PET-CT)的出现,催生了图像融合方法的研究;CT 成像中,金属植入物会在图像上形成严重的伪影,催生了金属伪影去除方法的研究。类似例子不胜枚举。可以说,在医学图像处理领域,任一种方法的出现都有其明确的应用需求。新的需求的出现,是医学图像处理方法发展的原动力。

(二)技术驱动

图像处理与其相关领域技术发展也是医学图像处理发展的重要动力。这主要体现在两个方面。首先,图像处理技术的发展让我们重新审视原来的应用需求。数学领域、信号处理领域的新理论方法的出现,常常能极大地推动医学图像处理水平的发展,催生大批满足已有医学图像应用需求的新技术。例如,20 世纪 90 年代快速发展的小波变换理论、21 世纪初快速发展的稀疏表达理论以及当前发展得如火如荼的深度学习理论与方法,催生了大批医学图像处理的新技术,更好地满足了已有的临床需求。其次,新理论、方法与技术的出现,还会催生新的应用需求。例如,深度学习理论与方法的出现,使得模型拟合复杂映射能力大幅加强,由此,多种新的应用需求应运而生,如:从 MRI 图像模拟生成 CT 图像,从而实现 PET-MRI 一体化设备中的 PET 衰减校正;利用视频记录患者在检查床的姿态,实现 CT、MRI 检查患者的自动摆位;利用图像自动生成检查报告等。

二、本书的内容安排

(一)数字图像处理基础

第二章主要介绍数字图像处理基础。医学图像处理是数字图像处理的子集,本章讲解的数字图像处理的基本概念与方法是医学图像处理的基础。如果读者已学习过数字图像处理的相关课程,在这一章可以快速温习,并着重学习其中医学图像处理的实例。

(二)医学图像增强

医学图像增强技术是临床上应用最为广泛的处理技术之一。在医学图像处理中,经常会遇到需要突出强调图像中某一部分的问题,例如一幅 CT 图像,需要突出血管以得到其形状、走向等相关信息。对于这种情况,一般会利用图像增强技术改善图像的视觉效果,增强血管与其他组织之间的对比度,使得血管更易观察,利于医生进行判断和分析。由于人眼的视觉感知受限,为了进行有效的图像分析,图像增强是十分必要的,所以图像增强技术可以看作是医学图像处理的一个基本操作。

图像增强一般是通过改变图像中像素的分布,按特定的需要直接或间接增强某些信息,同时抑制其他不需要的信息,增加图像的对比度,改善图像质量。图像增强的目的是使原来视觉效果不明显的感兴趣区域信息更加突出,免于被其他干扰信息淹没,使得处理后的图像更适合人眼的视觉感知或更有利于后续处理(如分割、特征提取等),从而有助于进一步对图像进行分析。

图像增强技术根据操作空间的不同,一般可分为空域增强和频域增强。空域增强算法一般是基于图像灰度级的运算,如对图像的灰度变换、直方图变换以及基于灰度微分的锐化等。变换域增强算法是基于图像变换域特征的运算,间接地增强图像信息,具体来说,就是对图像进行傅里叶变换或小波变换后,再利用低通滤波、高通滤波、同态滤波和小波增强等算法进行处理,得到高质量的图像。除了以上增强算法外,还有一种基于人眼视觉特征的方法——彩色增强。研究表明,人眼对不同色调和强度的彩色图像的分辨力是灰度分辨力的百倍之上,因此彩色增强在医学图像中应用广泛且效果显著。

对于噪声较多、灰度分布不均匀或对比度差的医学图像,图像增强是必要的处理步骤。基本上,根据实际需要,所有类型的医学图像都可以借助增强技术获得高质量的图像,方便后续操作。比如医学 X 线图像,作为目前应用最为广泛的医学图像,常用图像增强提高图像的清晰度和对比度等。因此,图像增强是图像处理技术中的基础环节。

(三)医学图像特征提取

图像特征的本质是目标图像的基本属性,根据图像特征可以有效地区分不同类型的图像。在数字图像中,特征往往需要满足同样本间的一致性、不同样本间的鉴别性、对噪声具有鲁棒性的要求。定义有效的图像特征,往往是算法优劣的关键所在。在医学领域,常利用图像特征在不同样本间的差异性进行对象识别和分类。

特征提取在医学图像的分类和疾病检测任务中担任十分重要的角色。具体而言,特征提取可以看作是对原始图像进行数据压缩,去掉多余的不必要信息,保留需要的关键数据,从而提取有效信息的一个过程。其主要目的有:一是降低原始数据的维度,减少冗余数据和存储空间,在一定程度上缓解庞杂数据带来的计算负担;二是找到深藏于数据中具有代表性和价值意义的潜在特征,帮助深入了解图像信息。尤其在医学图像中,特征提取可缓解医学图像对噪声的敏感性而导致图像的特征难以定义的问题。

一般而言,特征提取就是通过算法在图像中找到一些具有统计学意义或物理意义的数据特性,比如图像的边缘、纹理或区域等。但是目前在医学图像中,往往会先提取大量的初始特征,而后对这些冗余的初始特征进行定量评价,筛选出有效特征。因此,图像特征可按层级划分为:低层次的图像处理特征,中层次的图像分析特征和高层次的图像认知特征。三种类型的特征层层递进,相辅相成,共同解释一幅图像。

低层次特征是不需要任何空间信息就可从图像中提取的特征,如直接由图像灰度分布得到的直方图,特征的提取基于灰度差分信息的边缘特征和基于相位一致性的边缘特征。这些低层次特征往往描述了图像的表层信息,是图像的基本属性,因此被广泛应用于图像的增强、去噪、分割和配准等领域。

中层次特征包含形状特征和纹理特征。其中,形状特征是物体表现出来最直观的视觉特征,包括轮廓特征和区域特征。图像的轮廓特征主要针对物体的外边界,而图像的区域特征则涉及整个形状区域。医学图像中,基于形状的检测方法常用来检测具有一定规律的形状的组织。然而,当检测目标发生形变时,形状特征往往变得不可靠。目前,基于形状的检测方法尚缺乏较为完善的数学模型,因此形状特征具有一定的局限性。

纹理特征描述了图像整体或局部区域的浅层特征。与图像灰度信息类似,它无法描述出图像深层次的信息,不同之处在于纹理特征考虑的并非是单个像素点而是多个像素点的区域特征,因此,它在表述灰度统计信息之余,还能够体现出图像的结构信息和空间分布,并且保持了良好的旋转不变性,对噪声的鲁棒性良好。纹理一般具有周期性,能够对视觉图像中不同区域的结构、方向进行有效描述,符合人类的视觉特性。良好的特征特性使之被广泛应用于医学图像分割领域,特别是对肿瘤影像的分析,纹理特征可提供丰富的病灶信息。关于纹理特征的分析方法,本书共介绍了基于统计学、基于模型以及基于变换域的三种方法。

图像的高层次特征,如字典学习所得特征,高度包含了图像的显著信息。通常,我们希望图像包含主要的关键信息,除去掺杂的冗余信息,即大多数不必要的像素灰度值为 0,称为稀疏性,如此可大大减轻算法负担。在算法设计角度,数据的稀疏性会有效地优化模型架构并提高模型精度。字典学习的目的就是找到有效的字典和相应稀疏表达。经典的字典学习算法是 K 均值的奇异值分解(K-SVD)算法,在图像分类和去噪中有着广泛的应用。

近几年,大数据时代的到来推动了深度学习的飞速发展。传统的特征提取方法在精度和适用范围都具有一定的局限性,而基于深度学习的特征提取方法有效地弥补了这一缺陷。深度学习利用海量数据训练模型,自主学习数据特征,不断进行模型的更新优化,直至模型表现优良。在这个过程中,模型可以充分学习对数据刻画的深刻特征,是数据的高层次表达。因此,深度学习的特征并不像之前介绍的灰度、边缘或纹理等特征具有显式的表达或直观的理解,它往往是抽象的描述,却包含了数据的本质信息。目前,主流的深度学习方法包括无监督的自编码器(autoencoder)和有监督的卷积神经网络(convolutional neural network,CNN)。深度学习被广泛应用于医学图像处理的各个领域。

不同成像技术、不同疾病和不同解剖组织的医学图像呈现的图像特征存在明显的差异,因此提取有效的特征有助于疾病的预测、诊断和治疗。对于分类或分割任务,几乎所有模态的图像都是先提取特征,再对特征进行分析。不同的算法区别在于特征类型和分析方法。

具体信息在第四章详细介绍。

(四)医学图像分割

医学图像分割是将医学图像按某些特性,如图像灰度、形状、梯度、纹理和局部统计特性等,分割为若干个互不重叠的子区域,使得同一子区域的特征呈现相似性,而不同子区域间具有明显差异性。因此,图像分割一般需要满足同区域的相似性和不同区域的鉴别性。一般而言,准确地找到病灶相关的感兴趣区域,可以为后面疾病的预测和分类等提供有力支撑,大大增加评判精度。可以说图像分割技术是从图像处理到图像分析的关键技术,因此医学图像分割技术被广泛地应用于医学研究、临床诊断、病理分析、手术计划、影像信息处理、计算机辅助手术等领域。

根据不同的图像水平,可将图像分割方法分为基于像素水平和基于区域水平的算法,其中:基于像素水平的分割算法包括阈值分割法、分类器分割法、聚类分割法和马尔可夫随机场分割法;基于区域水平的分割算法包括区域生长法、人工神经网络法、可变形模型法以及拓扑结构法。上述八类分割算法将在第五章详细介绍。关于基于像素水平的图像分割算法和基于区域水平的分割算法的简略介绍如下。

1. **基于像素水平的图像分割** 是通过研究图像灰度分布或像素集的特征,如直方图、颜色、纹理,找到图像灰度或特征之间的差异性,再根据差异将灰度或特征相似的像素划分到同一子集,以达到图像分割的目的。在典型应用(如阈值分割技术对医学图像的具体实施过程)中,往往需要动态地根据不同区域的特征选择合适的阈值实现分割,即不同子区域的划分阈值可能是不一致的,称为自适应阈值分割。

2. **基于区域水平的图像分割** 是根据分割的相似性准则来划分不同的子区域。自适应阈值分割方法可以看作是对图像的像素进行处理,不同于图像像素级的处理,基于区域水平的分割算法是以图像区域作为处理对象,同时考虑区域内的相似性和连通性以及区域外的差异性,以决定区域是合并还是分离。因此,它充分考虑了图像的空间信息,对复杂图像的分割效果较好,不会出现其他分割方法有可能出现的区域不连通的情况,但是计算量大,还可能会破坏区域的边缘,导致图像过度分割。

在医学图像分割技术发展的几十年间,涌现出了大量可行的分割算法,但是某些病灶、复杂的病因和外界环境导致直接利用计算机分割的结果不尽如人意,往往需要有经验的专家在图像中勾画出

笔记

初始的感兴趣区域,才能有效地提高分割算法的精度。这些亟待解决的问题推动了医学图像分割技术的一次次创新。

由于 MRI 对软组织具有高分辨力等优点,目前影像学中对于脑部的研究首选 MRI。而对于脑部肿瘤 MRI 的分割是近年来的热点与难点。应用较多的脑部分割方法是基于像素分类器的方法,主要利用每一个像素的邻域灰度信息和局部纹理等特征,如人工神经网络、马尔可夫随机场等分割算法。另外,分割技术在肺结节病变的医学 X 线图像处理方面也同样应用广泛。

本书第五章会重点介绍目前医学领域出现的分割难题以及相应的解决方法。

(五)医学图像配准

医学图像配准技术在临床上的实用性很高。受限于不同成像设备的图像性质,医生为了对病症有更全面的了解,常常需要结合不同的模态图像进行分析。CT 和 X 线机对骨骼等高密组织能提供高分辨力的图像,MRI 对软组织的图像分辨力高,而 PET 则可以提供人体的新陈代谢等功能性信息。目前来说,结构信息和功能信息在一个成像设备上实现较困难,图像配准恰是为了解决这个问题。图像配准在目标检测、模型重建、特征匹配、病变定位、血管造影等领域都有广泛应用。不同的问题有不同的图像配准方法,但大致来讲,图像配准是通过一定的变换规则将不同模态的图像相应位置上的点进行配准,达到不同图像空间上的一致性,将各方面的解剖信息和功能信息结合起来,充分利用不同医学图像的特点。

根据对待配准图像信息的处理方法进行分类,可以大致分为三类。

1. **基于待配准图像灰度信息的配准方法**　是以待配准图像的灰度相关的度量信息为参考,建立配准图像相关度量之间的相似性关联,利用某种搜索算法,找到使相似性关联最优的变换模型参数,也称为直接配准法。

2. **基于待配准图像特征信息的配准方法**　是目前最常用的配准方法之一。该算法只需要提取待配准图像中的点、线、边缘等特征信息,不需要其他辅助信息,在减少计算量、提高效率的同时,能够对图像灰度的变化有一定的鲁棒性。然而,基于特征的配准方法只采用了图像的小部分特征信息,所以这种算法对特征提取和特征匹配的准确性要求非常高,对离群点也非常敏感。

3. **基于待配准图像变换域内信息的配准方法**　常用的变换方法是傅里叶变换。根据图像在傅里叶频域间的信息,构建变换模型。傅里叶变换常用于具有平移、旋转和缩放的图像配准。

图像配准常用于 CT 和 MRI。由于两种模态的图像具有不同的优势侧重,常常需要通过配准将两者的优势结合,以获得高质量的图像,便于预测或诊断。关于医学图像配准的具体内容将在本书的第六章进行介绍。

(六)医学影像可视化

近几十年来,数字化医学影像的快速普及和广泛使用,让医学影像可视化这一新兴产业迸发出蓬勃生机,并迅速在临床诊断和治疗领域站稳脚跟。

由于早期的医学影像设备限制和技术落后,医生只能通过若干二维图像,根据临床知识以及解剖经验在脑中构建出影像的三维模式,以此进行疾病的判别分析。不难发现,这是一种十分耗时且精确度很低的方法,难以适应现代医学图像处理的发展趋势。因此,医学成像设备和图像处理技术的不断创新,使得影像可视化技术在现代医学研究和临床应用上的需求越来越迫切,在医学中拥有无限的潜力。

医学影像可视化是将在 CT、MRI 等医学成像设备采集而来的多幅二维图像,通过图像处理技术在计算机上重建出直观、立体的三维影像,为医生提供了传统医学图像缺乏的空间结构信息等。医学影像可视化作为一项十分有价值的临床辅助手段,主要作用包括:①直观地呈现出患者身体组织的结构信息,使得组织的异常结构变得一目了然,帮助医生准确地诊断疾病并做出有效的临床决策;②提供新的临床检查方式,如虚拟内镜;③提供手术计划,实现手术方针及手术导航,提高手术的可靠性和安全性;④根据三维重建得到的信息,利用计算机辅助制造系统制造人体器官等;⑤提供放射性治疗计划的制订及模拟等。

医学影像可视化技术主要分为体绘制和体交互两个过程。医学影像体绘制是进行体数据可视化的基础,通过将数据空间信息投影到计算机上形成图像,帮助用户对体数据内部的特征进行提取。根据体数据特征的不同表达形式,可将体绘制分为间接体绘制和直接体绘制技术两大类。医学影像体交互可看作是体绘制前的预处理,对体数据图像进行去噪、增强等处理,提高图像信噪比,为体绘制提供良好的处理基础。但是,由于数据量大,计算复杂,影像可视化技术还存在许多缺陷,近年来开展了许多这方面的研究,也取得了不少的成果。比如 CT 图像的三维运动模型、医学影像的体交互、医学影像的虚拟现实(virtual reality,VR)、增强现实(augmented reality,AR)与混合现实(mixed reality,MR)技术等,都能直观地展现出医学信息,相较于传统方法,明显提高了医学影像的交互能力和传播能力。

第七章将具体介绍医学影像可视化,另外还将拓展介绍多维影像可视化(如未具体说明,书中一般是指三维影像可视化)、医学影像可视化的工具和应用。

(七)其他医学图像处理技术和应用

医学图像处理是关系疾病预测质量的关键技术,同时也是基于医学图像的疾病预测系统的必要预处理步骤。除了以上介绍的图像增强、特征提取、图像分割和图像配准这几种最常用的医学图像处理技术外,本书还将介绍其他综合性应用的多项处理技术。

1. **医学图像计算机辅助诊断技术(computer-aided diagnosis,CAD)**　是指通过医学图像处理技术,结合计算机的分析计算,辅助发现病灶,提高诊断的准确率。

计算机辅助诊断技术之所以被称为"辅助诊断",是因为计算机得到的诊断结果并不是最终的答案,它只是医生进行判断时的有力参考信息,最终结果需要医生根据临床经验和实际情况获得。由计算机定量分析得到的结果可以有效地帮助医生理解、认知图像和疾病,原因在于分析结果的客观性在一定程度上减少了诊断的主观差异。而主观差异源于以下几点:首先,在传统诊断方法中,医生的诊断往往是主观判断过程,因而会受到诊断医生临床经验及知识水平的限制和影响;其次,医生诊断时容易遗漏或忽视某些病灶的细微变化,如肺结节、乳腺内的细微钙化等;最后,不同医生之间和同一医生在不同时刻对图像的判断通常存在一定区别。以上原因所带来的主观差异往往导致诊断结果精度下降,因此 CAD 的客观判断在疾病诊断方面具有巨大优势。

一般而言,医学图像计算机辅助诊断技术分为三步:①医学图像预处理。根据实际需要,对图像进行预处理,如增强、去噪、分割等,找出感兴趣区域,方便计算机识别感兴趣信息。②特征提取。从处理图像中提取特征,找到对病变诊断具有价值的特征。③数据处理。将提取的特征输入最终的分类模型,形成计算机辅助诊断系统,系统对图像识别分类,最后输出诊断结果,医生参考辅助诊断结果实施诊断。常用于医学图像的分类模型有支持向量机、AdaBoost、深度学习等,皆取得了较好结果。由于 CAD 系统的分类模型选择的是经典的机器学习算法,所以其评估方法也是机器学习中常用的留出法、交叉验证法和自助法,旨在提高系统的检测精度。

目前,CAD 在临床上的典型应用有肺结节检测、皮肤癌检测和阿尔茨海默病的预测,具体的实例说明将在本书的第八章展示。

2. **医学图像引导的手术规划与治疗**　在临床手术中,医学图像处理技术也发挥着重要作用。前文提到,医学影像可视化技术在医学领域发展势头迅猛,它以直观立体的视觉展现为医生提供了诸多方便。同样,在临床手术中,利用患者术前或术中的影像信息,可以辅助医生进行精准的手术规划和微创的手术治疗,这就是医学图像引导的手术。

医学图像引导的手术技术常被应用于外科手术。在传统手术过程中,复杂的手术环境和患者情况导致医生难以观察到病灶的具体情况,常常需要通过手术层层剥开相关组织进行探查,直到接近病灶区,暴露手术目标。这样的处理方式往往会造成手术创伤巨大,并且大大增加患者感染的风险。另外,存在一些与健康组织难以分离的病灶,如浸润性的肿瘤,这种手术目标仅借助人眼观察难以与正常组织鉴别开来,导致无法准确切除。

随着医学图像成像技术的发展，为了解决这些问题，医学影像引导手术技术应运而生。引导技术发展至今，医生可通过计算机直观展现出病灶和周围组织的立体结构，并据此评估病情，制订手术计划。在手术过程中，计算机实时展现手术器械与人体解剖结构在三维空间的叠加影像，医生根据引导系统确定手术入路，完成手术。医学影像引导手术由于手术创口小和实时直观展现手术情况等优点颇受患者和医生的推崇，如今也已经被广泛应用于血管和非血管的介入手术、腔镜下微创手术及图像引导外科手术。

第九章将会详细介绍医学图像引导的手术技术的相关信息。

3. 脑功能磁共振影像分析及应用研究 功能磁共振成像（functional magnetic resonance imaging，fMRI）是 20 世纪 90 年代初随着 MRI 的发展而新兴的成像技术。结构 MRI 展现的是组织的解剖信息。不同于结构 MRI，fMRI 基于生理特性呈现出组织的功能信息，常用于检测活体的脑功能。具体而言，fMRI 技术是根据大脑神经兴奋前、后的局部耗氧与血流增幅不一致的生理特性，利用血氧水平依赖（blood oxygenation level dependent，BOLD）成像间接显示脑神经元活动。早期的研究表明，fMRI 技术所检测到的皮层功能与已知的脑区功能是一致的，因此，BOLD fMRI 具有坚实的理论和实践基础，是一种强有力的脑功能检测技术。同时，BOLD fMRI 的非侵入性——不需要注射放射性核素、速度快——全脑扫描以秒计和较高的时间空间分辨力，使之越发受到研究者们的青睐。因此，BOLD fMRI 技术在近十年的发展十分迅速，并逐步成为对活体脑功能生理、病理研究的重要手段之一。目前，fMRI 的研究大体可分为基于任务的设计和静息状态下的功能磁共振研究。

基于任务的 fMRI 研究主要是根据执行任务时对应功能脑区的血氧水平依赖对比度增强的原理，进行一系列的实验操作。具体步骤通常可分为制订刺激方案、优化扫描序列、结构像扫描、功能像扫描、数据预处理、激活区检测、可视化显示以及对激活脑区的后期分析等。

静息状态是指在数据扫描时参与者不需要执行复杂的认知任务，平静呼吸，安静平卧，最大限度减少身体主动与被动运动，尽量不做任何思维活动的状态。因此，静息状态下的脑功能磁共振研究所受的外部干扰因素减少，获取的数据量大，受试者易配合，实验操作简单，容易应用于临床研究。目前，静息状态下的 fMRI 已经成为脑功能研究热点之一。目前，脑功能连接分析一般可分为体素级的脑网络分析、局部网络分析、全脑连接的网络分析以及全脑网络分析，相关内容将在第十章中进行具体介绍。

脑功能磁共振研究发展至今，已经在神经科学和临床研究中得到了广泛的应用，极大地推动了对精神疾病病理机制的理解，如阿尔茨海默病、精神分裂症和抑郁症等。

4. 基于医学图像的疾病预测方法 伴随着医学成像技术的发展，医学图像的模态种类也在不断增加。不同模态的医学图像所展现出来的信息也各有侧重，如结构性的 CT、MRI，功能性的 PET，以及结构与功能结合的 PET-CT 等。研究表明，疾病形态和功能上的变化是由患者基因、细胞、生理微环境、生活习惯和生存环境等诸多因素共同决定的，即疾病微观层面的改变可在宏观影像学上有所表达，因此医学影像可以全面、无创、定量地观察疾病形态和发展过程。同时，正如前文介绍的特征提取技术所描述，医学图像往往包含了丰富的疾病信息，这些或表面或深层次的特征，反映了患者组织、细胞，甚至基因水平的变化，因此，基于医学图像的疾病预测方法具有坚定的理论和实践基础。

基于医学图像的疾病预测方法是一项综合了各种医学图像处理技术、不同学习模型和模式判别方法的全面系统性方法，它广泛涉及医学图像处理、模式识别、机器学习和数据挖掘等多个领域的知识。从图像数据的处理到数据特征分析，最后达到疾病认知的过程，基于医学图像的疾病预测方法形成了自低到高的数据处理和自高到低的知识分析过程。

第十一章将从理论和实验两个方面，全面地为读者展现基于医学图像的疾病预测方法。在实际研究中，对疾病预测所需要的基础操作，也可以看作是对本书前几章介绍的医学图像处理技术的综合应用。

医学图像处理是一门综合性学科,各个处理方法并不是独立不相交的,例如特征提取也是图像分割、配准和重建的基本操作。如今,在临床研究中,为了获得一幅高质量的医学图像,往往需要多个处理方法的配合应用。

（冯前进）

第二章	**数字图像处理基础**

　　本章的目的是介绍与数字图像处理有关的一些基本概念、定义和方法,方便后续章节内容的阐述和学习。第一节简述人眼成像的结构和机制,包括人眼适应亮度变化和区分不同亮度的能力。第二节介绍图像空间采样和灰度量化的概念,包括数字图像的表示、图像灰度级变化的影响、空间和灰度分辨力的概念等。第三节介绍图像像素间的空间关系,包括像素的邻接和连通等概念。第四节介绍图像间的算术操作和逻辑操作。第五节介绍图像的空间变换操作,包括点操作、图像卷积、几何变换、灰度插值等。本章还结合概念和方法提供了一些医学图像及其处理结果的实例,为读者就如何应用这些基本工具和方法进行医学图像处理建立基础的认识。

第一节　视　觉　感　知

　　虽然数字图像处理这一领域建立在数学和计算机技术基础之上,但图像显示和处理的效果有时需要进行主观的视觉评价,因此有必要了解人类视觉感知的基本机制和特性。

一、人眼结构与成像

　　人的眼睛是人类视觉系统的重要组成部分,是非常复杂、精密的器官。眼睛的形状近似为一个球体,平均直径约为 20mm,前段有一个晶状体(lens),内壁有一层视网膜(retina)。图 2-1 给出了人眼水平横截面的示意图。从成像的角度可将眼睛和照相机进行类比,晶状体相当于照相机的镜头,而视网膜相当于胶片(或数码相机中的成像芯片)。当眼睛聚焦在前方物体上时,从外部射入眼睛内的光在视网膜上成像。视网膜将接收的光(辐射能)通过化学反应转为其他形式的信号(电脉冲),最后由大脑解码。

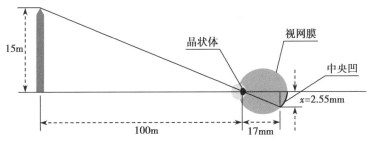

图 2-1　人眼水平横截面示意图

　　眼睛内晶状体和光学镜头的主要区别是晶状体要灵活得多。晶状体后曲面的曲率半径比前部要大。晶状体的形状是由在晶状体周围的睫状体纤维内的压力控制的。当需要聚焦在远距离物体上时,用于控制压力的肌肉使晶状体变得比较扁平,屈光度减小。同样,这些肌肉也能使晶状体变得比较厚,增加屈光度以聚焦到离眼睛较近的物体上。

　　当晶状体的屈光度从最小变到最大时,晶状体聚焦中心和视网膜间的距离可以从约 17mm 变到

14mm。当眼睛聚焦在一个3m以外的物体上时,晶状体具有最小的屈光度;当眼睛聚焦在一个很近的物体上时,晶状体具有很强的屈光度。据此可计算物体在视网膜上的成像尺寸。如图2-1,观察者看一个相距100m、高15m的柱状物体。如果用 x 代表以mm为单位的视网膜上的像尺寸,根据图2-1中 $15/100 = x/17$ 的比例关系, $x = 2.55$mm。

视网膜表面分布着很多感光细胞,可接收光的能量并形成视觉图案。感光细胞有两种:视锥细胞和视杆细胞。每只眼内约有600万~700万个视锥细胞,它们对颜色很敏感。视锥细胞视觉称为适亮视觉(photopic vision)。视杆细胞的数量要比视锥细胞多得多,视网膜表面大约有750万~15 000万个视杆细胞,它们分布面大且多个视杆细胞连到同一个神经末梢,使得视杆细胞的分辨力比较低。视杆细胞主要提供视野的整体视像,不感受颜色,但对低照度较敏感。例如,在日光下鲜艳的彩色物体,在月光下却变得像无色的,就是由于在月光下只有视杆细胞在工作。这种现象叫适暗视觉(scotopic vision)或微光视觉。

视网膜中心也称为中央凹(central fovea),是眼内对光最敏锐的区域。视锥细胞在中央凹区域的密度很高。我们可把中央凹看作1个1.5mm×1.5mm的方形传感器阵列。视锥细胞在这个区域的密度约为15万个/mm^2,近似地,中央凹里的视锥细胞数约为33.7万个。单从原始分辨能力看:1个中等分辨力的CCD(电荷耦合器件)图像采集阵列可将这么多个光电感受元件集成到一个不超过7mm×7mm的接收阵中;由此可见,目前的电子成像传感器可达到人眼的分辨能力,但并不表明电子器件已经能实现人类视觉系统的功能。

二、亮度适应和辨别

数字图像是以离散的亮度点集合来显示的。眼睛对不同亮度的感知特性和区分能力是图像显示和处理需要考虑的重要因素。

人的视觉系统能适应的总体亮度范围很大,从暗视觉门限到眩目极限之间的范围达 10^{10} 量级。但人的视觉系统并不能同时在这么大范围内工作,视觉系统靠改变具体敏感度来实现亮度适应,这就是亮度适应现象。人的视觉系统在同一时刻所能够区分亮度的具体范围比总的适应范围要小得多。在一定的条件下,视觉系统当前的敏感度称为亮度适应级。人眼在某一时刻所能感受到的具体亮度范围(主观亮度范围)是以此适应级为中心的一个小范围。

在给定适应级下,人眼一般在以该适应级为中心的一个小范围内可以观察到10~20级亮度变化。粗略地说,该结果与人在单色图上任一点可分辨的亮度数量是有关的,但这并不是说一幅图像只需要很少的亮度级进行表示和显示。当眼睛扫视图像时,平均背景在变化,所以在各个适应级上可检测不同的亮度变化。其结果是眼睛能辨别数量更多的亮度级,这也是医学图像中灰度级数很多的原因之一。事实上,亮度级数小于24的灰度图像中可能出现伪轮廓。

主观亮度(subjective luminance)指人的视觉系统依据视网膜感受光刺激的强弱所感知到的被观察物体的亮度。研究表明,主观亮度与光强度不同,并且主观亮度受到被观察物体与周围环境亮度相对关系的影响。很多图像显示和增强处理的方法正是针对人眼的这些视觉特性进行设计的。

两种现象可以表明人感知的主观亮度不是光强度的简单函数。

第一种现象:人的视觉系统往往在不同亮度区域的边界处过高或过低估计亮度。实际上,人类的视觉系统有增强边缘对比度的机制。图2-2给出一个这种现象的典型例子,图中有6个不同灰度的条带,各条带内部的亮度是常数(如图中实际亮度折线所示),但我们感知到的是带有强烈边缘的亮度模式(如图中主观亮度曲线所示)。这种现象称为马赫带(Mach band)效应。

第二种现象:同时对比。人感知的某个局部区域的主观亮度并不仅仅依赖于该区域的强度,还依赖于该区域周围背景的强度。如图2-3所示,图中四个位于中心的圆形区域都有完全相同的亮度,但是当背景暗时圆形区域看起来要亮些,而当背景亮时它们看起来要暗些。可见,人所感知的主观亮度与物体亮度的绝对值不是简单的正比例线性关系。

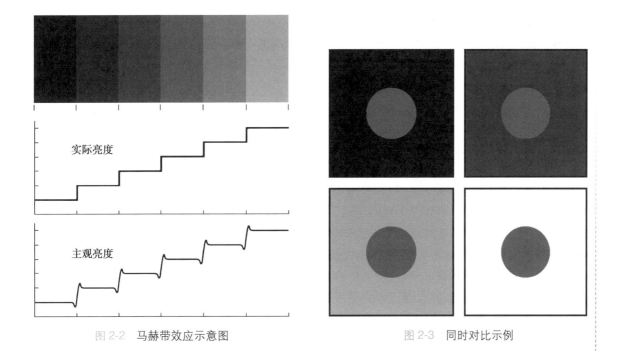

图 2-2　马赫带效应示意图　　　　　　　　　　图 2-3　同时对比示例

第二节　图像采样和量化

一、采样和量化

在图像获取的过程中,多数传感器输出的是连续的波形,这些波形的幅值和空间特性与感知的物理现象有关。为了产生一幅数字图像,我们需要把连续的感知数据转换为数字形式。这种转换包括两种处理:空间采样(sampling)和幅值量化(quantization)。

图 2-4 说明了采样和量化的基本概念。图 2-4(a)显示了一幅连续图像 f,我们想把它转换为数字

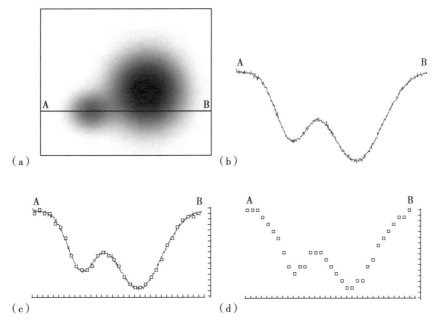

图 2-4　数字图像生成示意

(a)连续图像;(b)连续图像中从 A 点到 B 点的一条扫描线;(c)取样和量化操作;(d)数字化的扫描线。

形式。一幅图像的 x 和 y 坐标及幅度可能都是连续的。为了将这幅图像转换为数字形式，必须在坐标上和幅度上都进行离散化。对坐标值进行离散化称为采样，对幅值进行离散化称为量化。

图 2-4(b) 中的一维函数是图 2-4(a) 中沿线段 AB 的连续图像幅度值（灰度）的连续曲线，曲线上的随机变化是由噪声引起的。为了对该函数取样，我们沿线段 AB 等间隔地对该函数进行采样，如图 2-4(c) 中所示。每个样本的空间位置由图形底部的垂直刻度指出，样本用放在函数曲线上的白色小方块表示。这样的一组离散位置就给出了取样函数。然而，样本值跨越了灰度值的连续范围。为了形成数字函数，灰度值也必须转换（量化）为离散量。图 2-4(c) 的右侧显示了已分为 16 个离散区间的灰度标尺。垂直刻度标记指出了赋予 16 个灰度的每一个特定值。通过对每一样本赋予 16 个离散灰度级中的一个来量化连续灰度级。赋值取决于该样本与一个垂直刻度标记的垂直接近程度。采样和量化操作生成的数字样本如图 2-4(d) 所示。从该图像的顶部开始逐行执行这一过程，则会产生一幅二维数字图像。量化所达到的精度高度依赖于信号的噪声水平。空间采样需满足奈奎斯特采样定理，使得采样后的数字图像不失真地反映原始图像信息。

当传感阵列用于图像获取时，阵列中传感器的数量和物理尺寸决定了两个方向上的采样限制。传感器输出的量化与前述相同。图 2-5 说明了这个概念。图 2-5(a) 显示了投影到一个阵列传感器平面上的连续图像。图 2-5(b) 显示了空间采样和幅值量化后的图像。很明显，数字图像的质量在很大程度上取决于采样和量化中所用的空间间隔和灰度级数。在选择这些参数时，图像内容和应用场景是需要考虑的重要因素。如医学图像中，为了保留更多的细节和更高的空间分辨力，希望使用较小的空间间隔进行采样和更多的幅值量化级数。

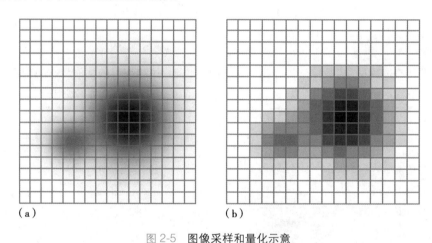

（a）　　　　　　　　　　　（b）

图 2-5　图像采样和量化示意

（a）连续图像；（b）空间采样和幅值量化后的结果，图中一个小方块对应一个像素。

二、数字图像表示

令 $f(s,t)$ 表示一幅具有两个连续变量 s 和 t 的连续图像函数，通过采样和量化，可将其转换为数字图像。假如把该连续图像采样为一个二维阵列 $f(x,y)$，该阵列包含有 M 行和 N 列，其中 (x,y) 是离散坐标。通常数字图像中的这些离散坐标使用整数值：$x = 0,1,2,\cdots,M-1$ 和 $y = 0,1,2,\cdots,N-1$。图像在坐标 (x,y) 处的值记为 $f(x,y)$，其中 x 和 y 都是整数。由一幅图像的坐标张成的实平面部分称为空间域，x 和 y 称为空间坐标。

图 2-6(b) 是 $f(x,y)$ 在显示器上显示的情况：每个点 (x,y) 显示的灰度（亮度）与该点处的值 $f(x,y)$ 成正比。第三种表示是将 $f(x,y)$ 的数值简单地显示为一个数值阵列（矩阵），如图 2-6(c) 所示。在这个例子中，图像 f 的大小为 400×400 个元素。将图像显示为数值矩阵不适合人眼进行观察，然而，在开发图像、处理算法时，把图像的一部分显示为数值矩阵进行分析，还是有一定用处的。

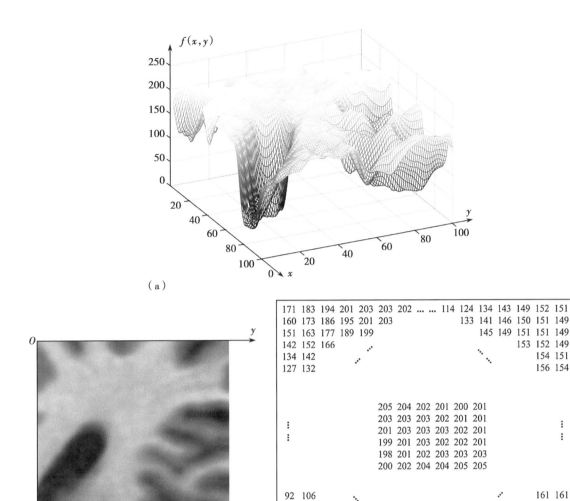

图 2-6 数字图像的表示

（a）表面图形；（b）显示为灰度阵列；（c）显示为二维数值阵列。

对于实际应用,图 2-6(b)和图 2-6(c)中的表示方法是最有用的。灰度阵列显示用于快速地观察结果,数值阵列用于处理和算法开发。以公式形式,我们可将一个 $M×N$ 的数值阵列表示为

$$F = \begin{pmatrix} f(0,0) & f(0,1) & \cdots & f(0,N-1) \\ f(1,0) & f(1,1) & \cdots & f(1,N-1) \\ \vdots & \vdots & & \vdots \\ f(M-1,0) & f(M-1,1) & \cdots & f(M-1,N-1) \end{pmatrix} \qquad (2-1)$$

公式(2-1)的两边以等效的方法定量地表达了一幅数字图像。右边是一个实数矩阵,该矩阵中的每个元素称为图像单元、图像元素或像素(pixel)。图像和像素这两个术语将在全书中表达数字图像及其元素。

在一些应用中,使用矩阵来表示数字图像及其像素更为方便。

$$A = \begin{pmatrix} a_{0,0} & a_{0,1} & \cdots & a_{0,N-1} \\ a_{a,0} & a_{a,1} & \cdots & a_{a,N-1} \\ \vdots & \vdots & & \vdots \\ a_{M-1,0} & a_{M-1,1} & \cdots & a_{M-1,N-1} \end{pmatrix} \tag{2-2}$$

显然，$a_{ij}=f(x=i,y=j)=F(i,j)$，公式（2-1）和公式（2-2）是相同的矩阵。

数字图像的原点位于左上角，其中正 x 轴向下延伸，正 y 轴向右延伸。这种方便的表示基于这样的事实：许多图像显示扫描都是从左上角开始的，然后一次向下移动一行。另外，矩阵的第一个元素按惯例应在阵列的左上角。将 $f(x,y)$ 的原点选择在左上角，在数学上是讲得通的，这种表示是标准的右手笛卡尔坐标系。

有时，以更正式的数学术语表达采样和量化可能会有用。令 $\mathbf{Z}$ 和 $\mathbf{R}$ 分别表示整数集和实数集。取样处理可看成是把 xy 平面分为一个网格的过程，网格中每个单元的中心坐标是笛卡尔积 $\mathbf{Z}^2$ 中的一对元素，$\mathbf{Z}^2$ 是所有有序元素对 (z_i,z_j) 的集合，z_i 和 z_j 是 $\mathbf{Z}$ 中的整数。因此，如果 (x,y) 是 $\mathbf{Z}^2$ 中的整数，且 f 是把灰度值（实数集 $\mathbf{R}$ 中的一个实数）赋给每个特定坐标对 (x,y) 的一个函数，则 $f(x,y)$ 就是一幅数字图像。显然，这种赋值过程就是前面描述的量化处理。如果灰度级也是整数，则用 $\mathbf{Z}$ 代替 $\mathbf{R}$，然后，数字图像变成一个二维函数，且它的坐标和幅值都是整数。

数字化过程要求对 M 值、N 值和离散灰度级数 L 进行设定。对于 M 和 N，除了必须取正整数外没有其他限制；对于医学图像，M 和 N 常为 2 的整数次幂或 8 的整数倍。出于存储和量化硬件的考虑，灰度级数典型地取为 2 的整数次幂，即

$$L = 2^k$$

假设离散灰度级是等间隔的，且是区间 $[0,L-1]$ 内的整数，有时，灰度值跨越的值域非正式地称为动态范围（dynamic range）。动态范围这一术语在不同的场合有不同的意义。如对光电转换器，动态范围可定义为亮度的最大值和最小值之比。这里，我们将图像系统的动态范围定义为系统中最大可度量灰度和最小可检测灰度之比。动态范围的上限取决于成像系统的饱和度，下限取决于噪声水平。基本上，动态范围由系统能表示的最低和最高灰度级来确定。如 DR（数字 X 线摄影）图像的动态范围理论上可达到 10^4。

与动态范围这一概念紧密联系的是图像对比度（contrast），我们可定义一幅图像中最大和最小灰度级之间的灰度差为对比度。当一幅图像中可感知的动态范围很大时，可以认为该图像具有较高的对比度。如图 2-7 所示，对于一幅动态范围很大的胸部 DR 图像，调整其在屏幕显示的灰度值范围，可以看到图 2-7（b）中肺部区域纹理结构更清晰、组织之间的对比更强，即图 2-7（b）中图像肺部区域比图 2-7（a）具有更高的对比度。这种调整图像对比度的方法称为对比度拉伸或对比度增强。

三、空间分辨力和灰度分辨力

（一）空间分辨力

直观上，空间分辨力（spatial resolution）是图像中可辨别的最小细节的度量。医学图像的空间分辨力受限于成像系统的性能，为了能够尽可能观察到更多的细节，从业人员通常希望医学图像有尽可能高的空间分辨力。在数量上，空间分辨力可以有很多方法进行度量，其中每单位距离线对数和每单位距离点数（像素数）是最通用的度量。假设用交替的黑色和白色垂直线来构造一幅图形，其中线宽为 W 个单位（W 可以小于1），线对的宽度就是 $2W$，则每单位距离有 $W/2$ 个线对。如果一条线的实际宽度是 0.1mm，每单位距离（mm）内就有 5 个线对。

对于医学成像系统，广泛使用的空间分辨力度量是每单位距离可分辨的最大线对数量，如普通 X 线照片的空间分辨力为 10 线对/毫米（LP/mm）。每单位距离点数则是印刷和出版业中常用

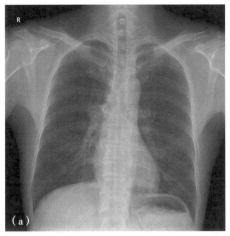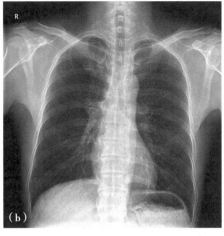

图 2-7 不同对比度图像示例

图中图像为以不同对比度显示的胸部 DR 图像。

的图像分辨力的度量,这一度量通常使用每英寸点数(dpi)来表示,例如报纸用 75dpi 的分辨力来印刷,杂志用 133dpi。学术论文中的图片通常有更高的分辨力,如 600dpi 和 1 000dpi,以满足出版印刷的要求。

空间分辨力的度量必须针对空间单位来规定才有意义。图像大小(像素数量)并不与空间分辨力直接关联。如果没有规定图像对应的物理尺寸,那么一幅图像的分辨力为 1 024×1 024 像素是没有意义的。医学成像系统一般具有精确的几何构造,依据成像目标与成像系统的几何关系,可以测算出成像目标的实际物理尺寸。习惯上,医学图像中每个像素对应的物理尺寸也作为一种图像分辨力的称谓。例如,图像中每个(方形)像素对应的成像目标物理尺寸为 0.6mm×0.6mm,习惯上称图像分辨力为 0.6mm/像素,或者像素大小为 0.6mm×0.6mm。一般,医学图像中像素大小与空间采样间隔一致,取决于成像系统性能和成像质量要求。需要说明的是,像素大小与成像系统所能达到的最高空间分辨力(可辨别的最小细节尺寸)并不对应。像素尺寸可用于测量成像目标的大小和位置,如某种器官或者病灶的大小。在一些存储医学图像数据的文件中,如 DICOM 格式文件,存储了像素尺寸和空间采样间隔等信息。

(二)灰度分辨力

类似空间分辨力,灰度分辨力(grayscale resolution)是指图像灰度中可分辨的最小变化。基于存储和显示硬件设备上的考虑,图像的灰度级数通常是 2 的整数次幂。当一幅图像有 2^k 个灰度级时,通常称该图像为一幅"k 比特(bit)图像"或该图像是"k 比特深度"的。例如,有 256 个可能的离散灰度值的图像称为 8 比特图像。普通显示器通常可显示 256 级灰度,而医用显示器则可显示 1 024 级灰度。这样,对于自然图像,多用 8 比特;对于医学图像,多用 12 比特或 16 比特,使得在医学图像中可观察到更多的细微变化。不像空间分辨力必须以每单位距离为基础才有意义,灰度分辨力指的则是用于量化灰度的比特数,例如,可以说灰度量化为 4 096 级的图像有 12 比特的灰度分辨力。

图像中可分辨的真实灰度变化不仅受噪声和饱和度值的影响,也受人类视觉感知能力的影响。图 2-8 说明了图像灰度分辨力对图像细节显示的影响。在保持图像大小 512×512 像素不变的情况下,改变灰度的比特数。图 2-8(a)和图 2-8(b)中图像的灰度级数分别为 256 和 64,但人眼很难觉察两幅图像中存在明显差异。如图 2-8(d)所示,当灰度级数减小为 16 时,图像质量明显下降,图像中一些微小细节丢失严重,并且由于灰度级数不足,图像中出现了很多灰度值相同的区域,人眼可观察到许多高灰度分辨力图像中不存在的轮廓线,这些轮廓线称为伪轮廓(由灰度级数不足造成的)。

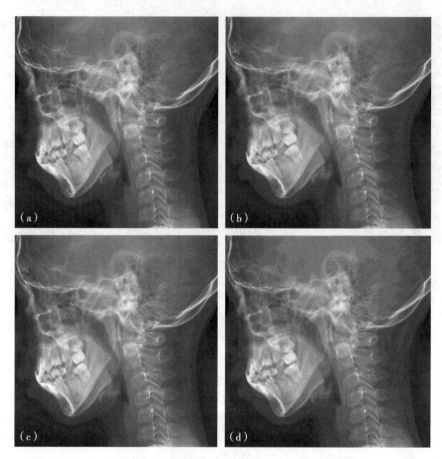

图 2-8　不同灰度分辨力的头部 DR 图像局部
（a）~（d）中灰度级数分别为 256、64、32 和 16。

第三节　像素间的空间关系

一、像素的邻域

图像由像素组成,像素在空间上的排列是非常有规律的,相互之间有一定的联系。对于一个像素,与它关系最紧密的常是与它邻近的像素,这些近邻像素构成该像素的邻域（neighborhood）。依据对近邻像素的不同定义,可得到由不同近邻像素组成的不同邻域（图 2-9）。

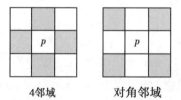

图 2-9　像素的邻域
图中灰色像素构成的集合为像素 p 的三种不同邻域。

设 p 为图像 f 中的像素,其坐标为 (x,y)。像素 p 在水平和垂直方向有 4 个相邻的像素,如图 2-9 所示,这些近邻像素的坐标分别为

$$(x+1,y),(x-1,y),(x,y+1),(x,y-1)$$

这 4 个像素组成的集合称为像素 p 的 4 邻域,用 $N_4(p)$ 表示。

像素 p 在 4 个对角方向上也有 4 个相邻的像素,这些近邻像素的坐标分别为

$$(x+1,y+1),(x+1,y-1),(x-1,y+1),(x-1,y-1)$$

这 4 个像素组成的集合称为像素 p 的对角邻域,用 $N_D(p)$ 表示。

像素 p 的 4 邻域加上对角邻域构成的像素集合(该集合包含了 8 个像素)称为 p 的 8 邻域,用 $N_8(p)$ 表示。

二、像素的邻接和连通

(一)邻接

对于图像中的两个像素,要确定它们是否邻接需要考虑两个方面的条件:①它们在空间上是否是近邻;②它们的灰度值(或其他属性值)是否满足设定的准则(如灰度值相同,或者灰度值属于同一灰度值集合)。

令 V 是用于定义邻接性(adjacency)的灰度值集合。例如,在二值图像(像素灰度值仅能为 0 或者 1)中,考虑两个灰度值为 1 的像素是邻接的,则 $V=\{1\}$;在一幅有 256 灰度级的图像中,考虑灰度值在 200 到 255 之间的两个像素的邻接,则灰度值集合 V 包含更多的元素,$V=\{200,201,202,\cdots,254,255\}$。本节仅介绍下面三种常见的邻接类型。

(1)4 邻接:如果像素 q 在像素 p 的 4 邻域 $N_4(p)$ 中,且 p 和 q 的灰度值属于 V,则 p 和 q 是 4 邻接的。

(2)8 邻接:如果像素 q 在像素 p 的 8 邻域 $N_8(p)$ 中,且 p 和 q 的灰度值属于 V,则 p 和 q 是 8 邻接的。

(3)m 邻接(混合邻接):如果像素 q 和 p 的灰度值属于 V,且满足下列两个条件之一,则 p 和 q 是 m 邻接的:①q 在 p 的 4 邻域 $N_4(p)$ 中;②q 在 p 的对角邻域 $N_D(p)$ 中且集合 $N_4(p)\cap N_4(q)$ 中像素的灰度值均不属于 V。

混合邻接实际上是当像素间同时存在 4 邻接和 8 邻接关系时,优先采用 8 邻接。混合邻接可认为是 8 邻接的改进;混合邻接的引入是为了消除采用 8 邻接时可能产生的歧义性导致的多路问题。图 2-10 给出了一个示例。考虑图 2-10(a)中所示的像素排列,当 $V=\{1\}$ 时,位于图 2-10(b)上部的 3 个像素显示了多重 8 邻接,如虚线所示。这种歧义性可以用 m 邻接来消除,如图 2-10(c)所示,中心像素与右上角像素之间的 m 邻接不成立。

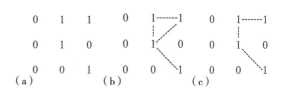

图 2-10　像素间邻接示例
(a)像素排列;(b)8 邻接(邻接关系由虚线表示);
(c)m 邻接。

(二)连通

在像素邻接的基础上,进一步讨论和定义像素间的连通(connectivity)。为了讨论连通的概念,需要先定义两个像素间的通路。从坐标为 (x,y) 的像素 p 到坐标为 (s,t) 的像素 q 之间的通路是一组特定的像素序列,其坐标为

$$(x_0,y_0),(x_1,y_1),\cdots,(x_n,y_n)$$

这里,$(x_0,y_0)=(x,y)$,$(x_n,y_n)=(s,t)$,且像素 (x_i,y_i) 和 (x_{i-1},y_{i-1}) 是邻接的,其中 $1\leqslant i\leqslant n,n$ 是通路的长度。如果 $(x_0,y_0)=(x_n,y_n)$,则该通路是闭合通路。根据所采用的不同邻接类型,如 4 邻接、8 邻接或 m 邻接,可定义不同类型的通路,如 4 通路、8 通路或 m 通路。通路建立了像素 q 和 p 之间的空间联系。如果像素 q 和 p 之间存在至少一条通路,则像素 q 和 p 是连通的。同上,根据所采用的不同邻接类型,可定义不同类型的连通,如 4 连通、8 连通或 m 连通。例如,图 2-10(c)虚线所示路径为右上角像素与右下角像素之间的 m 通路,这两个像素是 m 连通的。

设 S 是图像中像素的一个子集,如果 S 中的两个像素 p 和 q 之间存在通路,则像素 p 和 q 在 S 中是连通的。对于 S 中的任何一个像素 p,S 中连通到该像素的像素集合称为 S 的连通分量。如果 S 仅有一个连通分量,则集合 S 称为连通集。令 R 是图像中像素的一个子集,如果 R 是连通集,则称 R 为

一个区域。对于图像中的两个区域 R_i 和 R_j，如果它们可联合形成一个连通集，则区域 R_i 和 R_j 称为邻接区域。不邻接的区域称为不连接区域。

根据所采用的像素邻接类型或通路类型的不同，可定义不同类型的邻接区域，可以说两个区域是 4 邻接的，或是两个 8 邻接的区域等，例如，图 2-11(a)中的两个区域是 8 邻接的。连通和区域的概念在图像分割和分析方面被广泛使用。

图像可认为是由一系列区域组成的。一个区域的边界(boundary)也称为区域的轮廓或边缘，是该区域的一个子集。区域的边界将该区域与其他区域分离开。借助前述邻域的概念，区域边界上的任一像素应属于该区域，并且该像素的邻域中至少存在一个不属于该区域的像素。当然，定义区域的边界应当指定邻接类型或连通类型。一个区域的边界构成一条闭合通路，如图 2-11(b)所示。在 8 邻接定义下，图 2-11(b)中为 1 的像素构成该区域的边界。

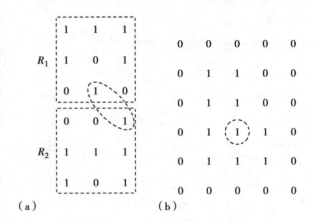

图 2-11 区域邻接示例

(a)区域 R_1 和区域 R_2 是 8 邻接的；(b)在 8 邻接定义下的区域边界，圈中的像素也是区域边界的一部分。

三、像素间的距离

像素间在空间上的接近程度可以由像素之间的距离进行度量。为了测量距离，需要定义距离函数。对于坐标分别为 (x,y)，(s,t)，(v,w) 的像素 p,q 和 z，如果

(1) $D(p,q) \geqslant 0 [D(p,q)=0,$ 当且仅当 $p=q]$

(2) $D(p,q)=D(q,p)$

(3) $D(p,z) \leqslant D(p,p)+D(q,z)$

则 D 是距离函数或度量。p 和 q 间的欧几里得(欧式)距离定义如下

$$D_e(p,q) = \left[(x-s)^2 + (y-t)^2 \right]^{\frac{1}{2}}$$

对于距离度量，距点 (x,y) 的距离小于或等于某个值 r 的像素是中心在 (x,y) 且半径为 r 的圆平面。

p 和 q 之间的 D_4 距离(又称为城市街区距离)由下式定义

$$D_4(p,q) = |x-s| + |y-t|$$

在这种情况下，距点 (x,y) 的 D_4 距离小于或等于某个值 r 的像素形成一个中心在点 (x,y) 处的菱形。例如，距中心点 (x,y) 的 D_4 距离小于或等于 2 的像素，形成固定距离的下列轮廓

$$
\begin{array}{ccccc}
 & & 2 & & \\
 & 2 & 1 & 2 & \\
2 & 1 & 0 & 1 & 2 \\
 & 2 & 1 & 2 & \\
 & & 2 & &
\end{array}
$$

其中 $D_4=1$ 的像素是 (x,y) 的 4 邻域。

p 和 q 之间的 D_8 距离(又称为棋盘距离)由下式定义

$$D_8(p,q) = \max(|x-s|, |y-t|)$$

笔记

在这种情况下,距(x,y)的D_8距离小于或等于某个值r的像素形成中心在(x,y)的方形。例如,距中心点(x,y)的D_8距离小于或等于2的像素形成下列固定距离的轮廓

$$
\begin{array}{ccccc}
2 & 2 & 2 & 2 & 2 \\
2 & 1 & 1 & 1 & 2 \\
2 & 1 & 0 & 1 & 2 \\
2 & 1 & 1 & 1 & 2 \\
2 & 2 & 2 & 2 & 2
\end{array}
$$

其中,$D_8 = 1$的像素是点(x,y)的8邻域。

需要注意的是,p和q之间的D_4距离和D_8距离的计算与这两点之间是否存在通路无关,这些距离仅与该点的坐标有关,通路可能存在于各点之间,也可能没有通路。然而,如果选择考虑m邻接,则两点间的D_m距离用点间的最短通路定义。在这种情况下,两个像素间的距离将依赖于沿通路的像素值及其邻点值。例如,考虑如下排列的像素并假设p、p_2和p_4的值为1,p_1和p_3的值为0或1。

$$
\begin{array}{cc}
p_3 & p_4 \\
p_1 & p_2 \\
p &
\end{array}
$$

假设我们考虑值为1的像素邻接($V = \{1\}$)。如果p_1和p_3是0,则p和p_4间的最短m通路的长度(D_m距离)是2。如果p_1是1,则p_2和p将不再是m邻接的(见m邻接的定义),并且最短m通路的长度变为3(通路通过点p、p_1、p_2、p_4)。类似,如果p_3是1(且p_1是0),在这种情况下,最短的m通路距离也是3。如果p_1和p_3都是1,则p和p_4间的最短m通路的长度为4,在这种情况下,通路通过点p、p_1、p_2、p_3、p_4。

第四节　算术和逻辑操作

一、算术操作

图像间的算术操作是阵列操作,在相同坐标位置的像素对之间执行。四种算术操作可表示为

$$
\begin{aligned}
s(x,y) &= f(x,y) + g(x,y) \\
d(x,y) &= f(x,y) - g(x,y) \\
p(x,y) &= f(x,y) \times g(x,y) \\
\nu(x,y) &= f(x,y) \div g(x,y)
\end{aligned}
$$

算术操作可以理解为在图像f和图像g中相同位置的像素对之间执行的操作,其中$x = 0,1,2,\cdots,M-1$,$y = 0,1,2,\cdots,N-1$,M和N是图像的行数和列数。算术操作的结果s、d、p和ν也是大小为$M \times N$的图像。按照定义方式,进行图像算术操作的图像的大小应相同。从矩阵计算的角度看,上述四种图像算术操作可通过矩阵加、减、点乘、点除的方式实现。在医学图像处理中,算术操作起着重要的作用,如增强图像相减、去偏移场和多模态图像融合等。

图像相减经常用于增强前后图像之间的减影,如数字减影血管造影(digital subtraction angiography, DSA)将注入造影剂前后拍摄的两帧X线图像通过减影,增强获得清晰的血管影像(图2-12)。设造影前X线图像为$g(x,y)$,造影后X线图像为$f(x,y)$,则图2-12(c)中减影图像可通过图像相减$d(x,y) = f(x,y) - g(x,y)$得到,减影图像体现$f(x,y)$与$g(x,y)$之间的差别,实现特定细节和结构的增强,如数字减影血管造影图像$d(x,y)$中血管结构清晰可见。

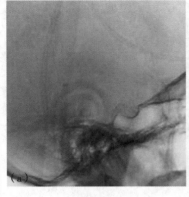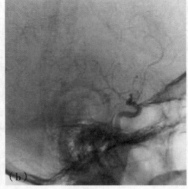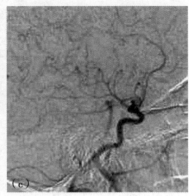

图 2-12 **数字减影血管造影示例**

（a）造影前 X 线图像；（b）造影后 X 线图像；（c）造影后图像与造影前图像的减影（差异）图像。为了便于观察，对减影图像进行了对比度拉伸处理。减影图像中还存在由造影前后患者运动造成的运动伪影。

图像相乘（或相除）可用于校正图像中亮度的不均匀性，如自然图像中的阴影校正和磁共振图像偏移场校正。由于磁共振成像系统，磁共振图像中可能出现明暗不均匀的现象，如图 2-13（a）所示。图 2-13（a）中的图像可以用真实图像 $f(x,y)$ ［图 2-13（b）］与偏移场图像 $g(x,y)$ ［图 2-13（c）］的乘积进行建模，即 $d(x,y)=f(x,y)\times g(x,y)$。如果偏移场 $g(x,y)$ 已知或者已通过一些手段估计得到了，那么可以通过图像相除［$d(x,y)\div g(x,y)$］得到校正后的图像 $f(x,y)$，如图 2-13（b）所示，校正后图像灰度的整体均匀性得到了明显改善。

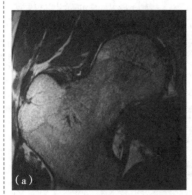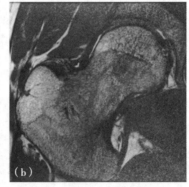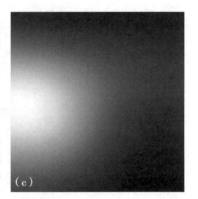

图 2-13 **磁共振图像偏移场校正示例**
（a）校正前髋部磁共振图像；（b）校正后图像；（c）偏移场图像。

二、逻辑操作

图像分割和图像分析过程中需要处理二值图像。在处理二值图像时，可以把图像想象为像素集合的前景（1 值）与背景（0 值）。如果我们将目标区域定义为由前景像素组成，则集合操作就变成了二值图像中目标坐标间的操作。处理二值图像时，AND、OR 和 NOT 逻辑操作指布尔代数中的"与""或"和"非"操作，其中"逻辑"一词来自逻辑理论。在逻辑理论中，1 代表真，0 代表假。

考虑由前景像素组成的区域（集合）A 和 B。A 和 B 的 OR（或）操作结果的元素不是属于 A，就是属于 B，或者属于两者，即 A 和 B 的并集。AND 操作的结果是共属于 A 和 B 的元素的集合，即 A 和 B 的交集。集合 A 的 NOT 操作的结果是不在 A 中的元素的集合，即 A 的补集。如果集合 A 是前景像素集合，那么 NOT(A) 是图像中不在 A 中的所有像素的集合，这些像素就是背景像素，有可能是其他前景中的像素。可以将该操作想象为：把 A 中的所有像素的灰度值转换为 0（黑色），并把所有不在 A 中的像素灰度值转换为 1（白色）。图 2-14 为这些操作的例子：图中最后一行是 XOR（异或）操作及其结

笔记

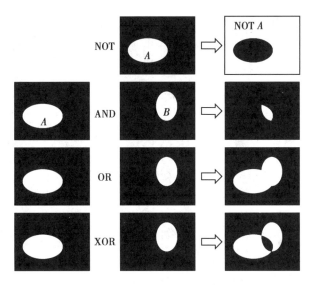

图 2-14　前景(白色)像素逻辑操作示意

黑色代表二进制数 0,白色代表二进制数 1。

果;XOR 操作的结果是属于 A 或 B 的前景像素集合,但不包括 A 和 B 的交集。逻辑操作是区域间的操作,区域可以是不规则的和大小不同的。

第五节　空　间　操　作

一、点操作

在图像处理中,点操作(point operation),又称点运算,是一种简单却很重要的技术,可以用来改变图像数据占据的灰度范围,当显示一幅图像时,点操作的作用尤其明显。对于一幅输入图像,点操作将产生一幅输出图像,输出图像中的每个像素点的灰度值仅由相应的输入像素点的灰度值决定(这种方法与邻域操作的差别在于,后者每个输出像素的灰度只由对应输入像素邻域内的多个像素的灰度值决定)。因此,点操作不改变图像中像素的空间关系。点操作有时又被称为对比度增强、对比度拉伸或灰度变换。

点操作以预设的方式改变一幅图像的灰度分布,灰度级的改变依据某一特定的灰度变换函数进行。若输入图像为 $f(x,y)$,输出图像为 $g(x,y)$,则点操作可表示为

$$g(x,y) = T[f(x,y)]$$

点操作完全由灰度变换函数 $T(D)$ 确定,$T(D)$ 描述了输入灰度级和输出灰度级之间的映射关系。

点操作在改善图像显示效果方面有很多重要应用,如:光度学标定,使数字图像的灰度能反映某些物理特性;显示标定,使图像灰度值和显示屏幕上相应点的亮度之间成线性关系,特别地,医学图像通常灰度级数较多、动态范围大,而感兴趣的部分仅占据整个动态范围中相当窄的一个范围;对比度拉伸,可以扩展感兴趣特征的对比度,使之占据可显示灰度级的较大部分,使感兴趣部分的灰度级与显示设备的对比度范围匹配,增加图像某些部分的对比度,如图 2-15 所示。

点操作依据灰度变换函数的性质可分为线性点操作和非线性点操作。使用线性点操作进行处理时,输出灰度级与输入灰度级成线性关系,灰度变换函数形式为

$$D_g = T(D_f) = aD_f + b \qquad (2\text{-}3)$$

其中 D_f 为输入像素的灰度值,D_g 为响应输出像素的灰度值。如果 $a=1$ 且 $b=0$,只需将 $f(x,y)$ 复制到 $g(x,y)$ 即可。如果 $a>1$,输出图像的对比度将增大;如果 $a<1$,则对比度将减小。如果 $a=1$ 而 $b \neq 0$,点操作实现所有像素的灰度值上移或下移,其效果是使整个图像在显示时更亮或更暗。如果 a 为负值,暗区

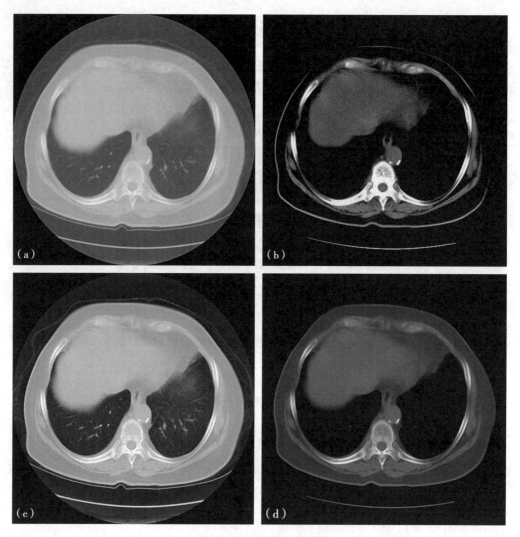

图 2-15 人体胸部 CT 图像
(a)全动态范围显示;(b)腹窗显示;(c)肺窗显示;(d)骨窗显示。

域将变亮,亮区域将变暗,实现图像求补。更为复杂的点操作将在第三章"医学图像增强"中进行介绍。

在医学影像技术领域,窗口技术是非常重要且常用的技术。窗口技术可以通过运用对比度拉伸的方法实现。窗口技术通过调节窗位(window center/window level)和窗宽(window width)来调整图像显示的信号强度范围与对比度,以更好地显示不同组织和细微结构。窗宽指所显示信号强度值的范围;窗位指图像显示灰度值范围中心对应的信号强度值。如果设定的窗宽为 W、窗位为 C,则图像显示的信号强度范围为

$$[C-W/2,C+W/2]$$

信号强度超出范围$[C-W/2,C+W/2]$的像素显示为黑色或白色。依据设定的窗位和窗宽,可以计算出公式(2-3)中灰度变换函数的系数。设图像显示的灰度级数为 256,灰度最小值、最大值分别为 0 和255,则灰度变换函数的系数为

$$a=255/W$$
$$b=255/2-255C/W$$

对于 CT 图像,常以某种组织或器官 CT 值范围的中心作为窗位,并预设了一些常用的窗位/窗宽组合,例如:腹窗的窗位为 60HU(Hounsfield unit,CT 值单位,亨氏单位)、窗宽为 400HU;肺窗的窗位为

-400HU、窗宽为 1 500HU；骨窗的窗位为 300HU、窗宽为 1 500HU。当窗位为 60HU、窗宽为 400HU 时：CT 值在-140HU 到 260HU 间的组织以 256 个不同灰度级在屏幕上显示，组织 CT 值的差别大于 400/256≈1.6HU 才能分辨；CT 值小于-140HU 和大于 260HU 的组织分别显示为黑色和白色。设置不同窗位/窗宽显示的 CT 图像实例如图 2-15 所示。加大窗宽，显示的图像层次丰富，但组织对比度减小；反之，减小窗宽，图像层次减少，但可增加组织显示的对比度。如果显示部位的信号强度低，可适当将窗位调低；反之，则可调高窗位。

二、邻域操作

（一）邻域操作

邻域操作（neighborhood operation）利用原始图像中一个像素及其邻域像素的灰度值计算输出图像对应像素的灰度值。空间滤波（filtering）就是在图像空间通过邻域操作完成的。令 S_{xy} 表示原始图像 f 中以坐标 (x,y) 为中心的一个邻域的坐标集合[包括(x,y)]，g 表示某一邻域操作的输出图像，则 g 中坐标 (x,y) 处像素的灰度值由输入图像 f 中坐标在 S_{xy} 内的像素决定。通过定义不同大小、形状的邻域和计算规则，邻域操作可实现不同的处理效果和滤波功能。

假设定义的邻域操作是计算以 (x,y) 为中心、大小为 $m×n$ 矩形邻域中像素的均值，矩形区域内像素的坐标构成集合 S_{xy}。这一邻域操作的公式形式为

$$g(x,y) = \frac{1}{mn} \sum_{(r,c) \in S_{xy}} f(r,c)$$

其中，r 和 c 分别是像素的行和列坐标，(r,c) 是集合 S_{xy} 中的元素。遍历图像 f 中的所有坐标 (x,y)，对每一坐标 (x,y) 执行邻域操作得到输出图像 g。上式中的邻域操作实现均值滤波（mean filtering）。图 2-16 说明了这一过程，示例中邻域大小为 9×9 的矩形，均值滤波的结果是平滑和模糊的原图像。

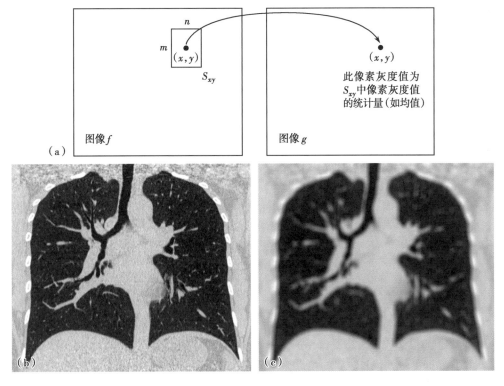

图 2-16　邻域操作示例

（a）矩形邻域操作的过程；（b）肺部冠状面 CT 图像；（c）使用大小为 9×9 的矩形邻域进行均值滤波处理后的结果。

（二）空间滤波

邻域操作更一般化的形式为

$$g(x,y) = H(S_{xy})$$

这里，H 表示设定的计算规则，H 将 S_{xy} 中多个元素的灰度值转换为单一灰度值。例如，H 可以为计算 S_{xy} 中元素灰度值的均值、加权均值、中值（median）、模（最频值，mode）、最大值、最小值等。中值的求取可通过对 S_{xy} 中元素灰度值按数值大小进行排序，以排序后处于中间位置的值为中值。最为常用的计算规则包括均值、加权均值和中值，对应的邻域操作分别实现均值滤波、加权均值滤波和中值滤波。

均值滤波和中值滤波都可减小图像中灰度值的局部起伏，使图像变得比较平滑，还可用于抑制图像中的噪声。如图 2-17 所示，当均值滤波所用的邻域增大时，对噪声的消除效果有所增强，但同时处理所得的图像变得更为模糊，图像中的细节逐步减少。中值滤波对孤立的噪声像素的消除能力较强。相较于均值滤波，中值滤波所产生的模糊较少、保持图像细节的能力较强。如图 2-17（e）~ 图 2-17（g）所示，中值滤波的效果也与所用邻域大小相关。

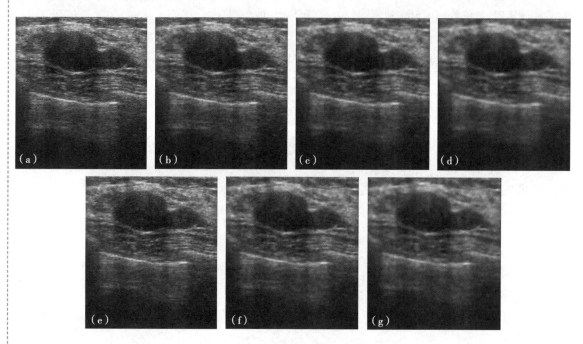

图 2-17　均值滤波和中值滤波效果示例

（a）乳腺肿瘤 B 型超声图像；（b）~（d）依次为用 3×3、5×5、7×7 矩形邻域进行均值滤波的结果；（e）~（g）依次为用 3×3、5×5、7×7 矩形邻域进行中值滤波的结果。

当需实现图像平滑（或噪声抑制）并保持图像的边缘结构时，可采用加权均值滤波。加权均值滤波的一般化形式为

$$g(x,y) = \sum_{(r,c) \in S_{xy}} w_{r,c} f(r,c)$$

其中 $\sum_{(r,c) \in S_{xy}} w_{r,c} = 1$。对于均值滤波，权重 $w_{r,c} = 1/(mn)$。一些先进的图像滤波器，如双边滤波器（bilateral filter）和非局部均值滤波器（non-local means filter），也可写成加权均值滤波的形式，但权重不是简单设定的，而是依据像素之间的相似性和距离进行计算得到的，这样不同位置 (x,y) 的邻域中像素对应的权重都不同。作为扩展，邻域 S_{xy} 不一定需要设定为矩形，可以为任意形状，也可依据图像各处的具体内容进行自适应选取。

（三）图像卷积

实际应用中，线性空间滤波实现的方式可以采用空间卷积（convolution）。卷积所用的卷积模板（也称卷积滤波器、滤波器模板、卷积核）h 可看作一个尺寸很小的图像，其大小与邻域操作中的邻域大小对应。设卷积模板大小为 $m \times n$，不失一般性，m 和 n 取奇数；令 $m = 2a+1$、$n = 2b+1$，这里 a、b 为正整数。卷积模板 h 与图像 f 的卷积表示为 $g = f * h$，由公式（2-4）给出

$$g(x,y) = f(x,y) * h(x,y) = \sum_{r=-a}^{a} \sum_{c=-b}^{b} h(r,c)f(x-r,y-c) \tag{2-4}$$

图像卷积实现的主要步骤如下所示。

（1）将卷积模板旋转 180°（翻转）。

（2）将（翻转后的）卷积模板在图像 f 中扫描，卷积模板中心与图像 f 中像素位置 (x,y) 重合。

（3）将卷积模板中的系数与模板下各对应位置的像素灰度值相乘，并对所有乘积结果进行求和。

（4）将第（3）步中求和结果作为输出图像 g 中 (x,y) 处像素的灰度值。

图 2-18 示意了使用 3×3 大小的卷积模板进行图像卷积的机制。

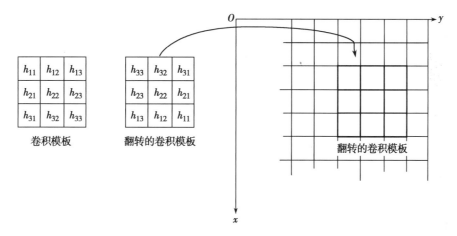

图 2-18　图像卷积实现过程示意

图中卷积模板大小为 3×3。

均值滤波是一种线性空间滤波，对于邻域大小为 3×3 的均值滤波，可用卷积模板 $h = \begin{pmatrix} 1/9 & 1/9 & 1/9 \\ 1/9 & 1/9 & 1/9 \\ 1/9 & 1/9 & 1/9 \end{pmatrix}$ 与图像进行卷积实现，两者是等价的。通过设置卷积模板中的系数为不同数值，可以实现不同效果的空间滤波，如卷积模板 $h = \begin{pmatrix} 0 & 1 & 0 \\ 1 & -4 & 1 \\ 0 & 1 & 0 \end{pmatrix}$（拉普拉斯算子）可用于检测图像中的灰度突变。中值滤波、最大值滤波、双边滤波等为非线性空间滤波，不能直接通过图像卷积实现。

与卷积相近的另一种线性空间滤波实现方式是空间相关（correlation）。设滤波器模板 h 的大小为 $m \times n$，滤波器模板 h 与图像 f 的相关表示为 $g = f \star h$，由公式（2-5）给出

$$g(x,y) = f(x,y) \star h(x,y) = \sum_{r=-a}^{a} \sum_{c=-b}^{b} h(r,c)f(x+r,y+c) \tag{2-5}$$

比较相关和卷积的计算公式（2-5）和公式（2-4），可以看出，如果卷积用的卷积模板旋转 180°后与相关用的滤波器模板相同，则卷积和相关得到的输出图像 g 是完全相同的。这样，用滤波器模板替代卷积模板，并将图像卷积实现步骤中的步骤（1）省略掉，即可实现图像相关运算。在一些软件（如 Matlab）

中,图像空间滤波的实现包括了卷积和相关两种方式,在编程时要注意滤波器模板的设置和滤波实现方式的选择。

三、几何变换

几何变换(geometric transformation)改变图像中像素间的空间关系。几何变换由两个基本操作组成:①像素坐标的空间变换(spatial transformation);②灰度插值(gray-level interpolation),即对空间变换后的像素赋灰度值。

(一)空间变换

坐标的空间变换可由公式(2-6)表示

$$(\nu, w) = T\{(x, y)\} \tag{2-6}$$

其中,(x, y)是原图像像素的坐标,(ν, w)是变换后的图像像素的坐标。例如,变换$(\nu, w) = T\{(x, y)\} = (x/2, y/2)$在两个方向上将原图像缩小为原来的一半。常用的空间坐标变换包括平移、缩放、旋转和仿射(affine)变换等,更为复杂的空间坐标变换包括图像配准中常用的弹性变换。

二维空间中一个点的坐标可记为(x, y),如采用齐次坐标,则记为$(x, y, 1)$。采用矩阵形式表达,仿射变换的齐次坐标形式如公式(2-7)

$$\begin{pmatrix} \nu \\ w \\ 1 \end{pmatrix} = T \begin{pmatrix} x \\ y \\ 1 \end{pmatrix} = \begin{pmatrix} t_{11} & t_{12} & t_{13} \\ t_{21} & t_{22} & t_{23} \\ 0 & 0 & 1 \end{pmatrix} \begin{pmatrix} x \\ y \\ 1 \end{pmatrix} \tag{2-7}$$

仿射变换将直线映射为直线,将平行直线映射为平行直线。通过调整仿射变换矩阵 T 中元素的值,可实现对坐标的平移、缩放、旋转等变换。

设用平移量(x_0, y_0)将具有坐标(x, y)的点平移到新的位置(ν, w),则平移所需的平移变换矩阵可写为

$$T = \begin{pmatrix} 1 & 0 & x_0 \\ 0 & 1 & y_0 \\ 0 & 0 & 1 \end{pmatrix}$$

由公式(2-7)易得 $\nu = x + x_0, w = y + y_0$。

缩放变换改变像素点之间的距离,对图像中的目标来说则改变目标的尺度,所以缩放变换也称为尺度变换。缩放变换一般沿坐标轴方向进行。用s_x和s_y分别表示沿x轴和y轴的尺度缩放系数,缩放变换矩阵可写为

$$T = \begin{pmatrix} s_x & 0 & 0 \\ 0 & s_y & 0 \\ 0 & 0 & 1 \end{pmatrix}$$

当s_x和s_y的取值小于1时,变换后的图像缩小;当s_x和s_y的取值大于1时,变换后的图像被放大。如图2-19所示,图2-19(b)对应尺度缩放系数$s_x = s_y = 3/4$,缩小图像;图2-19(c)对应尺度缩放系数$s_x = s_y = 1.5$,放大图像。图像浏览和查看软件一般都具有图像缩放功能,缩小图像用于观察图像全貌和目标区域定位,对图像进行放大则用于观察局部特征和细节结构。

旋转变换可实现将图像绕原点旋转一定角度。设图像绕原点顺时针旋转角度大小为θ,则旋转变换矩阵可写为

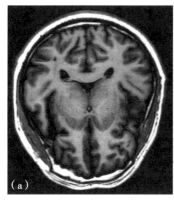
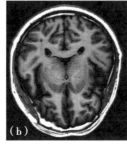
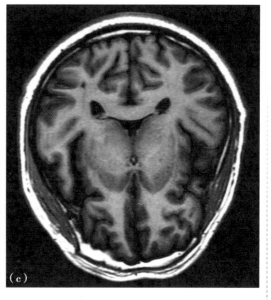

图 2-19　**图像缩放变换示例**

（a）原始图像（头部 T_1 加权磁共振图像）；（b）缩小为原始尺寸 3/4 的图像；（c）放大为原始尺寸 1.5 倍的图像。

$$T = \begin{pmatrix} \cos(\theta) & -\sin(\theta) & 0 \\ \sin(\theta) & \cos(\theta) & 0 \\ 0 & 0 & 1 \end{pmatrix}$$

旋转变换不改变像素坐标之间的欧氏距离。图 2-20（b）中的图像为图 2-20（a）进行旋转变换后的结果。

　　还可以将平移、缩放、旋转等变换按照一定次序组合起来，形成相对复杂的变换，如相似变换。此外，拉伸（stretch）和剪切（shearing）也是典型的坐标变换形式，如图 2-20（c）所示，图中图像为水平剪切变换后的结果。

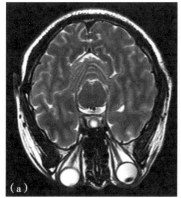
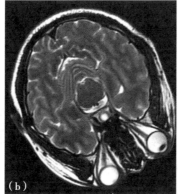
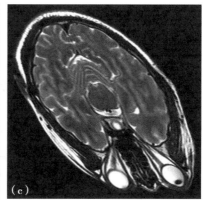

图 2-20　**图像仿射变换示例**

（a）原始图像（头部 T_2 加权磁共振图像）；（b）旋转 30°后的图像；（c）水平剪切变换后的图像。

（二）灰度插值

　　几何空间变换将一幅图像上的像素定位到一个新的坐标位置。尽管原始图像中像素坐标 (x,y) 为整数，经过坐标空间变换后的坐标 (v,w) 不一定是整数，或者 (v,w) 取整数，但对应的 (x,y) 不一定是整数。而数字图像仅在坐标为整数处有定义，所以对非整数坐标处的灰度值需要用其周围一些整数坐标处的像素灰度值来计算，即灰度插值。

灰度插值在实现时有两种方案:前向映射和后向映射,如图 2-21 所示。前向映射扫描输入图像的像素,对每个像素的坐标 (x,y) 用公式(2-6)中的 $(v,w)=T\{(x,y)\}$ 直接计算其在输出图像中对应的位置 (v,w),并将 (x,y) 处像素的灰度值赋予输出图像 (v,w) 处,然后通过灰度插值算法计算输出图像中整数坐标处像素的灰度值。前向映射的一个问题是输入图像中的两个或多个像素有可能被变换到输出图像中的同一位置,这就产生了如何把多个输出值合并到一个输出像素的问题。

后向映射扫描输出图像中的整数坐标 (v,w) 处的像素,并对每个位置 (v,w) 使用 $(x,y)=T^{-1}\{(v,w)\}$,计算其在输入图像中的相应坐标 (x,y),这里 T^{-1} 表示 T 的逆变换;然后采用灰度插值算法计算出输入图像坐标处 (x,y) 的灰度值,将其赋予输出图像中整数坐标 (v,w) 处的像素。相对来说,后向映射比前向映射效率更高,输出图像是逐个像素得到的,每个像素的灰度值由一步插值完成,因而图像几何空间变换广泛采用后向映射这种方式。

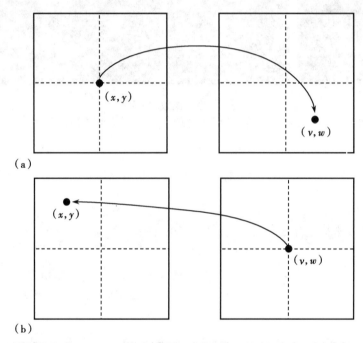

图 2-21　灰度插值实现方案示意
(a)前向映射;(b)后向映射。

灰度插值算法有很多种,如最近邻插值法(nearest interpolation)、双线性插值法(bilinear interpolation)和双三次插值法(bicubic interpolation)等。最简单的灰度插值算法是最近邻插值法,也叫零阶插值法。最近邻插值法将与点 (x,y) 距离最小的整数坐标处的像素灰度值赋予该点。最近邻插值计算量小,但缺点是插值结果不够精确,插值结果中易出现锯齿状伪影,如图 2-22(b)所示。

考虑插值效果和计算效率,最为常用的灰度插值算法是双线性插值法,也称一阶插值法。图 2-19 和图 2-20 中的几何变换结果均是采用双线性插值法得到的。对于点 (x',y') 的灰度值,双线性插值法利用点 (x',y') 的 4 个最近邻像素的灰度值进行计算得到,如图 2-23 所示。设点 (x',y') 的 4 个最近邻像素为 A、B、C、D,它们的坐标分别为 (i,j)、$(i,j-1)$、$(i+1,j)$、$(i+1,j-1)$,灰度值分别为 $g(A)$、$g(B)$、$g(C)$、$g(D)$。首先计算 E 和 F 这 2 个点的灰度值 $g(E)$、$g(F)$

$$g(E)=(x'-i)\left[g(B)-g(A)\right]+g(A) \tag{2-8}$$

$$g(F)=(x'-i)\left[g(D)-g(C)\right]+g(C) \tag{2-9}$$

然后计算点 (x',y') 的灰度值 $g(x',y')$

$$g(x',y')=(y'-j)\left[g(F)-g(E)\right]+g(E) \tag{2-10}$$

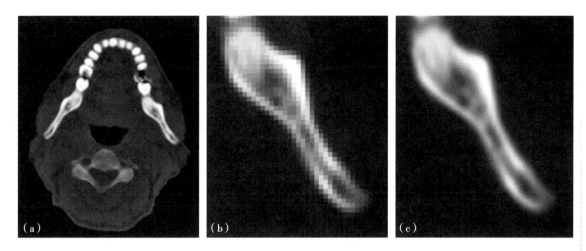

图 2-22　**灰度插值算法效果示例**

（a）颌部 CT 图像；（b）使用最近邻插值法放大 4 倍后的局部,图像中有明显的锯齿状伪影；（c）使用双线性插值法放大 4 倍后的局部。

　　如图 2-22（c）,双线性插值法有一定的平滑作用,可能会使图像的细节产生退化。如果希望插值结果精度更高,则可以采用双三次插值算法或其他高阶插值算法。双三次插值法利用点(x',y')的 16 个最近邻像素的灰度值计算点(x',y')的灰度值,相对于双线性插值法,计算量会增加很多。

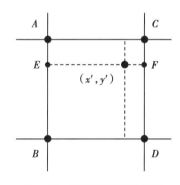

图 2-23　双线性插值法示意

（阳维）

 思考题

1. 图像量化时,如果量化级比较少会出现什么现象？为什么？
2. 4 邻接与 8 邻接关系之间有什么不同？
3. 前向映射和后向映射,哪一种效率更高？
4. 比较最近邻域插值法和双线性插值法的优缺点。
5. 如何处理空间卷积过程的图像边界问题？

在成像过程中,可能存在光照不均匀及噪声干扰等,从而使获取的图像质量下降。此外,若图像中局部区域信息很重要,欲增强对比度,以突出其显示效果或便于进一步处理,则需要进行图像增强。图像增强是指为了改善图像的视觉效果,或者使图像有利于后续分析(如分割、特征提取、识别等),直接在图像空间域或变换域对图像进行处理的方法,其中:空间域图像增强包括像素灰度变换法、直方图变换法与基于灰度微分的锐化法;变换域图像增强,是指将图像进行傅里叶变换、小波变换及其他变换。由于图像增强是面向问题和应用的,所以具有一定的主观性,一般没有客观的评价标准。

第一节　灰度变换

一、线性变换

线性变换是指利用线性函数,对图像或其中某一部分进行变换。线性函数定义为

$$g(x,y) = k \times f(x,y) + b \tag{3-1}$$

其中,$f(x,y)$ 与 $g(x,y)$ 分别为原始图像与变换后图像,k、b 对应直线的斜率及其在 y 轴上的截距,二者均为常数。

根据直线的性质可知,对图像的增强或抑制强度取决于直线斜率:当 $k>1$ 时,图像的灰度值会线性增加,图像被增强;反之,当 $k<1$ 时,图像会被抑制。当图像或某一部分偏暗、对比度较差时,可以使用大于 1 的 k 值对图像进行增加,使其变亮或对比度增强。

如果需要对图像某一灰度范围的像素进行增强或抑制,则可以使用分段线性函数。

图 3-1(a)是斜率分别为 0.5、1、1.5 的直线变换图;图 3-1(b)为乳腺 X 线图像;图 3-1(c)、图 3-1(d)是利用 $y=0.5x+1$ 和 $y=2x+2$ 两个函数对乳腺 X 线图像进行处理后的结果。可见,函数 $y=0.5x+1$ 使图像的灰度值变小,因而使之变暗;而函数 $y=2x+2$ 则增加了图像灰度值,图像变亮且清晰。

二、对数变换

线性变换对图像中的所有像素点采用相同强度的增强或抑制,但在实际应用中,需要根据像素灰度值的不同,采用不同的增强或抑制强度,此时,需要使用非线性变换。

对数变换的定义为

$$g(x,y) = c\log[f(x,y)+d] \tag{3-2}$$

其中,c 和 d 分别表示变换系数与增益量,d 为大于或等于 1 的常数,以避免出现对数为 0 的情况。

当自变量较小时,随着自变量的增加,对数函数的拉伸强度急剧增加;当自变量增加到一定范围后,拉伸强度逐渐减弱,甚至抑制,如图 3-2 所示。

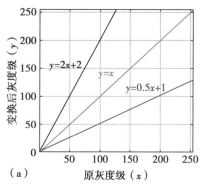

（a）

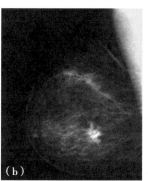

（b）

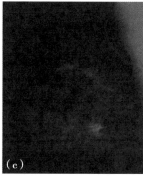

（c）

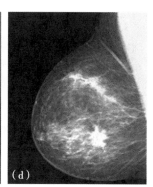

（d）

图 3-1　线性变换
（a）线性变换；（b）乳腺 X 线图像；（c）抑制；
（d）增强。

图 3-2　对数变换
（a）对数变换；（b）乳腺 X 线图像；
（c）$c=2,d=1$；（d）$c=4,d=1$；（e）脊椎 MRI 图像；（f）$c=0.5,d=1$；（g）$c=1,d=1$；（h）$c=8,d=1$。

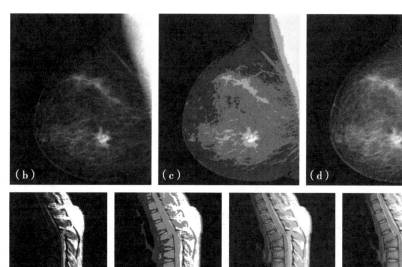

图 3-2(c)和图 3-2(d)分别为利用 $c=2,d=1$ 与 $c=4,d=1$ 的对数函数对乳腺 X 线图像进行变换的结果。图 3-2(e)是脊椎 MRI 图像,左半部分非常暗,脊椎结构不清;图 3-2(f)~图 3-2(h)是取不同系数值进行对数变换后的结果,灰度值较低的左半部分得到增强,脊椎结构清晰可辨,而右侧高亮部分变暗,对比度下降。由此可见对数变换对低灰度区具有较强的增强作用:暗区变亮,对比度增加;高灰度区被压缩,灰度值变小,对比度降低。

三、指数变换

指数变换定义为

$$g(x,y)=c\left[f(x,y)+d\right]^{r} \tag{3-3}$$

其中 c 为比例系数, d 是增益量, r 为指数(幂)。

一般在进行指数变换时,先将图像灰度归一化,即灰度值调整到 0~1 之间。图 3-3(a)中的指数函数说明,当自变量较小时,指数函数的输出会被抑制,随着自变量的增大,函数值急剧上升。由此可见,指数函数对低灰度区有抑制作用,而对高灰度区有增强作用。图 3-3(c)和图 3-3(d)分别是当 $r=2$ 与 $r=5$ 时,利用指数函数对乳腺 X 线图像进行变换的结果。

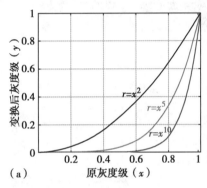
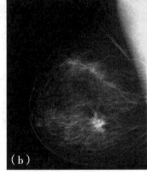
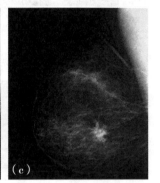
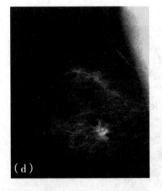

图 3-3　指数变换

(a)指数变换;(b)乳腺 X 线图像;(c)$c=1,r=2$;(d)$c=1,r=5$。

第二节　直方图变换

一、直方图

直方图是指图像中灰度或颜色分量的总体分布。灰度直方图是关于灰度级分布的函数,表示图像中每一灰度级的像素的个数,即每一灰度级出现的频率。将数字图像中的所有像素,按照灰度值的大小,统计其出现的频率,即可得到灰度直方图,一般用横坐标表示灰度级,纵坐标表示像素数量。

可以将图像灰度级 r 进行归一化,即变换到 0~1 之间,其中:0 值代表最小灰度值,对应黑色;1 表示最大灰度值,对应白色。如果将图像看作关于空间位置的随机变量,则直方图为其概率密度函数。

注意直方图与图像之间的对应关系:直方图反映了图像灰度的总体分布情况,即从直方图中只能获知图像中每一灰度级像素的数量或概率,并不包含像素的空间位置信息。图像与直方图之间并不是一一对应关系。每一幅图像有唯一的直方图;不同图像的直方图,可能相同,也可能出现内容不同,但直方图相近或完全相同的情况。

第一节中讨论的几种灰度变换方法,与效果存在较大差异,且参数较多,在实际应用中,需要对图像有足够了解,并经不断尝试,才能得到较好的增强效果。直方图的变换方法,则利用图像像素灰度的总体分布这一特性,对图像直接实施总体变换,以达到改善图像质量的目的。该变换过程不需要任何控制参数,能一次自动完成图像的增强过程。

二、直方图均衡化

如果一幅图像的像素灰度集中分布于某一很小的区间,则其对应的直方图也呈现集中分布特征,如图 3-3 所示的乳腺 X 线图像与脊椎 MR 图像,由于它们的像素灰度值较为集中,所以其对比度均较小,图像不清晰。

直方图均衡化是从直方图中像素灰度分布的角度,将图像的灰度直方图从比较集中的某个灰度区间变成在全部灰度范围内的均匀分布,以扩大像素灰度的动态范围,即增加像素灰度值之间的差异,增强对比度,使图像变清晰。

关键问题是如何将图 3-4(a)中图像的直方图变换为图 3-4(c)中的均匀分布(平直图)。

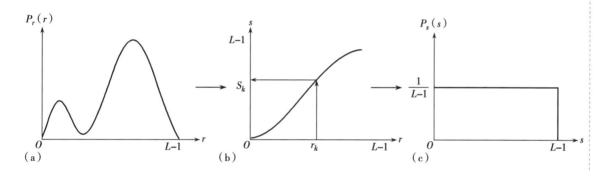

图 3-4 直方图均衡化

(a)原直方图;(b)变换;(c)均衡化直方图。

为了推导方便,不妨先考虑连续函数的情况。原始图像的灰度分布概率密度函数以 $P_r(r)$ 表示。对于每个像素灰度值 r,其变换后的灰度值用 s 表示,问题的关键是需要寻求一个变换函数 $T(r)$

$$s = T(r) \quad 0 \leqslant r \leqslant 1 \tag{3-4}$$

假设变换函数 $T(r)$ 满足以下条件:

(a) $T(r)$ 在 $0 \leqslant r \leqslant 1$ 区间内单值且单调递增。

(b) 当 $0 \leqslant r \leqslant 1$ 时,$0 \leqslant T(r) \leqslant 1$。

条件(a)要求 $T(r)$ 单值是为了确保其逆变换存在,单调递增可使结果图像的灰度值从小到大的顺序增加,否则将可能导致原灰度的变化趋势在局部被颠倒,结果出现灰度反转的情形。条件(b)保证输出与输入有同样的灰度级范围。

由 s 到 r 的逆变换可表示为

$$r = T^{-1}(s) \quad 0 \leqslant s \leqslant 1 \tag{3-5}$$

类似地,从随机变量的角度来看,令 $P_s(s)$ 代表随机变量 s 的概率密度函数。由概率论可知:如果 $P_s(r)$ 和 $T_r(r)$ 已知,则变换变量 s 的概率密度函数 $P_s(s)$ 为

$$P_s(s) = P_r(r)\left|\frac{\mathrm{d}r}{\mathrm{d}s}\right| \tag{3-6}$$

不妨令

$$s = T(r) = \int_0^r p_r(w)\,\mathrm{d}w \tag{3-7}$$

其中 w 为积分变量，公式(3-7)右边为随机变量 r 的累积分布函数(cumulative distribution function, CDF)。因为概率密度函数为正，函数积分的几何意义是函数曲线下的面积，所以公式(3-7)中的函数具有单值单调递增性，而且，在[0,1]区间中变量的概率密度函数的积分，其值也在[0,1]区间。故该函数同时满足条件(a)和(b)。

公式(3-7)中，s 对 r 求导可得

$$\begin{aligned}\frac{\mathrm{d}s}{\mathrm{d}r} &= \frac{\mathrm{d}T(r)}{\mathrm{d}r}\\ &= \frac{\mathrm{d}}{\mathrm{d}r}\left[\int_0^r p_r(w)\,\mathrm{d}w\right]\\ &= P_r(r)\end{aligned} \tag{3-8}$$

将公式(3-8)代入公式(3-6)，有

$$\begin{aligned}P_s(s) &= P_r(r)\left|\frac{\mathrm{d}r}{\mathrm{d}s}\right|\\ &= P_r(r)\left|\frac{1}{P_r(r)}\right|\\ &= 1\end{aligned} \tag{3-9}$$

$P_s(s)$ 为概率密度函数，其值始终等于 1，即它是一个均匀概率密度函数。也就是说，公式(3-7)中引入变换函数对随机变量 r 进行变换后，得到随机变量 s。s 的概率密度函数值恒为 1，即 s 服从均匀分布，说明了该变换函数正是将直方图变换为均匀分布直方图的钥匙。

对于离散的数值图像，其灰度级是离散的。每一灰度级 r_k 像素的出现概率为

$$P_r(r_k) = \frac{n_k}{n}, \quad 0 \leqslant r_k \leqslant 1, k = 0,1,2,\cdots,L-1 \tag{3-10}$$

式中 $0 \leqslant r_k \leqslant 1$ 表示灰度级，L 为最大灰度值，n_k、n 分别对应灰度级为 r_k 的像素数量和总像素数量。此时，公式(3-7)中的连续函数的积分变为求和

$$\begin{aligned}s_k &= T(r_k)\\ &= \sum_{j=0}^{k} P_r(r_j)\\ &= \sum_{j=0}^{k} \frac{n_j}{n} \quad k = 0,1,2,\cdots,L-1\end{aligned} \tag{3-11}$$

由此可见，直方图均衡化是通过公式(3-11)中的累积直方图来实现的。然而，需要注意的是，与连续函数不同，在离散的情况下，经过上述变换并不能得到完全均匀分布的直方图。变换过程中，需要进行近似处理操作，结果图像的直方图只是近似平直的。

图 3-5 为直方图均衡化前后的结果比较：原始图像的像素灰度集中于暗区或亮区，对比度较差；经直方图均衡化处理后，图像的直方图被均匀化，图像的对比度增强，图像因此变得清晰很多。

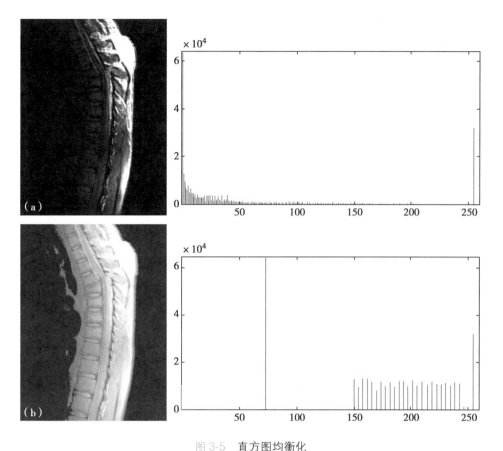

图 3-5　直方图均衡化

（a）脊椎 MR 图像及直方图；（b）直方图均衡化后图像及直方图。

三、直方图匹配

如果事先有一幅清晰的高质量图像，则可通过将待处理图像的直方图转换成和清晰图像一样的直方图，从而达到增强图像的目的。此外，也可以将图像直方图转换为指定的分布或形状。这种有参照直方图的变换法，称为直方图匹配。

先考虑连续灰度级的情况，令 r、z 分别是原始图像与参考图像（或函数）的灰度级，二者也可看成连续随机变量，$P_r(r)$ 和 $P_z(z)$ 分别表示 r、z 的概率密度函数。需要寻求一种变换或函数，将两个密度函数变得一致。

类似地，可引入如下累积分布函数

$$s = T(r) = \int_0^r p_r(w)\,\mathrm{d}w \tag{3-12}$$

$$G(z) = \int_0^z p_z(t)\,\mathrm{d}t \tag{3-13}$$

其中，w、t 为积分变量，$T(r)$ 与 $G(z)$ 为 $P_r(w)$ 和 $P_z(t)$ 在区间 $[0,r]$ 和 $[0,z]$ 的累积分布函数。

显然，如果两个密度函数相同，它们在同一区间内的累积分布函数值也应该相等，即

$$T(r) = G(z) \tag{3-14}$$

根据本章第二节"直方图均衡化"的说明，二者的逆变换存在，故其值也相等

$$z = T^{-1}(s) = G^{-1}(s) \tag{3-15}$$

将 $s = T(r)$ 代入公式(3-15),有

$$z = G^{-1}(s) = G^{-1}[T(r)] \tag{3-16}$$

因此,进行直方图匹配的过程如下。

(1)根据公式(3-12)计算待变换图像的累积分布函数 $T(r)$ 的值(累积直方图)。

(2)根据公式(3-13)计算参考图像的累积分布函数 $G(z)$ 的值。

(3)求 $G^{-1}(s)$。

(4)对待变换图像的所有像素,利用公式(3-16)进行相应的灰度变换。

在连续的情况下,根据以上步骤,理论上可以将待变换图像的直方图变换成与参考图(或参考直方图函数)完全相同。然而,在离散的情况下,因灰度的不连续性,只能采取近似的方法;考虑到变换的目的是增强图像,这不精确的近似仍然是可以接受的。

图 3-6(a)为参考图像及其直方图。其直方图分布比较均匀,图像对比度强,细节清晰可辨。将图 3-1(b)的乳腺 X 线图像及图 3-2(e)的脊椎 MR 图像,分别和参考图像的直方图进行匹配,结果如 3-6(b)与图 3-6(c)所示:可见经过直方图匹配变换后,二者对比度增强,清晰了很多。

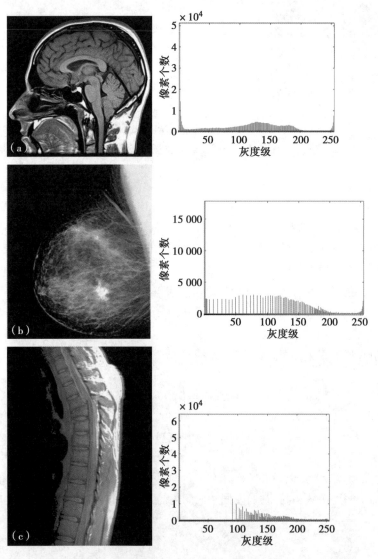

图 3-6　直方图匹配

(a)参考图像及直方图;(b)乳腺 X 线图像直方图匹配后结果及其直方图;
(c)脊椎 MR 图像直方图匹配后结果及其直方图。

第三节 空间域锐化

一、空间滤波

基于空间域的锐化方法,大多可以看成是用某一掩膜对图像进行滤波运算,因此,先介绍空间滤波的基础知识。

对于大小为 $M×N$ 的图像 $f(x,y)$,用大小为 $m×n(m$、n 一般为奇数)的滤波器(掩膜)w,在空间域对图像进行滤波,可由公式(3-17)描述

$$g(x,y) = \sum_{i=-a}^{a} \sum_{j=-b}^{b} w(i,j)f(x+i,y+j) \tag{3-17}$$

其中,$a=(m-1)/2$,$b=(n-1)/2$,$g(x,y)$ 为输出。

公式(3-17)的滤波过程,实际上是对图像的每一个像素 (x,y),以其为中心、大小为 $m×n$ 的区域和 w 进行点乘运算,用结果代替 (x,y) 的灰度值。

由于空间滤波是两个 $m×n$ 窗口内元素的点乘,所以在中心像素距离图像边界小于窗口(宽高)一半的区域,会出现像素缺失情况。此时,一般采用两种方法处理:一是将缺失像素值都补零;二是将边界像素复制到缺失区域。

二、微分

在数学中,微分是一个函数在自变量做无穷小变化时函数值的变化。如前所述,数字图像 $f(x,y)$ 可以看作关于空间位置 (x,y) 的二元函数,它在 x(水平)和 y(垂直)方向的一阶微分(偏导)分别为

$$\frac{\partial f(x,y)}{\partial x} = f(x+1,y) - f(x,y) \tag{3-18}$$

$$\frac{\partial f(x,y)}{\partial y} = f(x,y+1) - f(x,y) \tag{3-19}$$

即相邻的两个像素的灰度差。

由于图像的局部灰度变化往往是细节与边缘,为图像中非常重要的特征,所以灰度微分可以检测出图像的局部灰度差异。这种差异图,即突出边缘和局部细节部分的增强结果。

公式(3-18)两边对 x 再做一次微分运算

$$\begin{aligned}
\frac{\partial^2 f(x,y)}{\partial x^2} &= \frac{\partial[f(x+1,y)-f(x,y)]}{\partial x} \\
&= \frac{\partial f(x+1,y)}{\partial x} - \frac{\partial f(x,y)}{\partial x} \\
&= [f(x+2,y)-f(x+1,y)] - [f(x+1,y)-f(x,y)] \\
&= f(x+2,y) - 2f(x+1,y) + f(x,y)
\end{aligned} \tag{3-20}$$

公式(3-20)二阶微分的中心点为 $(x+1,y)$,若以 x 代替 $x+1$,则可得到以 (x,y) 为中心点的二阶微分

$$\frac{\partial^2 f(x,y)}{\partial x^2} = f(x+1,y) - 2f(x,y) + f(x-1,y) \tag{3-21}$$

同理,有

$$\frac{\partial^2 f(x,y)}{\partial y^2} = f(x,y+1) - 2f(x,y) + f(x,y-1) \tag{3-22}$$

为了便于进一步理解一阶、二阶微分的性质与意义,图 3-7 给出了 20 个点,灰度先由 A 到 B 持续较大的值,然后均匀减小(B 到 C),稳定(C 到 D)后,再突然上升(D 到 E),最后再次变平(E 到 F)。

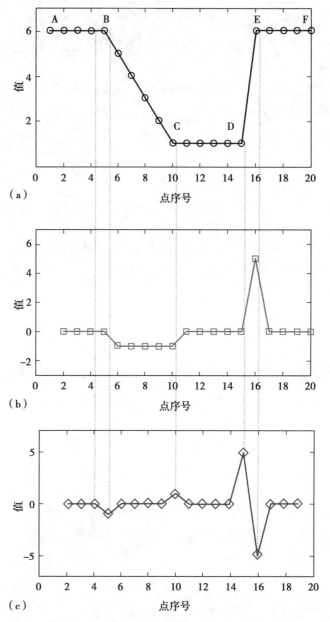

图 3-7　一阶与二阶微分

从上到下依次为原灰度(a)、一阶(b)与二阶微分(c)。

通过仔细观察可知,一阶微分为灰度变化率,表现为分段直线斜率及变化情况:当灰度保持稳定不变时,其值则为零;若灰度发生变化,则一定为非零值;灰度增加或减少的程度保持不变时,其值固定。而二阶微分非零点仅出现在灰度变化的起始点(B,D)与结束点(C,E)。根据二者对灰度变化的响应情况,总结如下。

(1)一阶微分反映灰度变化的程度,产生较粗的边缘。

(2)二阶微分反映灰度变化率的变化,定位更加精细。

(3)一阶微分对阶梯形边缘敏感。

(4)二阶微分对灰度的阶跃或突变的响应敏感。

(5)二阶微分对梯形变化产生双响应,即在边缘两侧有一正一负两个值。

（6）二者易受噪声干扰。

三、梯度

梯度作为多元函数最重要的特性之一，表示函数在某点处的方向导数沿着该方向取得最大值，即函数在该点处沿着该方向（梯度的方向）变化最快，变化率最大（梯度的模）。如前所述，二维数字图像是关于空间位置的灰度函数。某一像素点的灰度梯度，也同样反映了灰度值变化最快的方向与幅值。灰度梯度由两个方向的偏微分来定义

$$\nabla f=\begin{bmatrix}\dfrac{\partial f(x,y)}{\partial x}\\[2ex]\dfrac{\partial f(x,y)}{\partial y}\end{bmatrix} \tag{3-23}$$

$$|\nabla f|=\sqrt{\left(\frac{\partial f(x,y)}{\partial x}\right)^2+\left(\frac{\partial f(x,y)}{\partial y}\right)^2} \tag{3-24}$$

公式（3-23）表示梯度向量，是一个矢量；公式（3-24）为梯度幅值，即梯度向量的模。因此，梯度实际包含了梯度方向矢量与模两个参量，习惯上称梯度向量的模为梯度。

因梯度计算涉及两个一阶微分的平方再开根号，为了简化运算，常用绝对值来近似梯度，即

$$|\nabla f|=\left|\frac{\partial f(x,y)}{\partial x}\right|+\left|\frac{\partial f(x,y)}{\partial y}\right| \tag{3-25}$$

四、一阶微分锐化

根据一阶微分的定义，可以设计一系列微分算子（掩膜），检测图像中灰度变化较大处，突出突变部分，达到增强图像的目的。图 3-8 中的 4 个微分算子可以分别用于检测水平、垂直、45°及 135°方向的线状边界。

−1	−1	−1
2	2	2
−1	−1	−1

−1	2	−1
−1	2	1
−1	2	1

−1	−1	2
−1	2	2
2	−1	−1

−1	−1	2
−1	2	−1
2	−1	−1

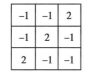

图 3-8　一阶微分算子

计算图像灰度梯度时，根据微分方向及考虑邻域像素的不同，可有 Roberts、Prewitt、Sobel 三种算子。Roberts 算子最简单，求对角方向两个像素灰度差（图 3-9）。

−1	0
0	1

0	−1
1	0

图 3-9　Roberts 算子

Prewitt 微分算子如图 3-10 所示。

Sobel 算子如图 3-11 所示。

图 3-12（a）是电路板局部布线图。分别应用上述三个微分算子对该图像进行滤波，在水平与垂直方向的线状边界，由于灰度变化较大，绝大部分被检测出。只需在结果图像中设置合适的阈值，对其进行阈值化后即可得到二值图像。图 3-12（b）～图 3-12（d）分别对应 Roberts、Prewitt 和 Sobel 算子的

−1	−1	−1	−1	0	1	0	1	1	−1	−1	0
0	0	0	−1	0	1	−1	0	1	−1	0	1
1	1	1	−1	0	1	−1	−1	0	0	1	1

图 3-10 Prewitt 算子

−1	−2	−1	−1	0	1	0	1	2	−2	−1	0
0	0	0	−2	0	2	−1	0	1	−1	0	1
1	2	1	−1	2	1	−2	−1	0	0	1	2

图 3-11 Sobel 算子

滤波结果。类似地,对图 3-12(e)所示的头部 CT 图像,应用三个微分算子对其进行微分运算后的结果如图 3-12(f)~图 3-12(h)所示,颅骨及软骨组织边界得以突出显示。

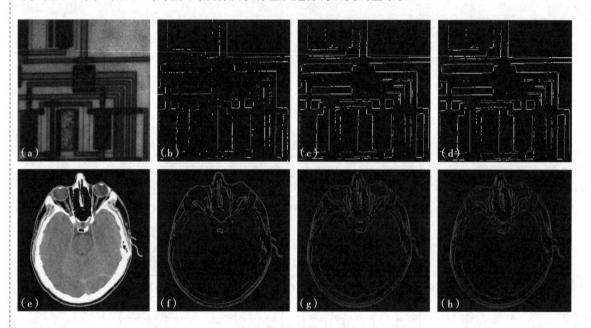

图 3-12 一阶微分锐化

(a)原始图像;(b)Roberts 算子;(c)Prewitt 算子;(d)Sobel 算子;(e)原始图像;(f)Roberts 算子;(g)Prewitt 算子;(h)Sobel 算子。

五、二阶微分锐化

拉普拉斯(Laplacian)变换是最具代表性的二阶微分形式,其定义如下

$$\nabla^2 f = \frac{\partial^2 f(x,y)}{\partial x^2} + \frac{\partial^2 f(x,y)}{\partial y^2} \tag{3-26}$$

将公式(3-21)与公式(3-22)代入公式(3-26),得

$$\nabla^2 f = f(x+1,y) + f(x-1,y) + f(x,y+1) + f(x,y-1) - 4f(x,y) \tag{3-27}$$

将其写成掩膜的形式,如图 3-13(a)所示。该掩膜实质上是求中心像素的灰度与上、下、左、右 4 邻域像素灰度差的代数和。将其稍做变形,可得到图 3-13(b)~图 3-13(d)三个类似的掩膜。

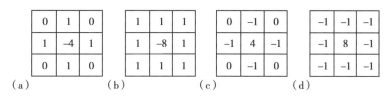

图 3-13 拉普拉斯算子

图 3-14(a)是一幅月球照片。图 3-14(b)、图 3-14(c)分别是图 3-14(a)和图 3-14(b)两个拉普拉斯算子对月球图片锐化的结果,主要显示灰度变化较大的部分。如果将变化的这部分叠加到原图上,则可得到增强的效果,图 3-14(d)和图 3-14(e)分别对应图 3-14(b)、图 3-14(c)叠加到图 3-14(a)上的结果。

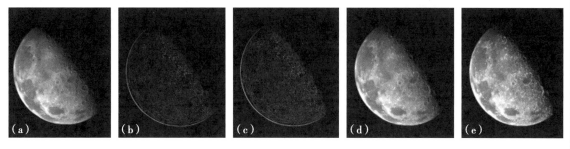

图 3-14 拉普拉斯锐化

六、反锐化掩膜增强

以 $\overline{f}(x,y)$ 表示 $f(x,y)$ 的均值,用原始图像 $f(x,y)$ 减去 $\overline{f}(x,y)$,有

$$g(x,y)=f(x,y)-\overline{f}(x,y) \tag{3-28}$$

公式(3-28)的处理方法被称为反锐化掩膜(unsharp masking),最早应用于摄影技术中,以增强图像的边缘和细节。光学上的操作方法是将聚焦的正片和散焦的负片在底片上进行叠加,结果是增强了正片高频成分,从而增强了轮廓,散焦的负片相当于"模糊"模板(掩膜),它与锐化的作用正好相反,因此,该方法被称为反锐化掩膜法。

反锐化掩膜法,首先将原图像低通滤波(均值化)后产生一个钝化模糊图像;接着将原图像与该模糊图像相减,得到只保留高频成分的图像;再将高频图像提升;最后和原图像叠加,从而产生增强边缘和细节的图像。具体实现方法如下

$$g(x,y)=f(x,y)+c[f(x,y)-\overline{f}(x,y)] \tag{3-29}$$

其中 c 为提升常数,其值大于 1。

将原图像进行平均化处理后,因为高频成分受到抑制,使图像模糊,所以模糊图像中高频成分被大大削弱,只保留了低频成分。将原图像与模糊图像相减,则会损失很多低频成分,高频成分被较完整地保留下来。因此,将高频成分放大后与原图像叠加,就提升了高频成分,而低频成分几乎不受影响。

如果将公式(3-29)中的 c 取值为 9,则反锐化掩膜为

$$w=\begin{pmatrix} -1 & -1 & -1 \\ -1 & 9 & -1 \\ -1 & -1 & -1 \end{pmatrix}=\begin{pmatrix} 0 & 0 & 0 \\ 0 & 1 & 0 \\ 0 & 0 & 0 \end{pmatrix}+\begin{pmatrix} 0 & 0 & 0 \\ 0 & 9 & 0 \\ 0 & 0 & 0 \end{pmatrix}-\begin{pmatrix} 1 & 1 & 1 \\ 1 & 1 & 1 \\ 1 & 1 & 1 \end{pmatrix} \tag{3-30}$$

图 3-15 为显示了乳腺 X 线图像和脊椎 MR 图像经反锐化掩膜法增强后的效果,其中,图 3-15(a)与图 3-15(c)分别为原始乳腺 X 线图像和脊椎 MR 图像,图 3-15(b)与图 3-15(d)分别为二者经反锐化掩膜法增强处理后的结果,可见其中的乳腺组织、脊椎的边缘与局部细节变得更加清晰,它们属于灰度值变化较大的高频部分,而灰度值变化较小的匀质区域,信息被全部保留。

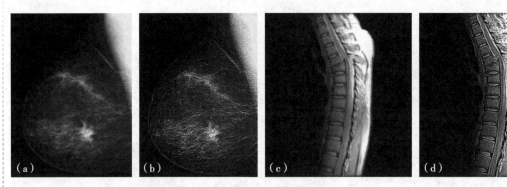

图 3-15　反锐化掩膜增强

(a)原始乳腺 X 线图像;(b)增强后;(c)原始脊椎 MR 图像;(d)增强后。

第四节　频 域 增 强

变换域增强是首先经过某种变换(如傅里叶变换)将图像从空间域变换到变换域,然后在变换域对频谱进行操作和处理,再将其逆变换到空间域,从而得到增强后的图像。在变换域处理中最为关键的预处理便是变换处理。这种变换一般是线性变换,其基本线性运算式是严格可逆的,并且满足一定的正交条件。在图像增强处理中,最常用的正交变换是傅里叶变换。当采用傅里叶变换进行增强时,这种变换域增强称为频域增强。

图像频域增强处理的原理,是让图像在傅里叶空间某个范围内的分量受到抑制而其他分量不受影响,从而改变输出图像的频率分布,达到增强的目的。在增强中用到的频域滤波器主要有平滑滤波器、锐化滤波器和带通滤波器等。

(1)平滑(低通)滤波器:能减弱或消除傅里叶空间的高频成分,但不影响低频成分。因为高频成分对应图像中的区域边缘等灰度值具有较大、较快变化的部分,滤波器将这些分量滤去可使图像平滑。

(2)锐化(高通)滤波器:能减弱或消除傅里叶空间的低频成分,但不影响高频成分。因为低频成分对应图像中灰度值缓慢变化的区域,所以与图像的整体特性,如整体对比度和平均灰度值等有关。高通滤波器将这些分量滤去可使图像锐化。

(3)带通滤波器:能够减弱或消除傅里叶空间的特定频率分量,高通滤波+低通滤波可组成带通滤波。

一、傅里叶变换

傅里叶变换是大家所熟知的正交变换,在一维信号处理中得到了广泛应用。把这种处理方法推广到图像处理中是很自然的事。本节将对傅里叶变换的基本概念及算法作一些讨论。

1. 一维傅里叶变换　设 $f(x)$ 为实变量 x 的连续可积函数,则 $f(x)$ 的傅里叶变换定义为

$$F[f(x)] = F(u) = \int_{-\infty}^{\infty} f(x) e^{-j2\pi ux} dx \tag{3-31}$$

$$F^{-1}[F(u)] = f(x) = \int_{-\infty}^{\infty} F(u) e^{j2\pi ux} du \tag{3-32}$$

式中,j 为虚数单位,x 为时域变量,u 为频域变量。令 $\omega = 2\pi u$,则有

$$F(\omega) = \int_{-\infty}^{\infty} f(x) e^{-j\omega x} dx \tag{3-33}$$

$$f(x) = \frac{1}{2\pi} \int_{-\infty}^{\infty} F(\omega) e^{j\omega x} d\omega \tag{3-34}$$

式中,x 为时域变量,角频率 ω 为频域变量。

注意:正反傅里叶变换的唯一区别是幂的符号。函数 $f(x)$ 和 $F(u)$ [或 $f(x)$ 和 $F(\omega)$]通常被称作一个傅里叶变换对。对于任意函数 $f(x)$,其傅里叶变换函数 $F(u)$ 是唯一的,反之亦然。

一维连续函数的傅里叶变换对的符号表示为:$f(x) <=> F(u)$。

函数 $f(x)$ 为实函数,其傅里叶变换 $F(u)$ 通常为复函数。它可以表示为如下复数形式

$$F(u) = R(u) + jI(u) \tag{3-35}$$

$R(u)$、$I(u)$ 分别为 $F(u)$ 的实部和虚部。

也可以将公式(3-35)写成指数形式

$$F(u) = |F(u)| e^{j\theta(u)} \tag{3-36}$$

$F(u)$ 为复平面上的向量,$|F(u)|$ 为其振幅,$\theta(u)$ 为其相角

$$|F(u)| = \sqrt{R^2(u) + I^2(u)} \tag{3-37}$$

$$\theta(u) = \arctan \frac{I(u)}{R(u)} \tag{3-38}$$

$|F(u)|$ 称为 $f(x)$ 的傅里叶振幅谱,而 $\theta(u)$ 称为 $f(x)$ 的傅里叶相位谱。振幅谱的平方称为 $f(x)$ 的能量谱,即

$$E(u) = |F(u)|^2 = R^2(u) + I^2(u) \tag{3-39}$$

2. 二维傅里叶变换　傅里叶变换可推广到二维函数。如果二维函数 $f(x,y)$ 是连续可积函数,则有下面的二维傅里叶变换对存在

$$F[f(x,y)] = F(u,\nu) = \int_{-\infty}^{\infty}\int_{-\infty}^{\infty} f(x,y) \exp[-j2\pi(ux+\nu y)] dxdy \tag{3-40}$$

$$F^{-1}[F(u,\nu)] = f(x,y) = \int_{-\infty}^{\infty}\int_{-\infty}^{\infty} F(u,\nu) \exp[j2\pi(ux+\nu y)] dud\nu \tag{3-41}$$

式中,x、y 为时域变量,u、ν 为频域变量。

二维连续函数的傅里叶变换对的符号表示为:$f(x,y) <=> F(u,\nu)$。

若 $F(u,\nu)$ 的实部为 $R(u,\nu)$,虚部为 $I(u,\nu)$,与一维傅里叶变换类似,$f(x,y)$ 的二维傅里叶变换 $F(u,\nu)$ 的复数形式、指数形式、振幅、相位、能量谱表示如下。

(1)复数形式

$$F(u,\nu) = R(u,\nu) + jI(u,\nu) \tag{3-42}$$

(2)指数形式

$$F(u,\nu) = |F(u,\nu)| e^{j\theta(u,\nu)} \tag{3-43}$$

(3)振幅

$$|F(u,v)| = \sqrt{R^2(u,v)+I^2(u,v)} \tag{3-44}$$

（4）相角

$$\theta(u,v) = \arctan \frac{I(u,v)}{R(u,v)} \tag{3-45}$$

（5）能量谱

$$E(u,v) = |F(u,v)|^2 = R^2(u,v)+I^2(u,v) \tag{3-46}$$

3. 离散傅里叶变换　连续函数的傅里叶变换是波形分析的有力工具,这在理论分析中无疑具有很大的价值。离散傅里叶变换使得数学方法与计算机技术建立了联系,为傅里叶变换在实用中开辟了一条宽阔的道路。因此,离散傅里叶变换不仅具有理论价值,而且在某种意义上也有重要的实用价值。

（1）一维离散傅里叶变换:设 $\{f(x)|f(0),f(1),\cdots,f(N-1)\}$ 为一维信号 $f(x)$ 的 N 个采样,其离散傅里叶变换对为

$$F[f(x)] = F(u) = \frac{1}{N}\sum_{x=0}^{N-1}f(x)\exp[-j2\pi ux/N] \tag{3-47}$$

$$F^{-1}[F(u)] = f(x) = \sum_{u=0}^{N-1}F(u)\exp[j2\pi ux/N] \tag{3-48}$$

式中, $x,u=0,1,2,\cdots,N-1$。

公式(3-47)称为离散傅里叶变换(discrete Fourier transform,DFT);公式(3-48)则称为离散傅里叶逆变换(inverse discrete Fourier transform,IDFT)。两者构成一个离散傅里叶变换对。

一维离散傅里叶变换的复数形式、指数形式、振幅、相角、能量谱的表示类似于一维连续函数相应的表达式。

（2）二维离散傅里叶变换:类似于一维离散傅里叶变换,对 M 行 N 列二维离散函数 $f(x,y)$ 的傅里叶变换被定义为

$$F[f(x,y)] = F(u,v) = \frac{1}{MN}\sum_{x=0}^{M-1}\sum_{y=0}^{N-1}f(x,y)\exp\left[-j2\pi\left(\frac{ux}{M}+\frac{vy}{N}\right)\right] \tag{3-49}$$

$$F^{-1}[F(u,v)] = f(x,y) = \sum_{u=0}^{M-1}\sum_{v=0}^{N-1}F(u,v)\exp\left[j2\pi\left(\frac{ux}{M}+\frac{vy}{N}\right)\right] \tag{3-50}$$

式中: $x,u=0,1,2,\cdots,M-1$; $y,v=0,1,2,\cdots,N-1$。

二维离散傅里叶变换的复数形式、指数形式、振幅、相角、能量谱的表示类似于二维连续函数相应的表达式。

4. 二维离散傅里叶变换的基本性质　二维离散傅里叶变换在数字图像处理中是非常有用的。利用其性质:一方面可以简化 DFT 的计算方法;另一方面,某些性质可以直接应用于图像处理,解决某些实际问题。设二维离散函数 $f_1(x,y)$、$f_2(x,y)$ 的傅里叶变换分别为 $F_1(u,v)$、$F_2(u,v)$,则二维离散傅里叶变换的基本性质如表 3-1 所示。

（1）线性性质

$$af_1(x,y)+bf_2(x,y) \Leftrightarrow aF_1(u,v)+bF_2(u,v) \tag{3-51}$$

式中, a 和 b 为常数。

表 3-1 二维离散傅里叶变换的基本性质

序号	性质	数学定义表达式
1	线性性质	$af_1(x,y)+bf_2(x,y)\Leftrightarrow aF_1(u,\nu)+bF_2(u,\nu)$
2	比例性质	$f(ax,by)\Leftrightarrow\dfrac{1}{\|ab\|}F\left(\dfrac{u}{a},\dfrac{\nu}{b}\right)$
3	可分离性	$F(u,\nu)=F_y\{F_x[f(x,y)]\}=F_x\{F_y[f(x,y)]\}$ $f(x,y)=F_u^{-1}\{F_\nu^{-1}[F(u,\nu)]\}=F_\nu^{-1}\{F_u^{-1}[F(u,\nu)]\}$
4	频率位移	$f(x,y)\mathrm{e}^{j2\pi(u_0x/M+\nu_0y/N)}\Leftrightarrow F(u-u_0,\nu-\nu_0)$ 令 $u_0=M/2,\nu_0=N/2$,则 $f(x,y)(-1)^{x+y}\Leftrightarrow F\left(u-\dfrac{M}{2},\nu-\dfrac{N}{2}\right)$
5	空间位移	$f(x-x_0,y-y_0)\Leftrightarrow F(u,\nu)\mathrm{e}^{-j2\pi(ux_0/M+\nu y_0/N)}$
6	周期性	$F(u,\nu)=F(u+aK,\nu+bK)$ $f(x,y)=f(x+aK,y+bK)$,$K=\max(M,N)$
7	共轭对称性	$F(u,\nu)=F^*(-u,-\nu)$,$\|F(u,\nu)\|=\|F(-u,-\nu)\|$
8	旋转不变形	$f(r,\theta+\theta_0)\Leftrightarrow F(\omega,\varphi+\theta_0)$
9	平均值	$\overline{f}(x,y)=\dfrac{1}{MN}\sum\limits_{x=0}^{M-1}\sum\limits_{y=0}^{N-1}f(x,y)=F(0,0)$
10	卷积定理	$f_e(x,y)*g_e(x,y)\Leftrightarrow F(u,\nu)G(u,\nu)$ $f_e(x,y)g_e(x,y)\Leftrightarrow F(u,\nu)*G(u,\nu)$
11	相关定理	$f_e(x,y)\circ g_e(x,y)\Leftrightarrow F(u,\nu)G^*(u,\nu)$ $f_e(x,y)g_e^*(x,y)\Leftrightarrow F(u,\nu)\circ G(u,\nu)$

此性质可以节约求傅里叶变换的时间。若已经得到 $f_1(x,y)$ 和 $f_2(x,y)$ 及 $F_1(u,\nu)$ 和 $F_2(u,\nu)$ 的值,则 $af_1(x,y)+bf_2(x,y)$ 的傅里叶变换就不必按照公式(3-49)来求,只要求得 $aF_1(u,\nu)+bF_2(u,\nu)$ 即可。

(2)比例性质:对于二个标量 a 和 b,有

$$f(ax,by)\Leftrightarrow\frac{1}{\|ab\|}F\left(\frac{u}{a},\frac{\nu}{b}\right) \tag{3-52}$$

公式(3-52)说明了在空间比例尺度的展宽,相应于频域比例尺度的压缩,其幅值也减少为原来的 $1/\|ab\|$。

(3)可分离性:由公式(3-49)和公式(3-50),可以把此两式变成如下形式

$$F(u,\nu)=\frac{1}{MN}\sum_{x=0}^{M-1}\left[\sum_{y=0}^{N-1}f(x,y)\mathrm{e}^{-j2\pi\nu y/N}\right]\mathrm{e}^{-j2\pi ux/M} \tag{3-53}$$

$$f(x,y)=\sum_{u=0}^{M-1}\left[\sum_{\nu=0}^{N-1}F(u,\nu)\mathrm{e}^{j2\pi\nu y/N}\right]\mathrm{e}^{j2\pi ux/M} \tag{3-54}$$

利用这个性质,一个二维的离散傅里叶变换(或逆变换)可通过两次一维离散傅里叶变换(或逆变换)来完成。

例如,以正变换为例,先对 $f(x,y)$ 沿 y 轴进行傅里叶变换,得到的 $F(x,\nu)$ 为

$$F(x,\nu) = \frac{1}{N} \sum_{y=0}^{N-1} f(x,y) e^{-j2\pi vy/N}$$ (3-55)

再沿着 x 轴对 $F(x,\nu)$ 进行一维离散傅里叶变换，得到结果 $F(u,\nu)$ 为

$$F(u,\nu) = \frac{1}{M} \sum_{x=0}^{M-1} f(x,\nu) e^{-j2\pi ux/M}$$ (3-56)

显然，对 $f(x,y)$ 先沿 x 轴进行离散傅里叶变换，再沿 y 轴进行离散傅里叶变换，结果是一样的。逆变换也是如此。

（4）频率位移及空间位移

1）频率位移

$$f(x,y) e^{j2\pi(u_0 x/M + v_0 y/N)} \Leftrightarrow F(u-u_0, \nu-\nu_0)$$ (3-57)

2）空间位移

$$f(x-x_0, y-y_0) \Leftrightarrow F(u,\nu) e^{-j2\pi(ux_0/M + vy_0/N)}$$ (3-58)

这一性质表明，用 $e^{j2\pi(u_0 x/M + v_0 y/N)}$ 乘以 $f(x,y)$，求乘积的傅里叶变换，可以使空间频域 $u\nu$ 平面坐标系的原点从 $(0,0)$ 平移到 (u_0, ν_0) 的位置；同样，用 $e^{-j2\pi(ux_0/M + vy_0/N)}$ 乘以 $F(u,\nu)$，并求此乘积的离散傅里叶逆变换，可以使空间 xy 平面坐标系原点从 $(0,0)$ 平移到 (x_0, y_0) 的位置。

在数字图像处理中，为了清楚地分析图像傅里叶谱的分布情况，经常需要把空间频率平面坐标系的原点移到 $(M/2, N/2)$ 的位置，即令 $u_0 = M/2$，$v_0 = N/2$，则

$$f(x,y)(-1)^{x+y} \Leftrightarrow F\left(u-\frac{M}{2}, \nu-\frac{N}{2}\right)$$ (3-59)

公式（3-59）表明：如果需要将图像频谱的原点从起始点 $(0,0)$ 移到图像的中心点 $(M/2, N/2)$ 的位置，将 $f(x,y)$ 乘以 $(-1)^{x+y}$ 因子进行傅里叶变换即可。

［例3-1］将图3-16（a）所示图像的频谱进行频率移位，移到窗口中央，用 Matlab 实现，并显示出频率移位前后的频谱图。

源代码如下：

```
I=imread(' 0112B494.jpg' );          %读取原图像
I=double(rgb2gray(I));               %将原图像转变为灰度图像
figure(1)                            %显示原图像
imshow(uint16(I))
imagesc(I)
colormap(gray)
[M,N]=size(I);
for i=1:M
   for j=1:N
     I1(i,j)=I(i,j)*(-1)^(i+j);      %对原图像 I(x,y)乘以(-1)^{x+y}
   end
end
fftI=fft2(I);                        %对图像 I 进行二维傅里叶变换
sfftI=fft2(I1);                      %对图像 I1 进行二维傅里叶变换
```

```
A = abs(fftI);                    % 取模
B = abs(sfftI);                   % 取模
A = (A−min(min(A)))/(max(max(A))−min(min(A)))* 255;   % 图像值归一化到 0~255
B = (B−min(min(B)))/(max(max(B))−min(min(B)))* 255;   % 图像值归一化到 0~255
figure(2)                % 显示原始频谱
imshow(A);
figure(3)                % 显示频率中心以为后的频谱
imshow(B);
```

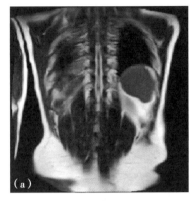  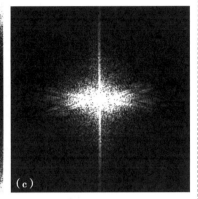

图 3-16　程序运行结果

（a）原始图像；（b）频率移位前的频谱；（c）频率移位后的频谱。

（5）周期性和共轭对称性：若离散的傅里叶变换和它的逆变换周期为 N，则周期性有

$$F(u,v) = F(u+aN,v+bN) \tag{3-60}$$

$$f(x,y) = F(x+aN,y+bN) \tag{3-61}$$

式中：$a,b=0,\pm1,\pm2,\cdots$依此类推。

周期性说明 $F(u,v)$ 和 $f(x,y)$ 都是具有周期为 N 的周期性重复离散函数，即当 u 和 v 取无限组整数值时，$F(u,v)$ 将出现周期性重复。因此，由 $F(u,v)$ 用逆变换求 $f(x,y)$ 时，只需 $F(u,v)$ 中的一个完整周期即可。空域中，对 $f(x,y)$ 也有类似的性质。

共轭对称性可表示为

$$F(u,v) = F^*(-u,-v) \tag{3-62}$$

$$|F(u,v)| = |F(-u,-v)| \tag{3-63}$$

共轭对称性说明变换后的幅值是以原点为中心对称的。利用此特性，在求一个周期内值时，只需求出半个周期，另半个周期也就知道了，这大大减少了计算量。

（6）旋转不变性

令

$$\begin{cases} x = r\cos\theta \\ y = r\sin\theta \end{cases} \tag{3-64}$$

$$\begin{cases} u = w\cos\varphi \\ v = w\sin\varphi \end{cases} \tag{3-65}$$

则 $f(x,y)$ 和 $F(u,v)$ 分别变为 $f(r,\theta)$ 和 $F(w,\varphi)$。在极坐标系中，存在以下变换对

$$f(r,\theta+\theta_0)\Leftrightarrow F(w,\varphi+\theta_0) \tag{3-66}$$

公式(3-66)表明,如果$f(x,y)$在空间域中旋转θ_0角度,则相应的傅里叶变换$F(u,\nu)$在频域中旋转同样的角度,反之亦然。图3-17说明了傅里叶变换的旋转不变性。

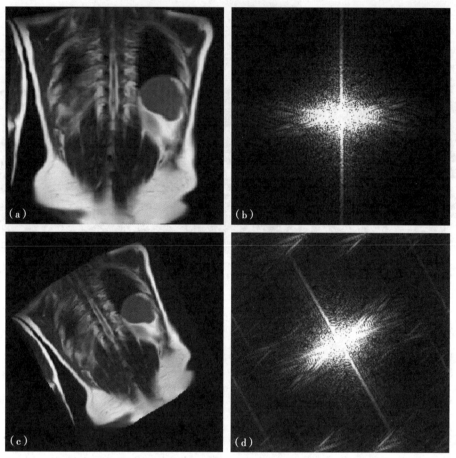

图3-17　程序运行结果

(a)原始图像;(b)原图像的频谱;(c)旋转后图像;(d)旋转后图像的频谱。

(7)平均值:二维离散函数$f(x,y)$的平均值定义为

$$\overline{f}(x,y)=\frac{1}{MN}\sum_{x=0}^{M-1}\sum_{y=0}^{N-1}f(x,y) \tag{3-67}$$

由公式(3-49)可知

$$F(0,0)=\frac{1}{MN}\sum_{x=0}^{M-1}\sum_{y=0}^{N-1}f(x,y) \tag{3-68}$$

对比公式(3-67)和公式(3-68)可得

$$\overline{f}(x,y)=F(0,0) \tag{3-69}$$

这说明$f(x,y)$的平均值等于其傅里叶变换$F(u,\nu)$在频率原点的值$F(0,0)$。

(8)卷积定理:表明了两个傅里叶变换之间的关系,构成了空间域和频域之间的基本关系。

设$f(x,y)$和$g(x,y)$是大小分别为$A\times B$和$C\times D$的离散数组,假定在x和y方向上扩展这些数组为某个周期M和N,其数值为

$$M \geqslant A+C-1 \tag{3-70}$$

$$N \geqslant B+D-1 \tag{3-71}$$

利用增补 0 的方法进行周期延拓后的 $f(x,y)$ 和 $g(x,y)$ 有下列形式

$$f_e(x,y) = \begin{cases} f(x,y) & 0 \leqslant x \leqslant A-1, 0 \leqslant y \leqslant B-1 \\ 0 & A \leqslant x \leqslant M-1, B \leqslant y \leqslant N-1 \end{cases} \tag{3-72}$$

$$g_e(x,y) = \begin{cases} g(x,y) & 0 \leqslant x \leqslant C-1, 0 \leqslant y \leqslant D-1 \\ 0 & C \leqslant x \leqslant M-1, D \leqslant y \leqslant N-1 \end{cases} \tag{3-73}$$

二维离散卷积定义为

$$f_e(x,y) * g_e(x,y) = \sum_{m=0}^{M-1} \sum_{n=0}^{N-1} f_e(m,n) g_e(x-m, y-n) \tag{3-74}$$

$x = 0,1,2,\cdots,M-1; y = 0,1,2,\cdots,N-1$。

设 $f_e(x,y) \Leftrightarrow F(u,v), g_e(x,y) \Leftrightarrow G(u,v)$，则二维离散卷积定理可由公式（3-75）和公式（3-76）表示

$$f_e(x,y) * g_e(x,y) \Leftrightarrow F(u,v) G(u,v) \tag{3-75}$$

$$f_e(x,y) g_e(x,y) \Leftrightarrow F(u,v) * G(u,v) \tag{3-76}$$

应用卷积定理的优点是避免了直接计算卷积的麻烦。卷积定理只需先计算出各自的频谱，然后相乘，再求其逆变换，即可得到卷积。卷积运算在图像的增强操作中常常用到。

（9）相关定理：与离散卷积一样，需要用增补 0 的方法扩充 $f(x,y)$ 和 $g(x,y)$ 为 $f_e(x,y)$ 和 $g_e(x,y)$。

按照公式（3-70）及公式（3-71）选取 M 和 N，则连续和离散的二维相关定理都可由公式（3-77）和公式（3-78）表示

$$f_e(x,y) \circ g_e(x,y) \Leftrightarrow F(u,v) G^*(u,v) \tag{3-77}$$

$$f_e(x,y) g_e^*(x,y) \Leftrightarrow F(u,v) \circ G(u,v) \tag{3-78}$$

式中，"∘"表示相关，"∗"表示共轭。

5. 离散傅里叶变换应用中的问题 离散傅里叶变换在计算机图像处理中应用的第一个问题是计算的中间过程和结果要图像化。对 DFT 来讲，不但 $f(x,y)$ 是图像，$F(u,v)$ 也要用图像显示其结果。第二个问题是要尽量加快其计算速度。从硬件角度来说，要不断改进算法。而另一途径为专用快速傅里叶变换（FFT）硬件，它不但体积小而且速度快。

（1）频谱的图像显示：谱图像就是把 $|F(u,v)|$ 作为亮度显示在屏幕上。但在傅里叶变换中 $|F(u,v)|$ 随 u,v 衰减太快，直接显示高频项只看到一两个峰，其余都不清楚。为了符合图像处理中常用图像来显示结果的惯例，通常用 $D(u,v)$ 来代替，以弥补只显示 $|F(u,v)|$ 不够清楚这一缺陷。$D(u,v)$ 定义为

$$D(u,v) = \ln[1 + |F(u,v)|] \tag{3-79}$$

图 3-18 给出了一维傅里叶变换原频谱 $|F(u)|$ 图形和 $D(u)$ 图形的差别：原 $|F(u)|$ 图形只有中间几个峰可见；图 3-18(b) 为处理后的 $D(u)$ 图形。

实际工作中，通常还要用 K 系数来调整显示的图像

$$D(u,v) = \ln[1 + K|F(u,v)|] \tag{3-80}$$

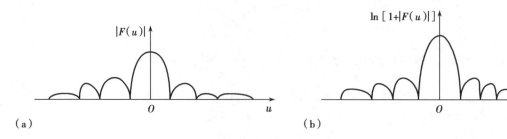

图 3-18　$|F(u)|$的对数图像

（a）原频谱图形；（b）处理后图形。

式中 K 为常数，常选 K 的范围为 1~10，可调节显示最大值和最小值的比例。

（2）频谱的频域移中：常用的傅里叶正逆变换公式都是以零点为中心的公式，其结果的中心最亮点却在图像的左上角，作为周期性函数其中心最亮点将分布在四角，这和正常的习惯不同，因此，需要把这个图像的零点移到显示的中心。例如把 $F(u,v)$ 的原零点从左上角移到显示屏的中心。

根据前面二维傅里叶变换的频率位移性质，在作傅里叶变换时，先把原图像 $f(x,y)$ 乘以 $(-1)^{(x+y)}$，然后再进行傅里叶变换，其结果谱就是把 $F(u,v)$ 的原零点从左上角移到 $F(u,v)$ 的中心。

（3）离散傅里叶变换的快速计算：离散傅里叶变换已成为数字信号处理的重要工具。一维信号有其快速傅里叶变换（FFT）计算方法（图 3-19）；当然，二维信号也有其对应的快速傅里叶变换计算方法。根据二维傅里叶变换的可分离性，可以将二维的离散傅里叶变换分解为先行后列（或先列后行）的两个一维离散傅里叶变换过程，这样既可以降低算法的复杂性，又方便基于数字信号处理器（digitial signal processor，DSP）、现场可编程门阵列（field programmable gate array，FPGA）以及专用 FFT 硬件等硬件算法的实施。

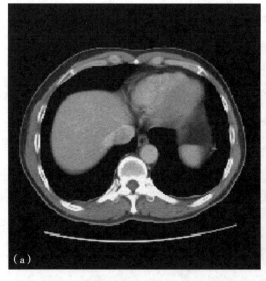
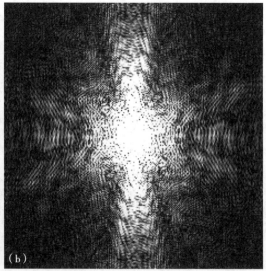

图 3-19　图像的 FFT

（a）原图像；（b）原图像的频谱。

二、低通滤波

对于一幅图像，它的边缘、细节、跳跃部分以及噪声都代表图像的高频成分，而大面积的背景区和缓慢变化部分则代表图像的低频成分。用频域低通滤波法除去其高频成分就能去掉噪声，从而使图像平滑，可以用公式（3-81）表示

$$G(u,v) = H(u,v)F(u,v) \qquad (3-81)$$

式中,$F(u,v)$是含噪声图像的傅里叶变换,$G(u,v)$是平滑后图像的傅里叶变换,$H(u,v)$是低通滤波器传递函数。利用$H(u,v)$使$F(u,v)$的高频成分得到衰减,得到$G(u,v)$后再经过逆变换就得到所希望的图像$g(x,y)$。低通滤波平滑图像的系统框图如图 3-20 所示。

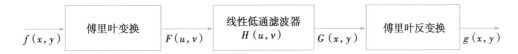

图 3-20　频域空间滤波框图

常用的低通滤波器有四种,如图 3-21 所示。

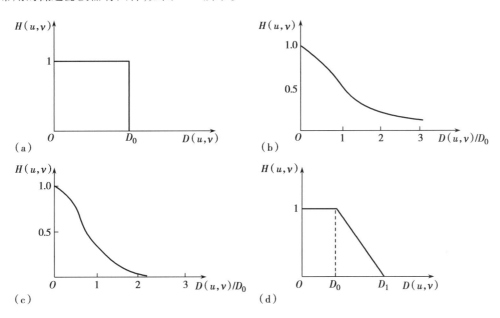

图 3-21　四种低通滤波器特性曲线

(a)理想低通滤波器特性曲线;(b)巴特沃思低通滤波器特性曲线;(c)指数型低通滤波器特性曲线;(d)梯形低通滤波器特性曲线。

1. 理想低通滤波器(ILPF)　一个理想的低通滤波器的传递函数表示为

$$H(u,v) = \begin{cases} 1 & D(u,v) \leqslant D_0 \\ 0 & D(u,v) > D_0 \end{cases} \qquad (3-82)$$

式中D_0是一个规定的非负量,称为理想低通滤波器的截止频率。$D(u,v)$代表从频率平面的原点到(u,v)点的距离,即

$$D(u,v) = (u^2 + v^2)^{1/2} \qquad (3-83)$$

理想低通滤波器平滑处理的概念是清楚的,但它在处理过程中会产生较严重的模糊和振铃现象。这是由于$H(u,v)$在D_0处由 1 突变到 0。这种理想的$H(u,v)$对应的冲激响应$h(x,y)$在空域中表现为同心环的形式,并且此同心环半径与D_0成反比。D_0越小,同心环半径越大,模糊程度越厉害。正是由于理想低通滤波存在此"振铃"现象,其平滑效果下降。理想低通滤波器频率特性曲线如图 3-22 所示。

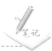

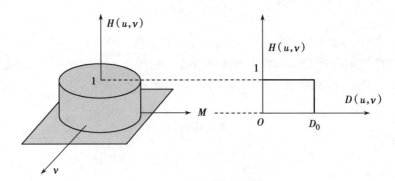

图 3-22　理想低通滤波器特性曲线

2. 巴特沃思低通滤波器（BLPF）　又称作最大平坦滤波器。与 ILPF 不同,它的通带与阻带之间没有明显的不连续性,因此它的空域响应没有振铃现象发生,模糊程度减小。一个 n 阶巴特沃思（Butterworth）滤波器的传递函数为

$$H(u,v) = \frac{1}{1+\left[D(u,v)/D_0\right]^{2n}} \tag{3-84}$$

或

$$H(u,v) = \frac{1}{1+(\sqrt{2}-1)\left[D(u,v)/D_0\right]^{2n}} \tag{3-85}$$

从它的传递函数特性曲线 $H(u,v)$ 可以看出,它的尾部保留有较多的高频,所以对噪声的平滑效果不如 ILPE。一般情况下,常采用下降到 $H(u,v)$ 最大值的 $1/\sqrt{2}$ 那一点为低通滤波器的截止频率点。对公式(3-85),当 $D(u,v) = D_0, n = 1$ 时,$H(u,v) = 1/\sqrt{2}$；而对公式(3-84),$H(u,v) = 1/2$,说明两种 $H(u,v)$ 具有不同的衰减特性,可以视需要来确定。

3. 指数型低通滤波器（ELPF）　传递函数 $H(u,v)$ 表示为

$$H(u,v) = \exp\left\{-\left[D(u,v)/D_0\right]^n\right\} \tag{3-86}$$

或

$$H(u,v) = \exp\left\{\left[\ln(1/\sqrt{2})\right]\left[D(u,v)/D_0\right]^n\right\} \tag{3-87}$$

当 $D(u,v) = D_0, n = 1$ 时,对公式(3-86),$H(u,v) = 1/e$,对公式(3-87),$H(u,v) = 1/\sqrt{2}$,所以两者的衰减特性仍有不同。由于 ELPF 具有比较平滑的过滤带,经此平滑后的图像没有振铃现象。而 ELPF 与 BLPF 相比,具有更快的衰减特性,ELPF 滤波的图像比 BLPF 处理的图像稍微模糊一些。

4. 梯形低通滤波器（TLPF）　传递函数定义为

$$H(u,v) = \begin{cases} 1 & D(u,v) < D_0 \\ \dfrac{D(u,v)-D_1}{D_0-D_1} & D_0 \leqslant D(u,v) \leqslant D_1 \\ 0 & D(u,v) > D_1 \end{cases} \tag{3-88}$$

式中,D_0 为梯形低通滤波器的截止频率。D_0 和 D_1 按要求预先指定为 $D_0 < D_1$,它的性能介于理想低通滤波器与巴特沃思低通滤波器之间,对图像有一定的模糊和振铃效应。

［例 3-2］各种频域低通滤波器的 Matlab 实现

源代码如下：

```matlab
[I,map]=imread(' 0253A149.jpg' );
I=rgb2gray(I);
noisy=imnoise(I,' gaussian' ,0. 01);
figure(1)
imshow(I,map)
xlabel(原图像' )
figure(2)
imshow(noisy)
xlabel(' 高斯噪声图像' )
[M,N]=size(I);
F=fft2(noisy);
fftshift(F);
Dcut=100;D0=120;D1=300;
for u=1:M
    for v=1:N
        D(u,v)=sqrt(u^2+v^2);
        BUTTERH(u,v)=1/(1+(sqrt(2)-1)*(D(u,v)/Dcut)^2);  %  巴特沃思低通滤波器传递函数
        EXPOTH(u,v)=exp((log(1/sqrt(2)))*(D(u,v)/Dcut)^2);  %  指数型低通滤波器传递函数
        if D(u,v)<D0                     %  梯形低通滤波器传递函数
            TRAPEH(u,v)=1;
        elseif D(u,v)<=D1
            TRAPEH(u,v)=(D(u,v)-D1)/(D0-D1);
        else
            TRAPEH(u,v)=0;
        end
    end
end
BUTTERG=BUTTERH . *  F;
BUTTERfilterd=ifft2(BUTTERG);
EXPOTG=EXPOTH . *  F;
EXPOTGfilterd=ifft2(EXPOTG);
TRAPEG=TRAPEH . *  F;
TRAPEGfilterd=ifft2(TRAPEG);
figure(3)
imshow(BUTTERfilterd,map)
xlabel(' 巴特沃思低通滤波图像' )
figure(4)
imshow(EXPOTGfilterd,map)
xlabel(' 指数低通滤波图像' )
figure(5)
imshow(TRAPEGfilterd,map)
xlabel(' 梯形低通滤波图像' )
```

程序运行结果如图 3-23 所示。

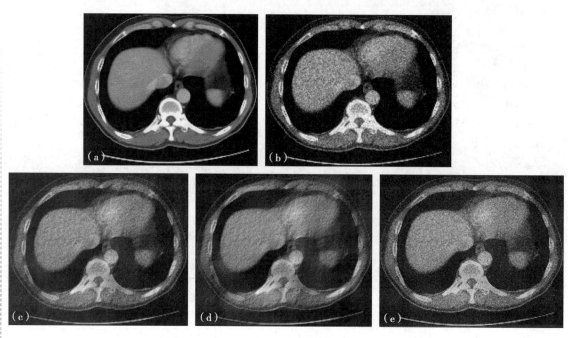

图 3-23 频域低通滤波示例

（a）原图像；（b）高斯噪声图像；（c）巴特沃思低通滤波图像；（d）指数型低通滤波图像；（e）梯形低通滤波图像。

三、高通滤波

图像中的边缘或线条等细节部分与图像频谱的高频成分相对应，因此在频域中采用高通滤波器对图像进行处理，能够使图像的边缘或线条等细节变得清晰，实现图像的锐化。高通滤波器使傅里叶变换中的低频成分衰减，使傅里叶变换中的高频信息通过。

在频域中实现高通滤波，其数学表达式为

$$G(u,v) = H(u,v)F(u,v) \tag{3-89}$$

式中，$F(u,v)$ 是原图像 $f(x,y)$ 的傅里叶变换，$G(u,v)$ 是锐化后图像 $g(x,y)$ 的傅里叶变换，$H(u,v)$ 是高通滤波器传递函数。那么对高通滤波器而言，$H(u,v)$ 使高频成分通过，并抑制低频成分。高通滤波器的系统框图如图 3-24 所示。

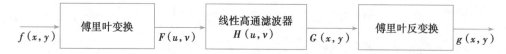

图 3-24 频域空间滤波框图

常用的高通滤波器有四种，如图 3-25 所示。

1. 理想高通滤波器（IHPF） 二维理想高通滤波器的传递函数定义为

$$H(u,v) = \begin{cases} 1 & D(u,v) > D_0 \\ 0 & D(u,v) \leqslant D_0 \end{cases} \tag{3-90}$$

式中 D_0 是理想高通滤波器的截止频率。$D(u,v) = \sqrt{u^2+v^2}$ 是频率平面上点 (u,v) 到原点的距离。

2. 巴特沃思高通滤波器（BHPF） n 阶巴特沃思高通滤波器的传递函数定义为

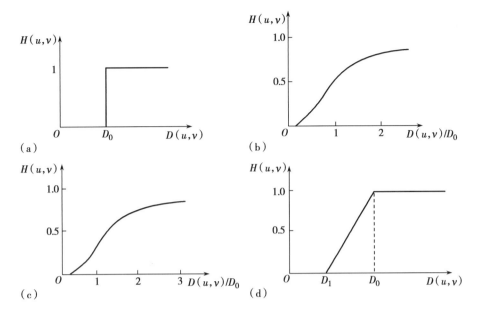

图 3-25 四种高通滤波器特性曲线

（a）理想高通滤波器特性曲线；（b）巴特沃思高通滤波器特性曲线；（c）指数型高通滤波器特性曲线；（d）梯形高通滤波器特性曲线。

$$H(u,v) = \frac{1}{1+\left[D_0/D(u,v)\right]^{2n}} \tag{3-91}$$

或

$$H(u,v) = \frac{1}{1+(\sqrt{2}-1)\left[D_0/D(u,v)\right]^{2n}} \tag{3-92}$$

其中：D_0 为截止频率；$D(u,v) = \sqrt{u^2+v^2}$ 是频率平面上点 (u,v) 到原点的距离。

3. 指数型高通滤波器（ELPF） 传递函数定义为

$$H(u,v) = \exp\left\{-\left[D_0/D(u,v)\right]^n\right\} \tag{3-93}$$

或

$$H(u,v) = \exp\left\{\left[\ln(1/\sqrt{2})\right]\left[D_0/D(u,v)\right]^n\right\} \tag{3-94}$$

其中：D_0 为截止频率；$D(u,v) = \sqrt{u^2+v^2}$ 是频率平面上点 (u,v) 到原点的距离。

4. 梯形高通滤波器（THPF） 传递函数定义为

$$H(u,v) = \begin{cases} 0 & D(u,v) < D_1 \\ \dfrac{D(u,v)-D_1}{D_0-D_1} & D_1 \leq D(u,v) \leq D_0 \\ 1 & D(u,v) > D_0 \end{cases} \tag{3-95}$$

式（3-95）中：D_0 为梯形高通滤波器的截止频率；D_1 为 0 截止频率，频率低于 D_1 的频率全部衰减；原则上 D_1 可任意选择，只要满足 $D_1 < D_0$ 即可。

［例3-3］各种频域高通滤波器的 Matlab 实现

源代码如下：

```
[I,map]=imread(' 0253A149.jpg' );
I=rgb2gray(I);
figure(1)
imshow(I,map)
xlabel(' 原图像' )
noisy=imnoise(I,' gaussian' ,0. 01);
figure(2)
imshow(noisy)
xlabel(' 高斯噪声图像' )
[M N]=size(I);
F=fft2(noisy);
fftshift(F);
Dcut=100;D0=250;D1=150;
for u=1:M
  for v=1:N
    D(u,v)=sqrt(u^2+v^2);
    BUTTERH(u,v)=1/(1+(sqrt(2)-1)* (Dcut/D(u,v))^2);   % 巴特沃思高通滤波器传递函数
    EXPOTH(u,v)=exp((log(1/sqrt(2)))* (Dcut/D(u,v))^2); % 指数型高通滤波器传递函数
    if D(u,v)<D1% 梯形高通滤波器传递函数
      TRAPEH(u,v)=0;
    elseif D(u,v)<=D0
      TRAPEH(u,v)=(D(u,v)-D1)/(D0-D1);
    else
      TRAPEH(u,v)=1;
    end
  end
end
BUTTERG=BUTTERH . *  F;
BUTTERfilterd=ifft2(BUTTERG);
EXPOTG=EXPOTH . *  F;
EXPOTGfilterd=ifft2(EXPOTG);
TRAPEG=TRAPEH . *  F;
TRAPEGfilterd=ifft2(TRAPEG);
figure(3)
imshow(BUTTERfilterd)
xlabel(' 巴特沃思高通滤波图像' )
figure(4)
imshow(EXPOTGfilterd)
xlabel(' 指数型高通滤波图像' )
figure(5)
imshow(TRAPEGfilterd)
xlabel(' 梯形高通滤波图像' )
```

程序运行结果如图 3-26 所示。

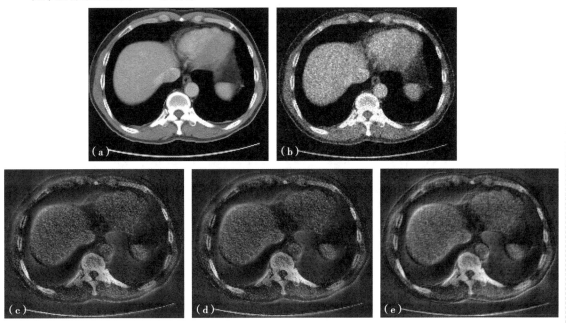

图 3-26　频域高通滤波示例

（a）原图像；（b）高斯噪声图像；（c）巴特沃思高通滤波图像；（d）指数型高通滤波图像；（e）梯形高通滤波图像。

四、同态滤波

在实际工作中,常常会遇到这样一类图像:它们的灰度级动态范围很大,即黑的部分很黑,白的部分很白;而感兴趣的部分灰度级范围又很小,分不清物体的灰度层次和细节。采用一般的灰度线性变换无效,因为扩展灰度级虽然可以提高物体图像的反差,但会使动态范围更大;而压缩灰度级,虽然可以缩小动态范围,但物体的灰度层次和细节更不清晰。对于这种矛盾状态,就可以采用图像同态滤波方法。只要使用合适的滤波特性函数,既可以使图像灰度动态范围压缩,又能让感兴趣的物体图像灰度级扩展,从而使图像清晰,这就是图像的同态增晰。进行同态增晰处理的系统称为同态系统。利用同态系统进行图像增强是把频率过滤和灰度变换相结合的一种处理方法。它是把图像的照明反射模型作为频域处理的基础,利用压缩亮度范围和增强对比度来改善图像的一种处理技术。也就是说,同态滤波是一种在频域中同时将图像亮度范围进行压缩和将图像对比度进行增强的方法。

一幅图像 $f(x,y)$ 可以用它的照明分量 $i(x,y)$ 和反射分量 $r(x,y)$ 来表示,即

$$f(x,y)=i(x,y)\cdot r(x,y) \tag{3-96}$$

一方面,入射光取决于光源,而反射光取决于物体的性质,即景物的亮度特征主要取决于反射光。另一方面,由于入射光较均匀,随空间位置变化较小,而由于物体性质和结构特点不同,反射光的强弱也不相同,随空间位置变化较剧烈,所以,在空间频域中,入射光占据低频频段,反射光占据相对高频段的较宽的范围。为此,只要能把入射光和反射光分开,然后分别对它们施加不同的影响,便能使反映物体性质的反射光得到增强,而压缩不必要的入射光成分。

首先将公式(3-96)两边取对数,就可以将式中的乘性分量变为加性分量,而后再进一步处理,即

$$z(x,y)=\ln f(x,y)=\ln i(x,y)+\ln r(x,y) \tag{3-97}$$

然后对公式(3-97)两边取傅里叶变换,则

$$FT[z(x,y)] = FT[\ln f(x,y)] = FT[\ln i(x,y)] + FT[\ln r(x,y)] \tag{3-98}$$

令

$$Z(u,v) = FT[z(x,y)], \quad I(u,v) = FT[\ln i(x,y)], \quad R(u,v) = FT[\ln r(x,y)] \tag{3-99}$$

则有

$$Z(u,v) = I(u,v) + R(u,v) \tag{3-100}$$

如果用一个传递函数为 $H(u,v)$ 的滤波器来处理 $Z(u,v)$,如图 3-27 所示,则有

$$
\begin{aligned}
S(u,v) &= H(u,v)Z(u,v) \\
&= H(u,v)I(u,v) + H(u,v)R(u,v)
\end{aligned}
\tag{3-101}
$$

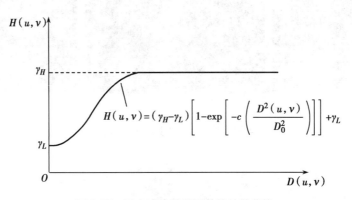

图 3-27 同态滤波传递函数的特性曲线

处理后,对公式(3-101)进行傅里叶逆变换,则有

$$
\begin{aligned}
s(x,y) &= FT^{-1}[S(u,v)] \\
&= FT^{-1}[H(u,v)I(u,v)] + FT^{-1}[H(u,v)R(u,v)]
\end{aligned}
\tag{3-102}
$$

令

$$i'(x,y) = FT^{-1}[H(u,v)I(u,v)] \tag{3-103}$$

$$r'(x,y) = FT^{-1}[H(u,v)R(u,v)] \tag{3-104}$$

则

$$s(x,y) = i'(x,y) + r'(x,y) \tag{3-105}$$

因为 $z(x,y)$ 是 $f(x,y)$ 的对数,为了得到所要求的增强图像 $g(x,y)$,还要进行一次相反的运算,即

$$g(x,y) = \exp[s(x,y)] = \exp[i'(x,y) + r'(x,y)] = \exp[i'(x,y)]\exp[r'(x,y)] \tag{3-106}$$

令

$$i_0(x,y) = \exp[i'(x,y)] \tag{3-107}$$

$$r_0(x,y) = \exp[r'(x,y)] \tag{3-108}$$

则

$$g(x,y) = i_0(x,y)r_0(x,y) \tag{3-109}$$

式中 $i_0(x,y)$ 是处理后的照射分量，$r_0(x,y)$ 是处理后的反射分量。

这样就获得了增强后的图像。显然针对图像本身特性以及实际需要选用不同形状的传递函数，就会对整个图像灰度级范围进行不同程度的压缩，从而对其中感兴趣的景物灰度级进行不同的扩展，得到合适的层次和细节。

上述处理过程的框图如图 3-28 所示。

$$f(x,y) \rightarrow \boxed{\ln} \xrightarrow{z(x,y)} \boxed{\text{FFT}} \xrightarrow{Z(u,v)} \boxed{H(u,v)} \xrightarrow{S(u,v)} \boxed{\text{IFFT}} \xrightarrow{s(x,y)} \boxed{\exp} \rightarrow g(x,y)$$

图 3-28　同态滤波处理流程

这种方法的关键在于用取对数的方法把两个乘积项分开，然后用一个传递函数 $H(u,v)$ 同时对两个部分进行滤波，并施加不同的影响，最后再经指数运算还原出处理结果。图 3-29 给出经过同态滤波处理的实验结果。其中图 3-29(a) 为原始图像，图 3-29(b) 采用图 3-27 中的传递函数，取 $\gamma_H = 4.7$，$\gamma_L = 0.5, c = 2, D_0 = 10$ 时的处理结果。

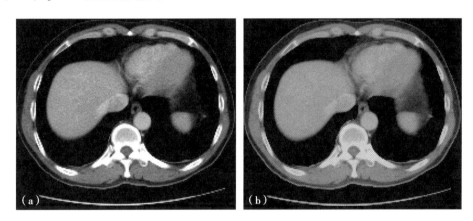

图 3-29　同态滤波处理结果
(a)原图像；(b)同态滤波后图像。

五、小波变换增强

小波分析是近年来在应用数学和工程学科中迅速发展的新领域。小波变换是空间(时间)和频率的局部化分析。它通过伸缩和平移运算对信号逐步进行多尺度细化，因而可有效地从信号中提取信息，并聚焦到信号的任意细节，解决了傅里叶变换不能解决的许多困难问题，成为继傅里叶变换以来在科学方法上的重大突破。小波分析是时间尺度分析和多分辨力分析的一种新技术，在信号分析、语音合成、图像处理、计算机视觉、量子物理等方面的研究都取得了有科学意义和应用价值的成果。

小波变换包括小波分解与小波重构两个最基本的过程。小波分解可以将信号分解为各个不同的子频带信号，而小波重构又可以将各个不同的子频带信号还原为原信号。小波变换图像增强技术可以通过对二维图像进行小波分解，将原图像信号分解为各个不同的子频带信号，根据需要对某些子频带信号再进行相应的处理，之后利用小波重构得到增强的图像信号。

本部分首先对小波变换基本理论进行简要的阐述，之后基于 Matlab 软件，对小波变换图像增强技术进行简单的示例与分析。

小波变换基本理论如下：

1. **小波的定义**　设 $\psi(t)$ 为绝对可积及平方可积函数，即 $\psi(t) \in L^1(\mathbf{R}) \cap L^2(\mathbf{R})$，如果 $\psi(t)$ 满足"容许性"条件

$$C_\psi = \int_{-\infty}^{\infty} \frac{|\hat{\psi}(\omega)|^2}{|\omega|} \mathrm{d}\omega < \infty \tag{3-110}$$

则称 $\psi(t)$ 为一个"基本小波"。

公式(3-110)中 $\hat{\psi}(\omega)$ 为 $\psi(t)$ 的傅里叶变换

$$\hat{\psi}(\omega) = \int_{-\infty}^{\infty} \psi(t) e^{-i\omega t} dt \qquad (3-111)$$

公式(3-111)中 i 为虚数单位。由 $\psi(t) \in L^1(R)$，则 $\hat{\psi}(\omega)$ 为连续函数。

由公式(3-110)可以看出，当 $\omega \to 0$ 时，有 $\hat{\psi}(\omega) \to 0$。由于 $\hat{\psi}(\omega)$ 的连续性，必有 $\hat{\psi}(0) = 0$，从而有 $\int_{-\infty}^{\infty} \psi(t) dt = 0$。由此可以看出 ψ 是一个振荡的均值为零的"小波"。

设 ψ 是一个基本小波（或母小波），对基本小波进行伸缩与平移得到如下函数族

$$\left\{ \psi_{a,b}(t) = |a|^{-1/2} \psi\left(\frac{t-b}{a}\right) : a \in \mathbf{R} - \{0\}, b \in \mathbf{R} \right\} \qquad (3-112)$$

称为分析小波（analyzing wavelet）或连续小波（continuous wavelet）。若 ψ 为窗口函数，则称 ψ 为窗口小波函数。

2. 小波变换　如果 ψ 为一基本小波，$f(t) \in L^2(\mathbf{R})$，积分小波变换（IWT）定义为

$$(W_\psi f)(a,b) = |a|^{-1/2} \int_{-\infty}^{\infty} f(t) \psi^*\left(\frac{t-b}{a}\right) dt = \langle f(t), \psi_{a,b}(t) \rangle \qquad (3-113)$$

式中，"$*$"表示共轭，"$<>$"表示内积。

于是，对 $\forall f \in L^2(\mathbf{R})$ 和 f 的连续点 $t \in \mathbf{R}$ 成立

$$f(t) = \frac{1}{C_\psi} \int_{-\infty}^{\infty} \int_{-\infty}^{\infty} \left[(W_\psi f)(a,b) \right] \psi_{a,b}(t) \frac{da}{a^2} db \qquad (3-114)$$

将 $\psi_{a,b}(t) = |a|^{-1/2} \psi\left(\frac{t-b}{a}\right)$ 中的 a, b 进行离散化 $a = \frac{1}{2^j}, b = \frac{k}{2^j}, j, k \in \mathbf{Z}$，则有离散小波

$$\psi_{j,k}(t) = 2^{j/2} \psi(2^j t - k) \qquad (3-115)$$

离散小波变换（DWT）为

$$(W_\psi f)(j,k) = \int_{-\infty}^{\infty} f(t) \left[2^{j/2} \psi(2^j t - k) \right]^* dt = \langle f(t), \psi_{j,k}(t) \rangle, j, k \in \mathbf{Z} \qquad (3-116)$$

则，$\forall f \in L^2(\mathbf{R})$ 能够写为小波级数

$$f(t) = \sum_{j,k \in Z} c_{j,k} \psi_{j,k}(t) \qquad (3-117)$$

$$f(t) = \sum_{j,k \in Z} d_{j,k} \tilde{\psi}_{j,k}(t) \qquad (3-118)$$

其中 $\tilde{\psi}(t)$ 为 $\psi(t)$ 的对偶小波，$\tilde{\psi}_{j,k}(t)$ 与 $\psi(t)$ 互为对偶。$\tilde{\psi}(t)$ 定义为

$$\hat{\tilde{\psi}}(\omega) = \frac{\hat{\psi}(\omega)}{\sum_{k \in Z} |\hat{\psi}(\omega + 2\pi k)|^2} \qquad (3-119)$$

公式(3-119)中 $\hat{\tilde{\psi}}(\omega)$ 为 $\tilde{\psi}(t)$ 的傅里叶变换。

离散小波系数 $c_{j,k}, d_{j,k}$ 为

$$c_{j,k} = <f, \tilde{\psi}_{j,k}> = (W_{\tilde{\psi}} f)\left(\frac{1}{2^j}, \frac{k}{2^j}\right) \tag{3-120}$$

$$d_{j,k} = <f, \psi_{j,k}> = (W_{\psi} f)\left(\frac{1}{2^j}, \frac{k}{2^j}\right) \tag{3-121}$$

3. 多分辨分析及 Mallat 算法

（1）空间 $L^2(\mathbf{R})$ 中的多分辨分析（MRA）指 $L^2(\mathbf{R})$ 中的满足如下条件的一个空间序列 $\{V_j : j \in \mathbf{Z}\}$。

1）一致单调性：$\cdots \subset V_{-1} \subset V_0 \subset V_1 \subset \cdots$。

2）渐进完全性：$\bigcap_{j \in \mathbf{Z}} V_j = \{0\}$，$\bigcup_{j \in \mathbf{Z}} V_j = L^2(\mathbf{R})$。

3）二进伸缩性：$f(t) \in V_j \Leftrightarrow f(2t) \in V_{j+1}$，$\forall j \in \mathbf{Z}$。

4）平移不变性：$f(t) \in V_j \Leftrightarrow f(t-k) \in V_{j+1}$，$\forall j, k \in \mathbf{Z}$。

5）Riese 基存在性：$\exists \phi \in V_0$，使得 $\{\phi(t-k) : k \in \mathbf{Z}\}$ 是 V_0 的 Riese 基。

由上述性质可知函数族 $\{\phi_{j,k}(t) = 2^{j/2} \phi(2^j t - k), k \in \mathbf{Z}\}$ 是 V_j 的 Riese 基，ϕ 称为生成多分辨分析 $\{V_j : j \in \mathbf{Z}\}$ 的尺度函数。

如果 ϕ 生成一个多分辨分析 $\{V_j : j \in \mathbf{Z}\}$，则存在一个唯一的序列 $\{p_k\}$ 描述尺度函数的两尺度关系

$$\phi(t) = \sum_{k=-\infty}^{\infty} p_k \phi(2t-k) \tag{3-122}$$

$\{p_k\}$ 称为尺度函数 ϕ 的两尺度序列。

引入记号

$$P(\mathbf{Z}) = \frac{1}{2} \sum_{k=-\infty}^{\infty} p_k \mathbf{Z}^k \tag{3-123}$$

则有

$$\hat{\phi}(\omega) = P(\mathbf{Z}) \hat{\phi}(\omega/2), \quad \mathbf{Z} = e^{-i\omega/2} \tag{3-124}$$

称 $P(\mathbf{Z})$ 为尺度函数的"两尺度符号"。

假设 ϕ 及 p_k 满足如下条件。

1）$\hat{\phi}(\omega)$ 的连续性假设 $\phi \in L^1(\mathbf{R})$。

2）单位划分性质 $\sum_{k=-\infty}^{\infty} \phi(t-k) = 1$ 几乎处处。

3）$P(\mathbf{Z})$，$|\mathbf{Z}| = 1$ 的连续性假设 $\{p_k\} \in l^1$

则有 $\hat{\phi}(0) = 1$；$\hat{\phi}(2k\pi) = 0, 0 \neq k \in \mathbf{Z}$；$P(1) = 1, P(-1) = 0$；$\sum_k p_{2k} = \sum_k p_{2k+1} = 1$。

考虑序列 $\{q_k\} \in l^1$ 及其符号 $Q(\mathbf{Z}) = \frac{1}{2} \sum_{k=-\infty}^{\infty} q_k \mathbf{Z}^k$，其定义一个 V_1 中的函数

$$\psi(t) = \sum_{k=-\infty}^{\infty} q_k \phi(2t-k) \tag{3-125}$$

考虑由 ψ 生成的闭子空间 $\{W_j : j \in \mathbf{Z}\}$，即

$$W_j = Space\{\psi_{j,k} = 2^{j/2} \psi(2^j t - k) : k \in \mathbf{Z}\} \tag{3-126}$$

显然 $W_0 \subset V_1$，而 $V_0 \subset V_1$。现在假设 W_0 与 V_0 是 V_1 的互补子空间，则有 $V_0 \cap W_0 = \{0\}$，$V_1 = V_0 \dotplus$

W_0，这样就必须要求 $\{\phi(t-k),\psi(t-k):k\in\mathbf{Z}\}$ 是 V_1 的一个 Riese 基。

考虑矩阵

$$M_{P,Q}(\mathbf{Z})=\begin{pmatrix} P(\mathbf{Z}) & Q(\mathbf{Z}) \\ P(-\mathbf{Z}) & Q(-\mathbf{Z}) \end{pmatrix} \tag{3-127}$$

则有如下定理。

定理 3-1：给定 $\{p_k\}$，$\{q_k\}\in l^1$，$M_{P,Q}$ 由公式（3-127）定义，则 $\{\phi(t-k),\psi(t-k):k\in\mathbf{Z}\}$ 是 V_1 的一个 Riese 基的充要条件是对 $\forall\,|\mathbf{Z}|=1$，$M_{P,Q}(\mathbf{Z})$ 可逆。

令

$$M_{G,H}(\mathbf{Z})=\begin{pmatrix} G(\mathbf{Z}) & H(\mathbf{Z}) \\ G(-\mathbf{Z}) & H(-\mathbf{Z}) \end{pmatrix} = \left[M_{P,Q}{}^{\mathrm{T}}(\mathbf{Z}) \right]^{-1} \tag{3-128}$$

同样，记 $G(\mathbf{Z})$，$H(\mathbf{Z})$ 的两尺度符号为：$G(\mathbf{Z})=\dfrac{1}{2}\sum\limits_{k=-\infty}^{\infty}g_k\mathbf{Z}^k$，$H(\mathbf{Z})=\dfrac{1}{2}\sum\limits_{k=-\infty}^{\infty}h_k\mathbf{Z}^k$，$\{g_k\}$，$\{h_k\}\in l^1$，于是有如下定理。

定理 3-2：如果 $M_{P,Q}(\mathbf{Z})$ 在 $|\mathbf{Z}|=1$ 可逆，则由之生成的 $M_{G,H}(\mathbf{Z})$ 的符号 $G(\mathbf{Z})$，$H(\mathbf{Z})$ 的序列 $\{g_k\}$，$\{h_k\}\in l^1$，且对 $\forall\,t\in\mathbf{R}$，成立 ϕ 与 ψ 之间的分解关系

$$\phi(2t-l)=\frac{1}{2}\sum_{k=-\infty}^{\infty}\{g_{2k-l}\phi(t-k)+h_{2k-l}\psi(t-k)\}\ ,l\in\mathbf{Z} \tag{3-129}$$

由以上 W_j 及 V_j 之定义，有 $V_{j+1}=V_j\dotplus W_j$，$j\in\mathbf{Z}$，而 $\{V_j\}$ 是 $L^2(\mathbf{R})$ 的一个 MRA，于是得到 $\{W_j:j\in\mathbf{Z}\}$ 构成 $L^2(\mathbf{R})$ 的一个直和分解 $L^2(\mathbf{R})=\cdots\dotplus W_{-1}\dotplus W_0\dotplus W_1\dotplus\cdots$，并且 $Q(1)=0$。因为 $\int_{-\infty}^{\infty}\psi(t)\mathrm{d}t=\sum\limits_{k=-\infty}^{\infty}q_k\int\phi(2t-k)$ $\mathrm{d}t=\dfrac{1}{2}\sum\limits_{k=-\infty}^{\infty}q_k\hat{\phi}(0)=\dfrac{1}{2}\sum\limits_{k=-\infty}^{\infty}q_k=Q(1)$，所以欲使 $\psi(t)$ 为基本小波，则必须 $Q(1)=0$，才有 $\int_{-\infty}^{\infty}\psi(t)\mathrm{d}t=0$。

记 $a_k=\dfrac{1}{2}g_{-k}$，$b_k=\dfrac{1}{2}h_{-k}$，则有

$$\phi(2t-l)=\sum_{k=-\infty}^{\infty}\{a_{l-2k}\phi(t-k)+b_{l-2k}\psi(t-k)\}\ ,l\in\mathbf{Z} \tag{3-130}$$

（2）Mallat 算法：设 V_N 是 $L^2(\mathbf{R})$ 的逼近空间，而信号 $f(t)\in V_N$，由多分辨分析有

$$V_N=W_{N-1}\dotplus V_{N-1}=\cdots=W_{N-1}\dotplus W_{N-2}\dotplus\cdots\dotplus W_{N-M}\dotplus V_{N-M} \tag{3-131}$$

因此，对 $\forall\,M\in V^+$，$f=f_N\in V_N$ 具有唯一分解

$$f_N(t)=g_{N-1}(t)+g_{N-2}(t)+\cdots+g_{N-M}(t)+f_{N-M}(t) \tag{3-132}$$

其中 $g_j(t)\in V_j$，$j=N-M,N-M+1,\cdots,N-1$；$f_{N-M}\in V_{N-M}$，于是有

$$\begin{cases} f_j(t)=\sum\limits_k c_k^j\phi(2^jt-k)\in V_j \\ g_j(t)=\sum\limits_k d_k^j\psi(2^jt-k)\in W_j \end{cases} \tag{3-133}$$

1）分解算法

$$\begin{cases} c_k^{j-1} = \sum_l a_{l-2k} c_l^j \\ d_k^{j-1} = \sum_l b_{l-2k} c_l^j \end{cases} \quad (j = N, N-1, \cdots, N-M+1) \quad (3\text{-}134)$$

$$\begin{array}{c} \quad d_{N-1} \quad\quad\quad d_{N-M} \\ \nearrow \quad\quad\quad \nearrow \\ c_N \longrightarrow c_{N-1} \longrightarrow \cdots \longrightarrow c_{N-M} \end{array}$$

2) 重构算法

$$c_k^j = \sum_l \left[p_{k-2l} c_l^{j-1} + q_{k-2l} d_l^{j-1} \right]$$

$$j = N-M+1, N-M+2, \cdots, N-M \quad (3\text{-}135)$$

$$\begin{array}{c} d_{N-M} \quad\quad d_{N-M+1} \quad\quad\quad d_{N-1} \\ \searrow \quad\quad \searrow \quad\quad\quad \searrow \\ c_{N-M} \longrightarrow c_{N-M+1} \longrightarrow \cdots \longrightarrow c_{N-1} \longrightarrow c_N \end{array}$$

前面就一维信号的小波分析进行了详细的阐述,对于二维信号的小波分析也有类似的结论,读者可查阅有关书籍,此处不作赘述。

4. 基于 Matlab 的小波变换图像增强 在 Matlab 的 Wavelet Toolbox 中有诸多关于小波变换及其应用的工具函数,这里主要就二维小波多分辨分析的几个工具函数予以简单介绍,并举例说明如何利用二维小波多分辨分析进行医学图像的增强处理。

(1) $[C,S] = \mathrm{wavedec2}(X,N,\text{'wname'})$ 是二维多层小波分解函数:输入变量 X 是待分解二维图像矩阵;N 是分解层数;'wname' 是所使用的进行分解的小波的名称,如 Haar 小波 'haar'、Daubechies 小波 'db' 等;输出变量 C 是小波分解出的系数向量;S 是系数对应的序号标记矩阵。

向量 C 组织格式为 $C = [A(N) | H(N) | V(N) | D(N) | \cdots H(N-1) | V(N-1) | D(N-1) | \cdots | H(1) | V(1) | D(1)]$,其中 A, H, V, D 是行向量:

A = approximation coefficients。

H = horizontal detail coefficients。

V = vertical detail coefficients。

D = diagonal detail coefficients。

每个向量是分解出的小波系数矩阵按列排列构成的向量。

(2) $A = \mathrm{appcoef2}(C, S, \text{'wname'}, N)$ 是信号低频成分系数获取函数。

(3) $D = \mathrm{detcoef2}(O, C, S, N)$ 是信号高频成分系数获取函数。

(4) $X = \mathrm{waverec2}(C, S, \text{'wname'})$ 是二维多层小波重构函数。

(5) $X = \mathrm{wrcoef2}(\text{'type'}, C, S, \text{'wname'}, N)$ 是利用每一个小波系数矩阵重构其对应的各通道图像,而各通道图像之和为原图像。

[例 3-4] 利用 Matlab 二维离散小波分析工具箱函数,对图 3-30(a)所示的医学图像进行小波变换增强处理。

源代码如下:

```
clc
% Read the original image
[X,map] = imread('p1.jpg');
X = double(rgb2gray(X));
% Display the original image
figure(1)
imshow(X,map);
```

```
title(' 原图像 X' )
% Perform a multilevel wavelet decomposition
[C,S]=wavedec2(X,2,'bior3.7' );
% Extract the approximation coefficients from C
cA1=appcoef2(C,S,'bior3.7' ,1);
cA2=appcoef2(C,S,'bior3.7' ,2);
% Extract the detail coefficients from C
[cH1,cV1,cD1]=detcoef2('all' ,C,S,1);
[cH2,cV2,cD2]=detcoef2('all' ,C,S,2);
% Reconstruct the approximation from C
A1=wrcoef2('a' ,C,S,'bior3.7' ,1);
A2=wrcoef2('a' ,C,S,'bior3.7' ,2);
% Reconstruct the details from C
H1=wrcoef2('h' ,C,S,'bior3.7' ,1);
V1=wrcoef2('v' ,C,S,'bior3.7' ,1);
D1=wrcoef2('d' ,C,S,'bior3.7' ,1);
H2=wrcoef2('h' ,C,S,'bior3.7' ,2);
V2=wrcoef2('v' ,C,S,'bior3.7' ,2);
D2=wrcoef2('d' ,C,S,'bior3.7' ,2);
% Check if A1=(A2+H2+V2+D2) ?
err1=min(min(abs(A1-(A2+H2+V2+D2))))
% Check if X=(A1+H1+V1+D1) ?
err2=min(min(abs(X-(A1+H1+V1+D1))))
%    Display the results
figure(2)
imshow(wcodemat(H1+V1+D1,192),map);
title('H1+V1+D1' )
figure(3)
imshow(wcodemat(H2+V2+D2,192),map);
title('H2+V2+D2' )
figure(4)
imshow(wcodemat(A1,192),map);
title('Approximation A1' )
figure(5)
imshow(wcodemat(H1,192),map);
title('Horizontal Detail H1' )
figure(6)
imshow(wcodemat(V1,192),map);
title('Vertical Detail V1' )
figure(7)
imshow(wcodemat(D1,192),map);
title('Diagonal Detail D1' )
figure(8)
imshow(wcodemat(A2,192),map);
title('Approximation A2' )
figure(9)
```

```
imshow(wcodemat(H2,192),map);
title('Horizontal Detail H2' )
figure(10)
imshow(wcodemat(V2,192),map);
title('Vertical Detail V2' )
figure(11)
imshow(wcodemat(D2,192),map);
title('Diagonal Detail D2' )
```

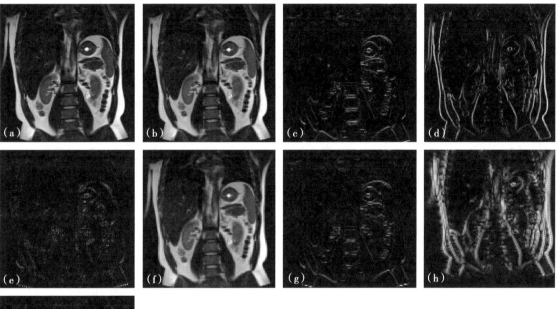
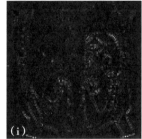

图 3-30　小波变换图像增强实例

（a）原图像 X；（b）Approximation A1（低频近似图像 A1）；（c）Horizontal Detail H1
（水平细节图像 H1）；（d）Vertical Detail V1（垂直细节图像 V1）；（e）Diagonal Detail
D1（对角细节图像 D1）；（f）Approximation A2（低频近似图像 A2）；（g）Horizontal
Detail H2（水平细节图像 H2）；（h）Vertical Detail V2（垂直细节图像 V2）；（i）Diagonal
Detail D2（对角细节图像 D2）。

　　程序运行结果如图 3-30 所示,其中图 3-30(a)为原图像 X;图 3-30(b)~图 3-30(e)为根据第一层
小波分解下的低频、水平高频、垂直高频、对角高频的小波系数矩阵重构得到的原图像 X 的低频图像
A1、水平高频图像 H1、垂直高频图像 V1、对角高频图像 D1;图 3-30(f)~图 3-30(i)为根据第二层小波
分解下的低频、水平高频、垂直高频、对角高频的小波系数矩阵重构得到的原图像 X 的低频图像 A2、
水平高频图像 H2、垂直高频图像 V2、对角高频图像 D2。图中关系:X=A1+H1+V1+D1;A1=A2+H2+
V2+D2;X=A2+H2+V2+D2+H1+V1+D1。

　　如果想要利用小波变换增强原图像中的低频成分,可以对原图像进行一层小波分解得到低频图
像 A1;如果想要得到原图像中的高频成分,可以通过水平高频图像 H1、垂直高频图像 V1、对角高频图
像 D1 相加得到。所以根据想要增强的图像的具体频段情况,可以利用小波变换进行灵活处理。

　　另外,利用小波变换去除图像中的噪声,也是小波变换医学图像增强领域的另一个重要应用。

第五节　彩色增强

　　人的生理视觉系统对微小的灰度变化不敏感,而对彩色的微小差别极为敏感。人眼一般能够区

分的灰度级只有 20 多个,但对不同亮度和色调的彩色图像分辨能力却可达到灰度分辨能力的百倍以上。利用这个特性,就可以把人眼不敏感的灰度信号映射为人眼灵敏的彩色信号,以增强人对图像中细微变化的分辨力。彩色增强就是根据人眼的这个特点,将彩色用于图像增强。在图像处理技术中,彩色增强的应用十分广泛且效果显著。常见的彩色增强技术主要有伪彩色增强及假彩色增强两大类:①伪彩色(pseudocolor)增强是把一幅黑白域图像的不同灰度级映射为一幅彩色图像的技术手段。伪彩色处理技术常用于遥感图片、气象云图、医学图像等领域;②假彩色(false color)增强是将一幅彩色图像映射为另一幅彩色图像,从而达到增强彩色对比,使某些图像更加醒目的目的。假彩色增强技术可以用于线性或者非线性彩色的坐标变换,由原图像基色转变为另一组新基色。

1. 伪彩色图像增强 一种常用的伪彩色图像增强方法是对原来灰度图像中不同灰度值的区域赋予不同的颜色,以更明显地区分它们。下面主要讨论三种根据图像灰度的特点而赋予伪彩色的方法。

(1)灰度分层法:设一幅黑白图像 $f(x,y)$,在某一个灰度级如 $f(x,y)=L_i$ 上设置一个平行于 xy 平面的切割平面,如图 3-31(a)所示。黑白图像被切割成只有两个灰度级,切割平面下面(灰度级小于 L_i)的像素分配一种颜色(如蓝色),切割平面上(灰度级大于 L_i)的像素分配另外一种颜色(如红色)。这样就可以将黑白图像变为只有两个颜色的伪彩色图像,如图 3-31(b)所示。

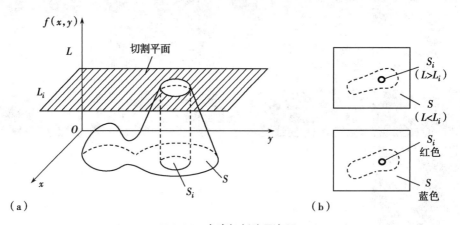

图 3-31 密度切割法示意图

若将黑白图像灰度级用 $M-1$ 个切割平面去切割,就会得到 M 个不同灰度级的区域 $S_1,S_2,\cdots,S_M$。对这 M 个区域中的像素人为分配 M 种不同颜色,就得到具有 M 种颜色的伪彩色图像,如图 3-32 所示。

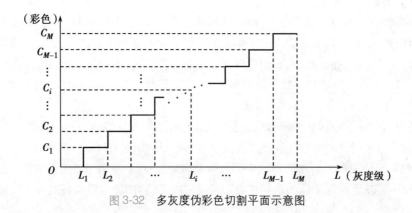

图 3-32 多灰度伪彩色切割平面示意图

利用该方法进行伪彩色处理,方法简单,可以用硬件实现,还可以扩大用途,如计算图像中某灰度级的面积等。但视觉效果不理想,彩色生硬,量化噪声大(分割误差)。为了减小量化误差,必须增加分割级数,进而导致设备复杂,而且彩色漂移严重。

［例 3-5］使用 Matlab 的灰度分层函数 grayslice 实现伪彩色图像处理。

源代码如下：

```
I=imread('eight. tif' );
figure(1)
imshow(I)
xlabel('原图像' )
X=grayslice(I,128);
figure(2)
imshow(uint8(X),hot(128))
xlabel('分层伪彩色图像' )
```

程序运行结果如图 3-33 所示。

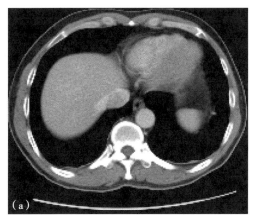 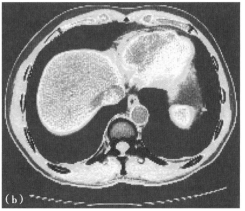

图 3-33　灰度分层法伪彩色图像处理实例
（a）原灰度图像；（b）伪彩色图像。

（2）灰度变换法：先将黑白灰度图像送入具有不同变换特性的红、绿、蓝三个变换器；然后再将三个变换器的不同输出分别送到彩色显像管的红、绿、蓝电子枪。由于三个变换器对同一灰度实施不同变换，所以三个变换器输出不同，从而在彩色显像管里合成某一种彩色。由此可见，不同大小灰度级一定可以合成为不同彩色，其方框示意图如图 3-34 所示。

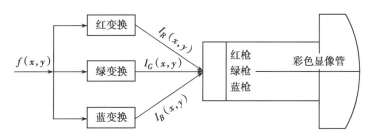

图 3-34　灰度至伪彩色变换处理原理示意图

图 3-35 是三个常用的灰度至伪彩色变换的函数特性。从图 3-35 可见，若 $f(x,y)=0$，则 $I_B(x,y)=L$，$I_R(x,y)=0$，$I_G(x,y)=0$，从而显示蓝色；同样，若 $f(x,y)=L/2$，则 $I_G(x,y)=L$，$I_R(x,y)=0$，$I_B(x,y)=0$，从而显示绿色；若 $f(x,y)=L$，则 $I_R(x,y)=L$，$I_G(x,y)=0$，$I_B(x,y)=0$，从而显示红色。

［例 3-6］利用 Matlab 实现灰度变换法伪彩色图像处理。

源代码如下：

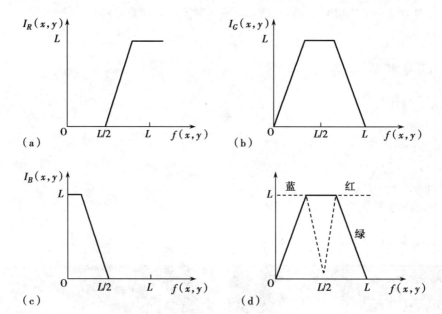

图 3-35　典型的伪彩色变换函数特性

（a）红色变换特性；（b）绿色变换特性；（c）蓝色变换特性；（d）组合的三基色。

```
[X,map]=imread('p1.jpg');
I=double(rgb2gray(X));
figure(1)
imshow(I,map)
xlabel('原图像')
I=double(I);
[M,N]=size(I);
L=256;
for i=1:M
    for j=1:N
        if I(i,j)<=L/4
            R(i,j)=0;
            G(i,j)=4* I(i,j);
            B(i,j)=L;
        elseif I(i,j)<=L/2
            R(i,j)=0;
            G(i,j)=L;
            B(i,j)=-4* I(i,j)+2* L;
        elseif I(i,j)<=3* L/4
            R(i,j)=4* I(i,j)-2* L;
            G(i,j)=L;
            B(i,j)=0;
        else
            R(i,j)=L;
            G(i,j)=-4* I(i,j)+4* L;
            B(i,j)=0;
        end
    end
end
```

```
end
for i=1:M
  for j=1:N
    OUT(i,j,1)=R(i,j);
    OUT(i,j,2)=G(i,j);
    OUT(i,j,3)=B(i,j);
  end
end
OUT=OUT/256;
figure(2)
imshow(OUT)
```

程序运行结果如图 3-36 所示。

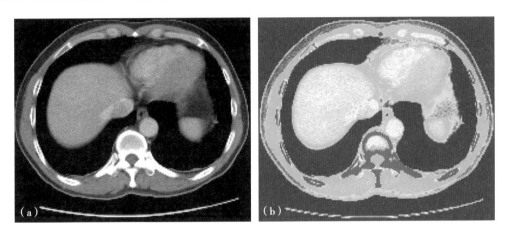

图 3-36　灰度变换法伪彩色图像处理实例
（a）原灰度图像；（b）伪彩色图像。

（3）滤波法：彩色图像增强也可在频域中借助各种滤波器进行处理。在实际应用中，根据需要针对图像中的不同频率成分加以彩色增强，以便抽取频率信息。也就是说，图像灰度的不同频率成分被编成不同的彩色。如把图像的低频域、高频域分开，分别赋予不同的三基色，便可得到对频率敏感的伪彩色图像。原理如图 3-37 所示。

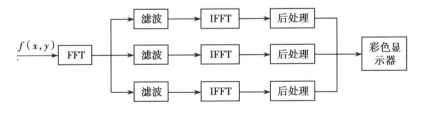

图 3-37　频域伪彩色处理

［例 3-7］利用 Matlab 实现滤波法伪彩色图像处理。
源代码如下：

```
[X,map]=imread('0253A149.jpg');
I=double(rgb2gray(X));
figure(1)
imshow(I,gray)
```

```
xlabel('原图像')
[ M N]=size(I);
F=fft2(I);
fftshift(F);
REDcut=100;
GREENcut=200;
BLUEcenter=150;
BLUEwidth=100;
BLUEu0=10;
BLUEv0=10;
for u=1:M
    for v=1:N
        D(u,v)=sqrt(u^2+v^2);
        REDH(u,v)=1/(1+(sqrt(2)-1)* (D(u,v)/REDcut)^2);   %巴特沃思低通滤波器
        GREENH(u,v)=1/(1+(sqrt(2)-1)* (GREENcut/D(u,v))^2); %巴特沃思高通滤波器
        BLUED(u,v)=sqrt((u-BLUEu0)^2 + (v-BLUEv0)^2);
        BLUEH(u,v)=1-1/(1+BLUED(u,v)* BLUEwidth/((BLUED(u,v))^2-(BLUEcenter)^2)^2);%  带通
    end
end
RED=REDH .* F;
REDcolor=ifft2(RED);
GREEN=GREENH .* F;
GREENcolor=ifft2(GREEN);
BLUE=BLUEH .* F;
BLUEcolor=ifft2(BLUE);
REDcolor=real(REDcolor)/256;
GREENcolor=real(GREENcolor)/256;
BLUEcolor=real(BLUEcolor)/256;
for i=1:M
    for j=1:N
        OUT(i,j,1)=REDcolor(i,j);
        OUT(i,j,2)=GREENcolor(i,j);
        OUT(i,j,3)=BLUEcolor(i,j);
    end
end
OUT=abs(OUT);
figure(2)
imshow(OUT)
```

程序运行结果如图 3-38 所示。

2. **假彩色图像增强**　是将一幅彩色图像变换为另一幅彩色图像的过程。在图像的自动分析中，彩色是一种能简化目标提取和分类的重要参数。在彩色图像处理中，选择合适的彩色模型是很重要的。一般电视摄像机和扫描仪都是分解 RGB 模型工作的。为了在屏幕上显示彩色图，必须借助 RGB 模型，但色调-亮度-饱和度(hue-intensity-saturation，HIS) 模型在许多处理中有独特的优点。因此，根据应用需要，有时将 RGB 模型转换为 HIS 模型进行处理，这样，亮度和色度分量就被分开了。当然，在实际应用中，根据需要还可以转换为其他彩色模型进行处理。

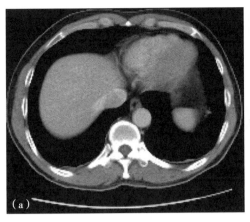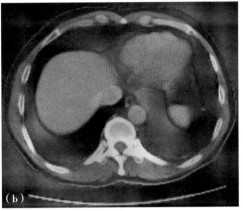

图 3-38　滤波法伪彩色图像处理实例
（a）原灰度图像；（b）伪彩色图像。

将 RGB 彩色模型转换为 HIS 彩色模型的真彩色增强的一种简单处理方法步骤如下。

（1）将 R、G、B 分量图转化为 H、I、S 分量图。

（2）利用灰度图像增强的方法增强其中的亮度 I 分量图。

（3）再将结果转换为 R、G、B 分量图显示出来。

上述方法并不改变原始图像的彩色内容，但增强后的图像视觉上可能会有些不同。这是因为尽管色调和饱和度没有变化，但亮度分量得到了增强，整个图像会比原来更亮些。

（郭圣文　殷世民）

 思考题

1. 对数函数与指数函数各具有什么特性？灰度对数变换与指数变换，对高灰度值和低灰度值的像素各有何作用？

2. 直方图均衡化处理后，为什么结果图像的灰度直方图往往不是均匀的直线？

3. 图像的灰度梯度定义是什么？它有何含义与作用？

4. 图像灰度的一阶微分与二阶微分有何异同？

5. 图像进行傅里叶变换后的频谱图，为什么要进行平移？

6. 将图像变换到频域，其中的高频与低频部分，分别对应空间域的什么内容？

7. 同态滤波对什么类型的图像具有增强作用？

8. 高通滤波器与低通滤波器各有几种类型？生成高通滤波器后，如何将其简单地转化为低通滤波器？

9. 小波变换为什么被称为多分辨力分析？它与傅里叶变换相比较，有何特点与优势？

10. 有哪些彩色模型？如何将灰度图像变换为彩色图像？

医学图像特征提取

图像特征是标识一幅图像的基本属性。不同组织之间或者病变组织与正常组织之间在解剖组成和结构形态上存在差别,从而在医学图像中表现出不同程度的特征差异。这种差异成为病灶识别和图像辅助诊断的重要依据。

特征提取一般是图像处理算法的第一步。一个算法是否有效往往取决于它所定义和使用的特征。图像特征可以是灰度、角点、边缘、纹理等图像属性,这些属性的选择往往根据实际问题或者应用类型决定。通过某种评价标准判断图像或者感兴趣的图像区域中的每个像素点是否属于某个设定的特征,可以将特征点提取出来。而评价提取出的特征是否有效的重要标准是所提取的特征是否具有"重复性",即对于相同的使用场景,提取出的特征是否具有某种可辨识的共同属性。

另一方面,特征提取也可以看作是对原始医学图像的数据压缩,即去掉不相关的数据,保留需要的关键数据并同时提取有效信息的过程。然而,由于医学图像的复杂性,如何定义有效的医学图像特征一直是十分困难的问题。在实际的成像系统中,不同成像模态的不同成像原理也决定了:同一模态的参数与成像条件不同,会呈现不同的图像特征(如磁共振成像中的 T_1、T_2 成像方式和 CT 成像中的灌注、双能等成像模式);与普通图像相比,医学图像内容复杂多样,不同组织随着成像模式的不同有着不同的像素点取值范围,同一组织不同部位也会呈现出较大差异(如肱骨外表面和内部的骨髓密度),并且人体组织、器官相互接触,有时甚至两个部位完全连接(如肝脏与腹腔或其他组织出现的粘连以及病变组织出现的浸润等现象),会导致图像中组织的边界十分模糊;成像过程中引入的噪声、伪影干扰都会对一幅图像的特征选择造成影响。除此之外,更重要的是很多图像的有效特征深藏于大量数据中,使人工筛选过程变得更加困难。

通常情况下,直接解释这些医学图像特征属性的有效性或者冗余性太过抽象,一般的做法是定位并找到包含尽可能多有效特征的感兴趣区域(region of interest,ROI),提取大量的初始特征,而后对其定量评估并同步筛选出有效特征。一般地,为了便于研究和利用大量的图像特征,按照层级可以划分为:低层次的图像处理特征,中层次的图像分析特征,以及高层次的图像认知特征。层次间形成了由底向上的数据驱动和自顶向下的知识驱动。这些特征可以表示医学图像中的感兴趣区域,标记目标间的关系,并最终提供对医学图像中信息的解释。

第一节 低层次特征提取

低层次特征是不需要考虑目标整体形状,直接从图像中提取出来的像素级别特征。低层次特征多为基于像素值的特征,在提取过程中不可避免地忽视了许多图像整体结构的信息。但是,在理解图像时,根据人眼的视觉感知模型,人眼首先看到的是物体的轮廓,再借由轮廓信息区别出物体,因此低层次图像特征,特别是边缘轮廓,在人类对图像的理解中占据着重要的地位。所以根据人类视觉由低层次信息到高层次信息逐步综合进而理解图像的能力,设计基于低层次信息的特征提取,对于图像识别而言是一种常见的处理思路。目前在医学图像的增强、去噪、分割、分类等重要的应用领域中,基于直接和易解释的特点,低层次特征提取也一直有着广泛的应用。

本节将逐一讲解各低层次特征提取方法。

一、全局灰度直方图特征提取

在医学成像领域,除了彩色多普勒超声以及数字化病理切片等少数图像需要利用彩色或伪彩色表达成像结果,大多数医学图像的颜色特征为灰度特征,因此本部分直接从灰度图像入手,讲解最常用的灰度特征提取手段——灰度直方图。

灰度特征与含有结构信息的高层次形状、纹理特征不同,仅仅是对整幅图像灰度强度分布的统计。灰度直方图是一种常用的表达灰度特征的方法,有全局和局部两种。全局灰度直方图不包含每种灰度所处的空间位置信息,只考虑其在整幅图像全局的统计信息,因此灰度直方图通常用在难以自动分割的图像中。其优点是不受图像旋转和平移变化的影响,可进一步借助归一化克服图像尺度变化的影响;其缺点是缺少灰度空间分布的信息,无法描述出图像中某位置的特征。此外,在对图像局部特征点进行定位时会使用局部直方图统计特征,例如局部的梯度方向直方图特征(详见本章第五节)。

在灰度直方图中可以直接产生以下参数特征。

(1)平均灰度值(mean/average grey-level intensity)

$$avh = \sum_{k=0}^{L-1} k h_k \tag{4-1}$$

(2)方差(variance)

$$vah = \sum_{k=0}^{L-1} (k - avh)^2 h_k \tag{4-2}$$

(3)能量(energy)

$$enh = \sum_{k=0}^{L-1} h_k^2 \tag{4-3}$$

(4)熵(entropy)

$$enth = \sum_{k=0}^{L-1} h_k \log_2 h_k, \quad h_k \neq 0 \tag{4-4}$$

其中 L 为大小为 $M \times N$ 的图像的灰度级数。若灰度为 k 的像素共有 N_k 个,记灰度为 k 的像素在图中出现的频率为 $h_k = \dfrac{N_k}{M \times N}$。

以一幅胸部 CT 图像为例,图像中使用 CT 值作为每个像素取值(单位为 HU,不同组织的 CT 值一般通过将水的 CT 值设为 0HU 来计算),上述特征的计算所得结果如图 4-1 所示。

由图 4-1 可以看出,对该胸部 CT 图像采用肺窗显示时(窗位-600HU,窗宽 700HU,位于图中两条竖直红色虚线间):肺组织的显示灰度被拉伸到 0~255 之间,而空气由于 CT 值低于窗值下限,为黑色(显示灰度为 0);胸廓的肌肉、脂肪、骨组织等的 CT 值普遍高于窗值上限,为白色(灰度为 255)。从该图的直方图中可以看出,在图像中像素主要集中分布在三个位置:第一种为空气以及 CT 值近似空气的背景像素点,在直方图横坐标-1 000HU 附近聚集;第二种为肺组织(典型灰度值为-700HU),在直方图中分布在-700HU 附近;第三种为水(0HU)所占比重较大的各胸部组织,分布在 0HU 附近。

为了减少孤立噪声的干扰,研究者们提出了二维灰度直方图,即在直方图中加入邻域的灰度信息,利用灰度值-邻域均值来统计直方图,得到一种图像灰度的三维描述形式,其计算公式如下。

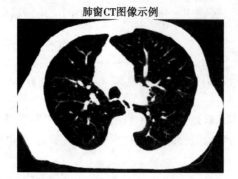

肺窗CT图像示例

对左图的直方图参数计算结果（HU）：
avh=-468.667 5
vah=216 949.183 7
enh=0.001 852 4
enth=-9.612 2

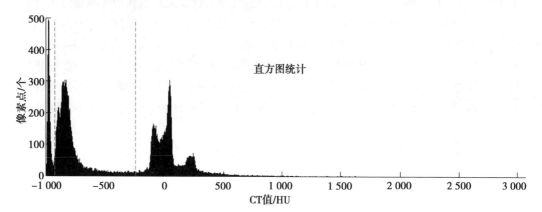

直方图统计

图 4-1 胸部 CT 图像的全局灰度直方图以及各生成参数

$$h_{2D}(k_1,k_2) = \frac{1}{MN}\sum_{x,y}\delta(m)\delta(n)\begin{cases} m=0,n=0 & f(x,y)\neq k_1, g(x,y)\neq k_2 \\ m=1,n=0 & f(x,y)=k_1,\ g(x,y)\neq k_2 \\ m=0,n=1 & f(x,y)\neq k_1, g(x,y)=k_2 \\ m=1,n=1 & f(x,y)=k_1,\ g(x,y)=k_2 \end{cases} \quad (4\text{-}5)$$

其中 $k_1,k_2=0,1,\cdots,L-1$，为 k_1-k_2 平面上的坐标变量。若在图像(x,y)处灰度值为$f(x,y)$，以(x,y)为中心 $w\times w$ 大小的邻域内平均灰度均值为$g(x,y)$，函数$\delta(m)$中参数为真时结果为 1，假则为 0，则 k_1-k_2 平面上的某点(μ_1,μ_2)对应的二维灰度直方图取值 $h_{2D}(k_1=\mu_1,k_2=\mu_2)$ 即为满足条件的像素点个数［在二维灰度直方图中用坐标(μ_1,μ_2)处的高来表示］。二维灰度直方图计算中，以当前像素邻域平均值作为参数的操作可有效克服噪声点的干扰，图 4-1 中胸部 CT 图像的二维灰度直方图计算结果如图 4-2 所示。

二、基于灰度差分信息的边缘特征提取

边缘是图像的基本特征之一，是图像中灰度变化明显的像素点集合，是灰度不连续性的反映。边缘广泛存在于目标与背景、目标与目标之间，是图像分割所依赖的重要特征。以一幅脑部 CT 图像（管电压 120kV，管电流 331mA，注射造影剂使血管高亮）为例，抽取其中某一边界（图 4-3 中红线标出）观察其一维边缘信息（图 4-3）。可以看出在脑窗（窗位 40HU，窗宽 96HU）下，骨与血管（对比剂下）呈高亮，脑实质以及脑室等腔隙为低亮，骨与脑实质之间存在从高亮到低亮过渡的边界（如图 4-3 中红线所示）。

一般而言，边缘特征提取过程可看作图像中边缘点和非边缘点的分类问题，图像中像素的数值分布呈现不连续性，因此，图像中的目标才能够与背景有所区分。这种不连续性包括灰度级突变以及纹理结构的突变等。

边缘特征作为一种低层次特征提取方法，常常作为复杂特征提取算法的初步或预处理操作，不作为目标分割的手段，而仅用于提取反映图像几何结构分布的低层次特征。对图像进行边缘特征提取

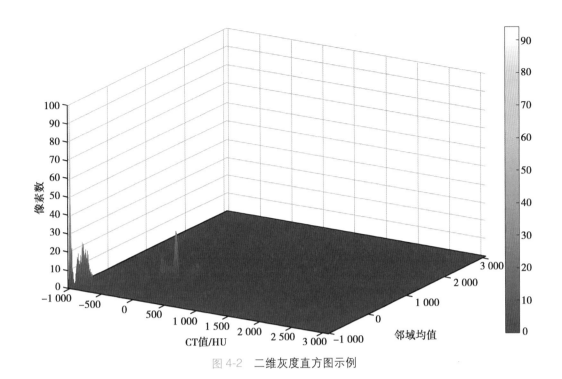

图 4-2 二维灰度直方图示例

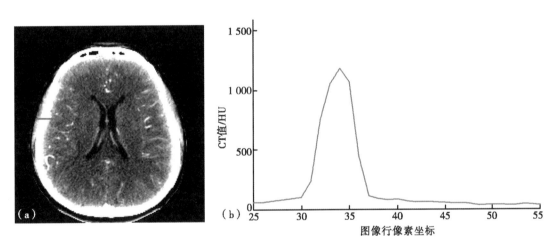

图 4-3 脑部 CT 在脑窗下的图像

(a)原脑部 CT 图像;(b)图像中的边缘(→标出)。

会剔除大量与研究目标不相关的信息,保留图像重要的结构特征。因此在图像检索中,边缘特征信息是一个重要的索引数据,能够以远小于原图像维数的信息表示原始图像。边缘特征提取常用的方法有一阶算子、二阶算子以及基于相位一致性的边缘检测方法。

(一)一阶边缘检测算子

一阶边缘检测原理较为简单。为更清晰地解释其原理,此处用一张边缘模型的水平剖面曲线进行模拟。如图 4-4 所示,一维边缘剖面曲线(上坡型边缘)是边缘图像模型的边缘水平剖面。在边缘处设边缘剖面曲线表达式为$f(x)$,其中x表示边缘剖面曲线的水平方向坐标。而一阶微分$f'(x)$在平坦处的值均较小,而在边缘附近有较大值出现(图 4-4),该区别性取值可以用于检测边缘。

在离散条件下,"导数"常用"差商"来替代,例如使用向前差商、向后差商或者中心差商替代一阶导数。在一维下,使用$f'(x_0)$表示函数$f(x)$在x_0处的导数,$x_0 \pm d$表示在x_0前后距离为d的逼近点,则差商公式如下。

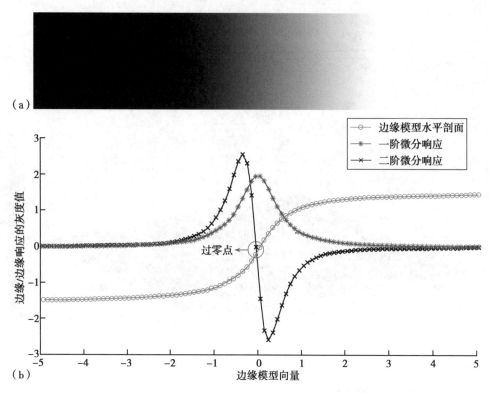

图 4-4 边缘图像模型和边缘剖面曲线以及其一阶、二阶微分响应图
(a)边缘图像模型;(b)边缘剖面曲线以及其一阶、二阶微分响应图。

$$f'(x_0) \approx \frac{f(x_0+d)-f(x_0)}{d} \ (\text{向前差商})$$

$$f'(x_0) \approx \frac{f(x_0)-f(x_0-d)}{d} \ (\text{向后差商})$$

$$f'(x_0) \approx \frac{f(x_0+d)-f(x_0-d)}{2d} \ (\text{中心差商}) \tag{4-6}$$

在实际应用中,用 $f(x,y)$ 表示一幅二维图像,x、y 分别表示二维图像的水平轴向和竖直方向的坐标,一维的微分对应二维的偏导数,使用单个像素间隔表示距离 d,因此"差商"可视作"差分"。考虑到前后差分的一般性,下文仅介绍向前差分替代一阶偏导数的方法,如一阶偏导数 $\frac{\partial f(x,y)}{\partial x}$ 与 $\frac{\partial f(x,y)}{\partial y}$ 可以用一阶向前差分替代(**N** 表示整数集合)

$$\frac{\partial f(x,y)}{\partial x} \approx f(x+1,y)-f(x,y), \quad x,y \in \mathbf{N}$$

$$\frac{\partial f(x,y)}{\partial y} \approx f(x,y+1)-f(x,y), \quad x,y \in \mathbf{N} \tag{4-7}$$

在图像处理实际操作中,为了节约计算时间,上述差分运算可以使用卷积操作的滤波过程替代。对图像进行卷积滤波时,常使用远小于原图像大小的滤波器与原图像进行卷积运算,卷积运算符使用" * "。其中,滤波器有时也被称作"核(kernel)""算子(operator)"或者"掩膜(mask)"。例如:设 $M \times N$ 大小的图像 $f(x,y)$,使用 $m \times n$ 大小的算子 $w(x,y)$ 进行卷积运算,卷积后图像为 $g(x,y)$,$a = \frac{(m-1)}{2}$、

$b=\dfrac{(n-1)}{2}$，其中 m,n 为奇数，则离散坐标下卷积计算公式为

$$g(x,y)=\sum_{i=-a}^{a}\sum_{j=-b}^{b}w(i,j)f(x+i,y+j) \tag{4-8}$$

借助这种表示方式，公式(4-7)中的计算过程可以写为

$$\frac{\partial f(x,y)}{\partial x}\approx\sum_{i=0}^{1}f(x+i,y)\cdot Kx(i)=f(x,y)*Kx，其中\ x\in\mathbf{N}，Kx=\begin{bmatrix}1 & -1\end{bmatrix}$$

$$\frac{\partial f(x,y)}{\partial y}\approx\sum_{i=0}^{1}f(x,y+i)\cdot Ky(i)=f(x,y)*Ky，其中\ y\in\mathbf{N}，Ky=\begin{bmatrix}1 & -1\end{bmatrix}^{\mathrm{T}} \tag{4-9}$$

其中 Kx、Ky 算子称为一阶边缘检测算子。在图 4-3（a）中应用一阶边缘检测算子可计算得到脑部 CT 图像的边缘特征图（图 4-5）。

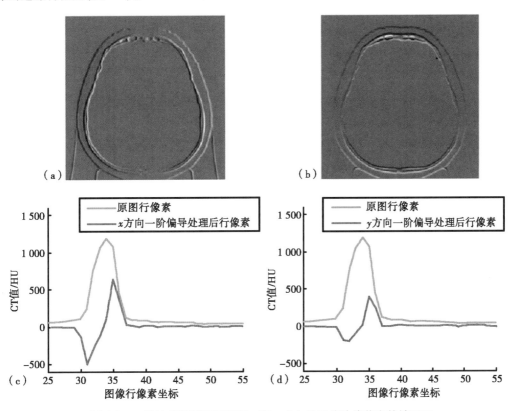

图 4-5　一阶边缘检测算子提取 x 和 y 方向的图像边缘信息的结果图
（a）图像在 x 方向上的一阶偏导数响应；（b）图像在 y 方向上的一阶偏导数响应；（c）x 方向边缘运算前后对比；（d）y 方向边缘运算前后对比。

从图 4-5 可以看到，一阶边缘检测算子可以提取特定方向的图像边缘信息：图中由于取样位置为脑部颅骨与脑实质横向过渡区域，所以 x 方向一阶边缘算子的响应强度比 y 方向大。

进一步，可将边缘检测中得到的结果同时转换为边缘的幅值以及方向角。若将幅度用 A、方向用 φ 表示（图 4-6），其计算公式为

$$A=\sqrt{f_x'^2+f_y'^2}，\quad \varphi=\arctan\left(\frac{f_y'}{f_x'}\right) \tag{4-10}$$

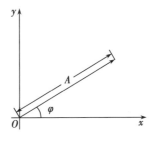

图 4-6　边缘幅值以及方向角示意图

其中 f'_x、f'_y 分别为 x 和 y 方向上的边缘检测算子计算结果,这里计算的 φ 可用来量化图像中具体位置边缘的方向信息。由边缘检测算子的推导过程以及应用效果可以看出,边缘检测算子通过检查每个像素的邻域,对灰度变化率和梯度方向进行量化,以实现对图像边缘信息的检测。除上述基于一阶差分的边缘检测算子外,常用的边缘检测算子还包括 Roberts 算子、Sobel 算子、Prewitt 算子等。算子的核表达形式如下。

（1）Roberts 算子,检测两个对角方向的差分信息。

$$\begin{pmatrix} 1 & 0 \\ 0 & -1 \end{pmatrix} \begin{pmatrix} 0 & 1 \\ -1 & 0 \end{pmatrix} \tag{4-11}$$

（2）Sobel 算子,检测 x 和 y 方向的差分信息。

$$\begin{pmatrix} -1 & 0 & 1 \\ -2 & 0 & 2 \\ -1 & 0 & 1 \end{pmatrix} \begin{pmatrix} -1 & -2 & -1 \\ 0 & 0 & 0 \\ 1 & 2 & 1 \end{pmatrix} \tag{4-12}$$

（3）Prewitt 算子,检测 x 和 y 方向的差分信息。

$$\begin{pmatrix} -1 & 0 & 1 \\ -1 & 0 & 1 \\ -1 & 0 & 1 \end{pmatrix} \begin{pmatrix} 1 & 1 & 1 \\ 0 & 0 & 0 \\ -1 & -1 & -1 \end{pmatrix} \tag{4-13}$$

以上基于图像中相邻值差异的边缘计算虽然简单易用,却容易受到原图中噪声和伪影的影响,很多改进的方法也被提出来以提高边缘信息提取效果,其中 Canny 算法是迄今为止最常用的边缘检测技术。Canny 算法主要具有以下三个特点:①低错误率。所有边缘都应被找到,并且没有伪响应,即尽可能保证检测到的边缘是真实边缘。②边缘点定位良好。已定位边缘必须尽可能接近真实边缘,也就是由检测器标记为边缘的点和真实边缘的中心之间的距离应该最小。③单一的边缘点响应。对于真实的边缘点,检测器仅应返回一个点。这意味着当仅存在单一边缘点的位置时,检测器不应指出其他边缘像素。

Canny 算法的计算流程如下。

步骤 1:用高斯滤波器平滑图像,这样可以抑制噪声点对后续处理的干扰。

步骤 2:用一阶偏导计算梯度的幅值和方向(可采用一阶算子,如 Sobel 算子)。

步骤 3:对梯度幅值进行非极大值抑制。

步骤 4:用双阈值算法检测和连接边缘。

在医学图像处理领域,Canny 算法常与其他方法结合,完成目标检测、图像特征提取、图像检索等高级任务。例如,在提取红细胞的边缘特征时可采用 Canny 算法。不同检测算子得到的结果对比如图 4-7 所示。图 4-7(c)中的 LoG(高斯-拉普拉斯)算法将在接下来的"二阶边缘检测算子"中介绍。从图 4-7 中可以看出,相较于其他方法,Canny 算法采用了非极大值抑制以及双阈值检测来保留关键的边缘信息,并同时排除非边缘的噪声干扰,有利于较弱的边缘信息的提取,能够更加精确地检测出红细胞脊带两侧的边缘以及单一边缘。

（二）二阶边缘检测算子

在一些实例中,对灰度平缓变化的斜坡边缘使用一阶微分往往会检测出很宽的边缘线(如图 4-4 中一阶微分计算得到较宽的峰),可用二阶微分处理和克服该问题,以获得更精细的边缘检测结果。但从图 4-4 中可以看出,二阶微分得到了"双边缘"的计算结果,在"上坡"型边缘的"坡顶"与"坡底"都检测到了非零值。这种"双边缘效应"可以用于定位边缘准确位置(边缘值穿过横坐标点,即过零点,视作边缘),也可以凭借边缘检测结果的符号变化判断此边缘从亮过渡到暗(负二阶导数)或是从

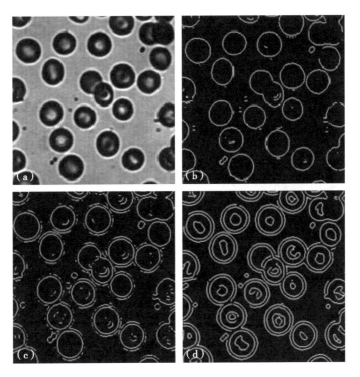

图 4-7　不同边缘检测算子的结果对比

（a）原始图像；（b）Sobel 算子检测结果；（c）LoG 算子检测结果；

（d）Canny 算子检测结果。

暗过渡到亮（正二阶导数）。并且，在灰度变化较剧烈的地方，相较于一阶微分，二阶微分能够得到更加明显的检测结果。在实际应用中，一般不使用比二阶更高阶的微分算子，因为越高阶微分对噪声越敏感。

二阶算子中常用的有 Laplacian 算子、LoG 算子、DoG 算子、Marr-Hildreth 算子，以及 Spacek 算子和 Petrou 算子、SUSAN 算子等。作为最常用的二阶算子，Laplacian 算子可使用二阶差分（差商）近似计算

$$\nabla^2 f = \frac{\partial^2 f}{\partial x^2} + \frac{\partial^2 f}{\partial y^2}$$

$$\frac{\partial^2 f}{\partial x^2} = f(x+1, y) + f(x-1, y) - 2f(x, y)$$

$$\frac{\partial^2 f}{\partial y^2} = f(x, y+1) + f(x, y-1) - 2f(x, y) \tag{4-14}$$

其对应的四邻域和八邻域的矩阵核形式为

$$\text{Laplacian} = \begin{pmatrix} 0 & 1 & 0 \\ 1 & -4 & 1 \\ 0 & 1 & 0 \end{pmatrix} \xrightarrow{\text{扩展到 8 邻域}} \begin{pmatrix} 1 & 1 & 1 \\ 1 & -8 & 1 \\ 1 & 1 & 1 \end{pmatrix} \tag{4-15}$$

其中左侧矩阵表示仅仅检测 x 和 y 方向的信息，扩展后的矩阵可以检测 x 和 y 方向以及两个对角线方向的信息。将扩展的 Laplacian 算子应用到图 4-3（a）中，并提取其中的标注行像素，可以得到如图 4-8 的结果。

如图 4-8（a）所示，边缘分界位于 Laplacian 算子结果过零点处，可以看出 Laplacian 算子能够有效

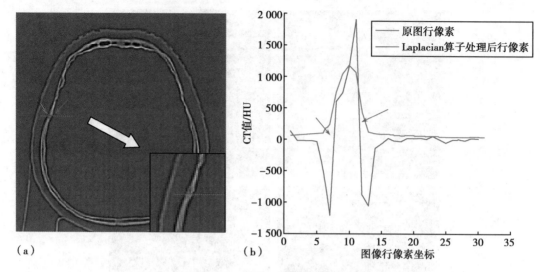

图 4-8 Laplacian 算子检测示意图

（a）Laplacian 算子边缘检测结果；（b）红线处的边缘检测结果。

地提取图中的边缘信息。根据检测结果值的大小，与图 4-5 对比，可知相较于一阶边缘算子，Laplacian 算子能够提供更加显著的边缘检测响应。此外，Laplacian 算子对各方向边缘的检测能力是一样的（各向同性）。然而由于不包含平滑处理，Laplacian 算子在获得更加强烈的边缘检测结果的同时，对噪声也更加敏感，即相较于一阶算子，Laplacian 算子更容易受到噪声干扰。例如图 4-8（b），横坐标在 [20,35] 范围内，原图中的微小灰度起伏处检测到的边界结果比图 4-5 更明显。

在实际应用中，往往先对图像进行参数为 $(1,\sigma)$ 高斯平滑去噪，再使用 Laplacian 算子进行卷积（在连续坐标空间下对高斯平滑后的图像进行二阶微分 Laplacian 运算），其中高斯函数定义为公式（4-16）。这两步结合即为 LoG 算子 [数学表达式如公式（4-17）]。由于 Laplacian 算子无法单独检测 x 或 y 方向的梯度信息，所以无法得到边缘的方向。

$$G(x,y,\sigma) = \frac{1}{2\pi\sigma^2}\, e^{-\frac{x^2+y^2}{2\sigma^2}} \tag{4-16}$$

$$\mathrm{LoG}(x,y) = \nabla^2 G(x,y) = -\frac{1}{4\pi\sigma^4}\left[1 - \frac{x^2+y^2}{2\sigma^2}\right] e^{-\frac{x^2+y^2}{2\sigma^2}} \tag{4-17}$$

此外，DoG 算子是对 LoG 的近似，在某一尺度上的特征检测可以通过对两个相邻高斯平滑图像相减得到 DoG 处理图像 $D(x,y,\sigma)$，具体内容请参考本章第五节中"尺度不变特征变换：SIFT 特征"部分。其他二阶算子在本文中不再赘述。

三、基于相位一致性的边缘特征提取

传统的边缘检测算子大都利用图像像素灰度值的突变来检测边缘。其检测效果依赖于图像亮度和对比度的变化程度，在光照条件不理想、噪声污染或者亮度变化不剧烈的时候检测效果往往不理想，例如在眼底图像（图 4-9）微动脉瘤检测以及其他眼底病变检测的任务中，可以发现眼底图像对比度低、光照不均匀、动脉瘤微小难以发现、噪声与目标混杂等因素，导致梯度信息受到影响。

相位信息对亮度和对比度具有不变性，抗噪性能好，且符合人类视觉感知特性，对于图像的描述至关重要，因此研究人员针对此类对比度弱的图像提出了基于相位一致性（phase congruency，PC）的边缘特征提取方法。基于相位一致性的边缘特征提取方法将傅里叶分量相位最一致的点作为特征。相位一致性可用于检测阶跃型和屋脊型边缘，与图像亮度或者对比度变化无关，具有较强的通用性。

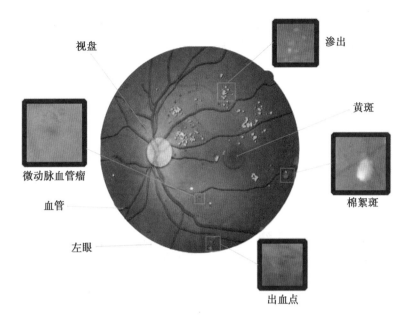

图 4-9 眼底图像及各病灶示意

这使其适用于特征变化较大的医学图像。基于相位一致性的边缘特征提取在医学图像的边缘检测、去噪、配准等方面均有应用。

灰度强度变化剧烈的区域(如边界、角点)在相位上往往具有局部最大相位一致性,直接取决于图像的谐波分量相位一致的局部点,对灰度上的强度变化不敏感。相位一致性的理论源于局部能量模型,最早由 Morrone 等人提出。Venkatesh 和 Owens 证明了局部能量函数和相位一致性函数成正比,局部能量的峰值对应于相位一致性的最大值,因此,求最大相位一致性就转化为求局部能量峰值。在实际计算中,信号的局部能量可由原信号与一对正交滤波器(如 Gabor 滤波器、小波滤波器等)的卷积结果来估计。

与基于灰度差分信息的边缘特征相比,相位一致性在一些医学图像的增强和分割任务中表现得更加稳定。相位一致性方法可用于检测眼底血管动脉微瘤或者其他病灶,如图 4-10(b)所示。

从图 4-10 可以看出相位一致性检测的方法能够完整地提取出眼底图像中低对比度的血管末梢。与专家手动标识的血管标注图像对比,该结果的准确度达到 95.87%,具有较高的可靠性。

此外,在 MR 图像处理任务中,Pinto C H V 和 Ferrari R J 在关于 3D MRI 的可变性状模型初始化中也利用了相位一致性特征。他们用相位一致性方法提取图像局部特征,寻找 T_1 加权 MR 图像中的特征标记点(landmark)。在图 4-11 中可以看到,当 3D-T_1 加权 MR 图像存

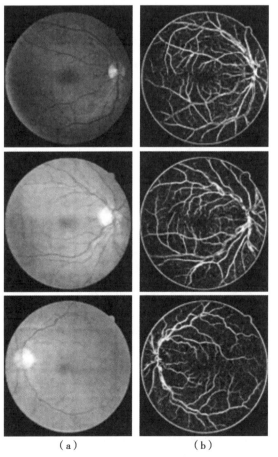

（a） （b）

图 4-10 基于相位一致性的特征检测结果
（a）原图;（b）相位一致性结果。

在偏置场(磁场不均匀)时[图4-11(a)],梯度图像[图4-11(b)不存在偏置场,图4-11(c)存在偏置场]会受到偏置造成的灰度强度变化影响,而相位一致性检测结果[图4-11(d)不存在偏置场,图4-11(e)存在偏置场]则不受这种偏置影响。

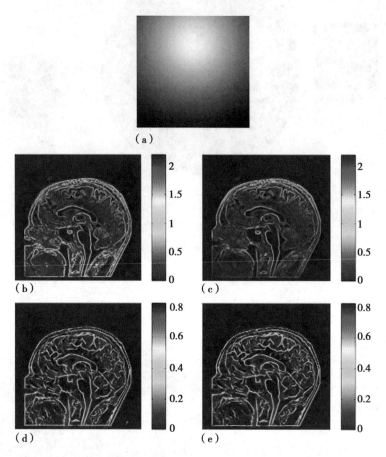

图 4-11 偏移场是否存在与相位是否一致对 T_1 加权 MR 图像的影响
(a)MR 偏置场;(b)不存在偏置场的梯度 MR 图像;(c)存在偏置场的梯度 MR 图像;(d)不存在偏置场的相位一致 MR 图像;(e)存在偏置场的相位一致 MR 图像。

在特征标记点查找方法中,首先由三维相位一致性的检测结果 $PC(X)$[其中,$X=(i,j,k)$ 为图像三维空间坐标位置],得到三维相位一致性的 $p+q+r$ 阶矩 $M_{p,q,r}(X)$,计算过程如下。

$$M_{p,q,r}(X) = \sum_{\Theta} (x_{\Theta}^p y_{\Theta}^q z_{\Theta}^r)$$

$$x_{\Theta} = PC(X)\cos\theta\cos\varphi$$

$$y_{\Theta} = PC(X)\sin\theta\sin\varphi$$

$$z_{\Theta} = PC(X)\sin\theta \qquad (4\text{-}18)$$

其中 $\Theta = (\varphi, \theta)$ 为计算三维 PC 时的方向角。这里 φ, θ 是球坐标系下的参数,如图4-12所示,用 3×3 的二阶惯性矩阵[其计算过程如公式(4-19)]来表示三维特征信息。在实际操作中,通常用矩阵特征值(特别是从大到小排列的第三个特征值)来表示特征信息的强度。当此点 $X=(i,j,k)$ 的特征强度超过设定阈值,即可看作是包含了比较重要信息的特征点,因此该点可作为标记点。通过匹配参考图像和目标图像的对应标记点,

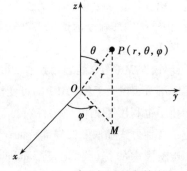

图 4-12 球坐标系下参数示意

可以初始化可变形模型的位置和形状。

$$M_{PC}(X) = \begin{bmatrix} M_{2,0,0}(X) & M_{1,1,0}(X) & M_{1,0,1}(X) \\ M_{1,1,0}(X) & M_{0,2,0}(X) & M_{0,1,1}(X) \\ M_{1,0,1}(X) & M_{0,1,1}(X) & M_{0,0,2}(X) \end{bmatrix} \tag{4-19}$$

相位一致性特征是一种在频域空间反映图像轮廓边缘、结构信息的特征。相较于灰度空间的信息,相位一致性特征更加符合人类的视觉机制,较少地受到成像系统的局部光照和磁场不均匀等因素的影响,但是有着较高的计算复杂度。因此,把该特征提取方法应用在一些复杂的脉管等医学图像的增强、分割等任务中时,需要考虑计算时间较长的问题。同时,作为一种低层次特征,相位一致性多侧重于边缘特征在频域下的反映,对于目标整体的结构等高层次信息反映较少。

第二节 形状特征提取

形状特征具有视觉直观性的优点。提取出物体的形状可以较好地描述图像信息。然而,用形状特征表述实际对象时,仍有着一些难点与局限:首先,许多形状特征仅描述了目标局部的性质,欲全面描述目标则对计算时间和存储量有较高的要求;其次,许多形状特征所反映的目标形状信息与人的直观感觉不完全一致,或者说,特征空间的相似性与视觉系统感受到的相似性有差别,这一差别往往在前期的分割结果中有所体现;最后,不同维度的图像中的特征形状可能会随着观察空间的不同而变化,比如 2D 图像的内容通常是 3D 空间中的实际物体在某视角方向下的平面投影。由于视角(投影方向)的变化,图像中观察到的物体形状可能并非实际形状,可能会产生各种失真。

形状特征提取在医学图像分析领域得到了广泛而充分的应用。在医学图像的研究中,研究人员或者医生的工作多是简单和重复的图像识别与分析,例如在血液常规检查中,专家通过显微镜人工地对血液涂片中的白细胞数目和种类进行计数分析。然而,如果借助计算机,运用特征描述、特征学习等方法得到血细胞的轮廓,获得细胞形状特征,再结合其他分类特征,就可以达到对涂片中的血细胞进行分类、分析的目的,从而显著减少其中的重复性操作,降低医生的工作强度。

一、形状特征描述

良好的图像特征应具有仿射不变性、稳定性、简洁性等特点,并能提供一定的视觉信息。

对于简单的形状,可以使用对形状变化较为敏感的参数,如周长、面积、圆度等来描述形状,也可以采用被测量形状的各项参数与目标形状各项参数的欧氏距离来度量。

比如在白细胞显微图像分析中,各类白细胞可以通过一些与形状相关的特征加以分类,如图 4-13 所示。

对于中性粒细胞、嗜酸性粒细胞、嗜碱性粒细胞、淋巴细胞、单核细胞五类外周血白细胞,其相关特征总结如表 4-1。

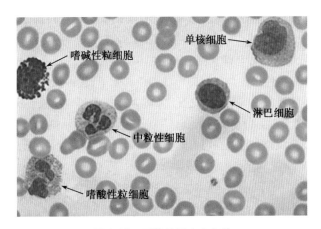

图 4-13 五类外周血白细胞

表 4-1　白细胞特征

细胞种类		特征		
		直径/μm	细胞核	颗粒
粒细胞	中性粒细胞	12~15	U形,S形,2~5分叶	嗜天青颗粒;特殊颗粒
	嗜酸性粒细胞	12~15	分叶、二裂片	嗜酸性颗粒
	嗜碱性粒细胞	12~15	少见,S形	各种大小的嗜碱性颗粒
无颗粒白细胞	单核细胞	12~20	肾形	蓝灰色的嗜碱性颗粒
	淋巴细胞	6~18	圆形	稀疏,浅蓝色

通过自动分割算法得到每个白细胞的边界后,可以进一步提取细胞核周长、面积、圆度、细胞核瓣数等形状参数,以及颜色、细胞核纹理等其他特征。随后可以使用分类器对这些形状特征加以分析,构造一个模拟血液专家的白细胞显微图像分析系统。

在医学图像实际应用中,通常将图像进行二值化,用链码描述目标边界(由处在边界的像素排列而成),然后通过计算获得简单形状特征描述参数。

下面将具体介绍几类常用的形状特征描述参数。

1. **周长**　在上述白细胞显微图像分析中,首先计算由白细胞的细胞质和细胞核构成的边界的像素个数 m,即链码长度,并据此得到细胞周长 P 的计算方式

$$P = \sum_i^m F(N_i) , F(N_i) = \begin{cases} 1, N_i = 0,2,4,6 \text{ 时} \\ \sqrt{2}, N_i = 1,3,5,7 \text{ 时} \end{cases} \tag{4-20}$$

其中:N_i 表示中心像素点 i 的 8 邻域像素,逆时针方向依次标号为 0~7(按照 8 链码方式,如图 4-14);$F(N_i)$ 表示标号 N_i 的邻域像素点与中心像素点的距离,如公式(4-20);标号 0、2、4、6 点与中心点的距离为 1,而对角方向标号 1、3、5、7 点与中心点的距离为 $\sqrt{2}$。

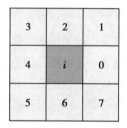

图 4-14　8 链码方向符取值

2. **面积**　面积 S 可用来表示边界内部的非零像素个数,例如:分别以白细胞细胞质、细胞核内部区域非零像素的总数作为细胞质、细胞核的面积,可以根据细胞核与细胞质面积之比(核质比)来区分不同种类的细胞,如小淋巴细胞核质比大于 4:1,大淋巴细胞与单核细胞核质比在 1:1 至 2:1 之间。

3. **长短轴与伸长度**　因为椭圆与细胞核区域有着相同的标准二阶中心矩,一般使用椭圆的长、短轴等属性描述该区域的形状特征。基于长、短轴尺寸的伸长度(G),可量化目标形状在各个方向投影中的最大值与最小值之比,并可区分长条形与其他形状的细胞。

4. **圆度(roundness,Ro)**　可用来表示细胞或者细胞核接近圆形的程度,用 P 代表周长,S 代表面积,其计算公式如下。

$$Ro = \frac{P^2}{4\pi S} \tag{4-21}$$

在细胞显微图像分析中,圆度可以用来区别淋巴细胞和其他几类细胞,其中,淋巴细胞的值接近 1,而中性粒细胞和单核细胞的圆度值则较小。

综上所述,通常可采用周长、面积、长短轴与伸长度、圆度等参数提供准确而全面的量化分析结果,例如在血液白细胞图像的计算机自动分割方法研究中,采用了形状特征参数结合纹理等特征的方法,提取单个细胞以及分离核质区域,在 3 000 多个白细胞样例中,单个白细胞检出成功率达 96%。

但是,在实际应用中发现,上述有限的参数经常无法充分刻画目标物体形状的本质特征。对于不同模态的医学图像感兴趣区,组织、器官的轮廓、结节形状、血管脉络等变化更加复杂多样,依靠上述简单的度量方法会产生较大误差。因此,研究人员设计出了其他方法来更好地刻画形状特征,包括统计学方法、模板的方法以及深度卷积神经网络等方法。

二、基于霍夫变换的形状特征提取

1. 霍夫变换　图像处理中经常需要识别或者定位某些几何图形,如直线、圆、椭圆等。霍夫变换是一种用于检测和定位图像中特定图形的经典方法。霍夫变换最初被用来检测图像空间的直线特征,随后逐步扩展到广义霍夫变换,实现对圆、椭圆乃至更多不规则形状的检测。霍夫变换的核心思想是对一种特定图像进行两种坐标空间的表示,即在一个坐标空间中属于某种图形的点集可以映射到另一个坐标空间的一个点上,一般称这个坐标空间为霍夫空间。

以直线检测为例,在笛卡尔坐标系下可以将任意一条直线表示为

$$\rho = x\cos\theta + y\sin\theta \tag{4-22}$$

以上是含极坐标参数的直线表达式,简称为极坐标式。其中两个参数 θ,ρ 的意义如图 4-15 所示。

这里的 $\theta\text{-}\rho$ 就是一对霍夫空间的变量表示。将笛卡尔坐标系中的任意一点如 (x_0,y_0) 代入极坐标式(4-22),得到:

$$\rho = x_0\cos\theta + y_0\sin\theta \tag{4-23}$$

此时将 x_0 和 y_0 作为参数,利用数学中的辅助角公式,公式(4-23)可以写成如下形式

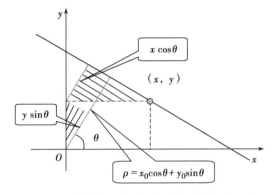

图 4-15　笛卡尔坐标系下极坐标参数几何示意

$$\rho = \sqrt{x_0^2 + y_0^2}\sin\left[\theta + \arctan\left(\frac{x_0}{y_0}\right)\right] \tag{4-24}$$

公式(4-24)表示变量 θ 和 ρ 的三角关系,即笛卡尔坐标系中任意一点 (x_0,y_0) 都唯一对应为 $\theta\text{-}\rho$ 变量空间的一条正弦线,如此完成了对图像数据从笛卡尔坐标系到极坐标霍夫空间系的转换,这就是直线的霍夫变换。这样,同一条直线上的点集可以映射为霍夫空间的许多条正弦线,如图 4-16 所示,这些正弦线交于一点,这一点所确定的 (θ_0,ρ_0) 就是在笛卡尔坐标系中所求直线的参数。

实际中,图像上的特征点往往不会只集中在一条直线上,所以一般可用霍夫空间中有较多正弦线穿过的点来定位目标直线特征。编程实现时,一般离散化霍夫参数空间为有限个格子,每个像素坐标点 (x,y) 就转换为 $\theta\text{-}\rho$ 空间的一条曲线,累加到对应的格子中,遍历所有格子找出显著性峰值。该峰值往往对应原笛卡尔坐标系中的图像的直线特征。例如,在 B 超图像颈动脉横/纵截面定位的研究中,可以用霍夫变换检测横/纵截面,进而分析动脉壁的生理指标,如颈动脉中膜厚度(the intima-media thickness,IMT)和动脉扩张波形(arterial distension waveforms,ADW)等,如图 4-17 所示。

使用霍夫变换检测圆时,一种方法是使用圆的标准式

$$(x-a)^2 + (y-b)^2 = r^2 \tag{4-25}$$

若检测已知半径的圆,则图像平面内的每一点 (x,y) 可以对应到 $a\text{-}b$ 参数平面中以 (x,y) 为圆心、r 为半径的一个圆,如图 4-18 所示。霍夫空间中每一个 $a\text{-}b$ 截面上若干个圆的圆心(用" * "标

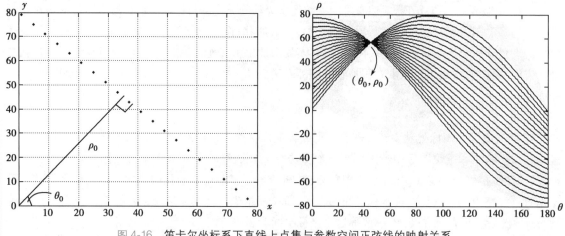

图 4-16 笛卡尔坐标系下直线上点集与参数空间正弦线的映射关系

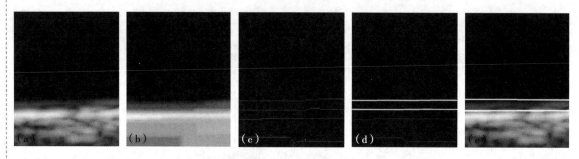

图 4-17 运用霍夫变换估计超声图像中颈动脉中膜厚度

(a)原始的颈动脉纵截面窗;(b)滤波及闭运算;(c)Canny 算子边缘检测;(d)霍夫变换检测直线;(e)在原始图像上显示检测结果。

注)都是 x-y 坐标系下的点参数,遍历二维的参数空间得到的峰值点即代表图像上的圆心。如果检测的是未知半径的圆,可以把参数空间扩大为三维空间,即参数空间变为 a-b-r 三维,则图像平面上的每个点对应参数空间中每个半径下的一个圆(图 4-18)。从 a-b 平面看去,这实际是由不同半径 r 的圆组成的一个圆锥。图 4-19 更清晰地展示了这一点。但是遍历参数空间寻找峰值点会消耗大量内存,且需要较大的计算量。

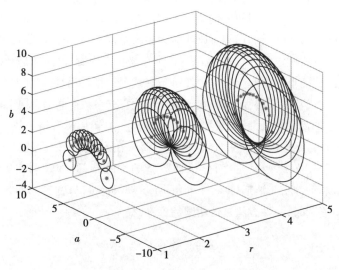

图 4-18 检测已知圆的霍夫空间示意图

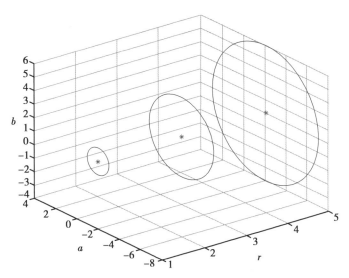

图 4-19　检测未知半径圆的霍夫空间示意图

一个可以减少计算量的方法是利用图像边缘的方向信息,即根据圆的性质,圆的半径垂直于在圆上任意一点的切线。也就是说,圆的半径和圆心均在该圆上任意一点的法线上。这样仍采用二维的参数空间,对于图像上的每一像素点,加上它的方向信息,都可以确定出一条直线,圆心就在这条直线上。遍历待搜索区域的像素点,可以确定若干直线,有最多直线交汇的那一点为目标圆圆心的可能性最大。由此可见,霍夫变换的关键在于选择合适的参数空间来表示图像信息。广义霍夫变换基于这一点产生。

霍夫变换在医学图像处理中可以用于人工设定的形状信息提取,例如在磁共振图像中利用左心室形状特征,进行左心室自动分割,利用霍夫变换在位置变换图中自动估计出左心室区域(ROI),使得后续算法仅在该部位进行(图 4-20)。

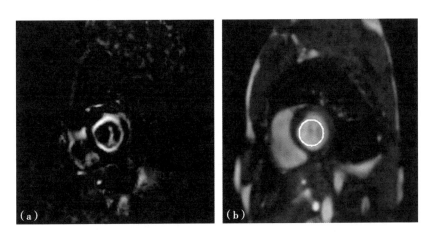

图 4-20　运用霍夫变换定位左心室区域的磁共振图像

(a)使用同一切片下相邻两张心脏图像(心脏舒张期)的像素差值绘制的位置变换图;(b)运用霍夫变换估计左心室附近圆形区域。

需要指出的是,经典霍夫变换由于包含很多逐点计算和遍历操作以寻找峰值,所以对特征的检测效率较低、耗时较长,而且不能检测出直线的端点。因此,人们也提出了许多改进方法,这里不再详细论述。

2. 广义霍夫变换　由 Ballard 于 1981 年提出,利用图形边缘点像素值的梯度信息来加快算法速度。

根据之前的描述,已经可以归纳出霍夫变换的本质——给出图形的一个描述模式,比如图形点集的方程、函数、表格等,则符合该描述的点集可以投射到参数空间的一个点上。而在实际离散情况下,一般不会理想地集中到一个点,所以需要遍历参数空间找到峰值点,从而确定图像中的形状参数。

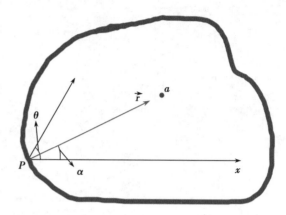

图 4-21 广义霍夫变换各参数的几何示意

广义霍夫变换之所以能处理任意形状的图形,并不是找到了可以表示任意图形的方程,而是使用表的形式来进行描述,在表中存储某一形状的图形边缘点的像素值梯度信息 θ 和相对于参考点的径向量信息 $\vec{r}$。在广义霍夫变换中,这张表被称为 R-表。

如图 4-21 所示,在目标图形中随机选取一点 a 作为参考点,点 P 表示该图形中的某一边缘点,则点 P 到点 a 的径向量 $\vec{r}$ 可由两者坐标相减得到,其中 $\vec{r}$ 的模为 $|r|$,梯度方向为 α,可表示为 $\vec{r}_{|r|,\alpha}$。

计算某一位置 (x,y) 的灰度梯度方向 θ

$$dX = f(x+\delta,y) - f(x,y)$$
$$dY = f(x,y+\delta) - f(x,y)$$
$$\theta = \arctan \frac{dY}{dX}$$

(4-26)

公式(4-26)中,δ 表示图像中沿某一方向的坐标位移,$f(x,y)$ 表示某位置的像素值,则通过 x 方向的灰度差值 dX 和 y 方向灰度差值 dY 可以计算 (x,y) 处像素梯度 θ。沿方向 θ 像素值的变化最大,即沿图形边缘点切线的法向。

得到边缘点的梯度信息和径向量信息后,构建 R-表,如表 4-2 所示。

表 4-2 R-表

θ	$\vec{r}$
$[0,\Delta\theta]$	$\vec{r}_{0,0}, \vec{r}_{0,1}, \vec{r}_{0,2}, \cdots$
$[\Delta\theta, 2\Delta\theta]$	$\vec{r}_{1,0}, \vec{r}_{1,1}, \vec{r}_{1,2}, \cdots$
$\cdots$	$\cdots$

在实际操作中,通常将梯度方向 θ 离散化存储。如表 4-2 第一列所示,边缘点梯度方向信息属于 $[0,\Delta\theta]$ 的径向量 $\vec{r}$,存储于第一列,$\vec{r}$ 的下标第一个数表示所属 R-表的行信息,下标第二个数为该径向量的模和梯度方向信息。可见,在同一个梯度方向上实际存在多个径向量。在检测过程中,得到边缘点梯度方向 θ 后,通过查询 R-表,根据 θ 在 R-表中对应的行中的每一个 $|r|$ 和 α 信息,计算参考点位置;通过投票机制,确定投票数最多的点的位置,即参考点位置。

为了简化叙述,首先考虑没有尺度和旋转变化的情况。遍历场景中每一个像素点,按照公式(4-26)的方法计算该点梯度方向 θ,以 θ 为索引在 R-表中找到对应的多个径向量 $\vec{r}$,叠加该点坐标值得到多个可能的参考点坐标 (x_c,y_c),分别在累加表 $A[x_c][y_c]$ 上记录。遍历结束后,找到累加表 A 中峰值处 (x_c,y_c),为最可能的参考点参数,也就意味着找到了对应目标图形在场景中的匹配。

下面用图示详细介绍此过程。

首先,如图 4-22 所示,构建目标图形的 R-表,图中"×"表示随机选取的参考点,图 4-22(b)中红线

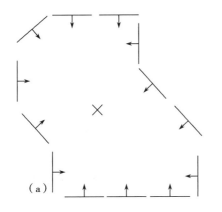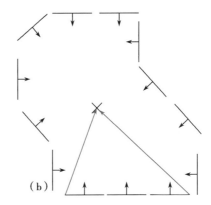

图 4-22　目标图形的 R-表的构建过程
(a)模板图像；(b)模板中点的位移矢量。

表示边缘点相对于参考点的径向量。

　　构建目标图形的 R-表后,在场景中查找目标图形。因为人体解剖结构和医学成像设备的限制,在医学图像处理中,人体组织的形状特征变化不大。一般仅考虑平移情况下的模板匹配。图 4-23 和图 4-24 均表示场景中的待搜索图像,仅考虑位移变化。假设待搜索图像与目标图像完全一致。中心的"×"表示待查找的参考点,根据边缘点信息和已建立的 R-表中相应的径向量信息进行叠加,过程如图 4-23 和图 4-24 所示。

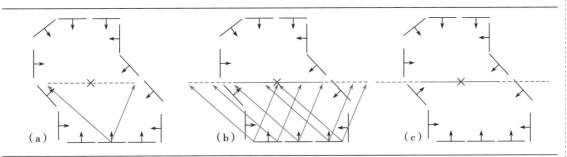

图 4-23　基于 R-表在场景中匹配图形示例一
(a)、(b)测试点的投票地点范围;(c)为 $\theta=\uparrow$ 的点投票。

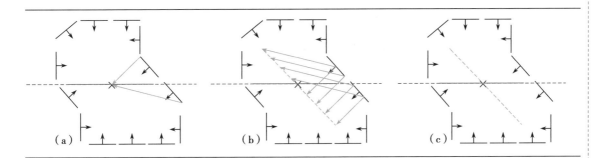

图 4-24　基于 R-表在场景中匹配图形示例二
(a)模板中点的位移矢量;(b)测试点的投票地点范围;(c)为 $\theta=\swarrow$ 的点投票。

　　如上所述,当遍历场景中每一点时,累加表 A 中记录峰值即为可能的参考点参数,对累加表进行叠加的过程称为投票(voting)。Ballard D H 在 1981 年发表的论文 *Generalizing the Hough transform to detect arbitrary shapes* 介绍了加入尺度和旋转因子后的广义霍夫变换过程,这里不再详细介绍。

在实际的医学图像处理过程中,通常先获取已知的目标图形模型。如图 4-25 所示,此处的广义霍夫变换应用于查找腿部骨骼射线成像中膝关节位置,对输入图像(input image)进行边缘提取,再与已有的若干膝关节加权点模型(weighted point model)进行广义霍夫变换投票机制匹配。输出结果为霍夫空间(Hough space)的累积结果,亮度最高部分即为最可能参数取值。

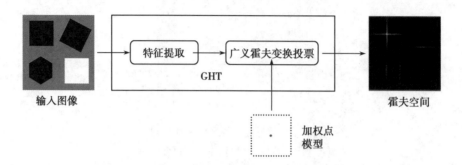

图 4-25 查找腿部骨骼射线成像中膝关节位置时对测试图像的处理流程
对输入图像(input image)进行边缘提取,再与已有的若干膝关节加权点模型(weighted point model)进行广义霍夫变换投票(voting)机制匹配,输出结果为霍夫空间(Hough space)的累积结果。

图 4-26 显示了成功的处理结果。图 4-26(b)中黑色部分为使用的目标膝盖模型。可见,对已知目标模板的选择是提取形状特征成功与否的关键步骤。在本实例中,通过对现有数据集中的目标形状特征进行训练,得到了包含目标图形普遍特征的形状模型;再结合广义霍夫变换的投票机制,能够定位到测试图像中的特定形状的位置。

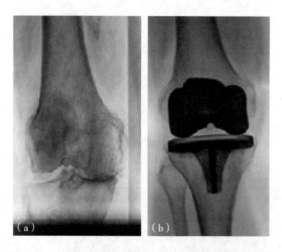

图 4-26 使用广义霍夫变换查找膝关节位置的结果图
(a)用于测试的腿部射线成像 ROI 和膝盖部位匹配结果;(b)目标膝盖模型模板。

三、模板匹配

模板匹配是一种基本的模式识别方法,用来定位某一特定对象物的图案在图像中的具体位置。模板匹配具有自身的局限性,主要表现在:模板只能在图像中平移,不适用于原图像中匹配目标发生旋转或大小变化的情况。

模板匹配算法中最重要的部分就是特征模板与图像子图相似度的测量,然后使用特征模板遍历整个搜索图,寻找最相似子图,找到与模板图最相似的子图作为最终匹配结果。最常用的相似度测量方法是误差平方和算法(sum of squared differences,SSD),也叫差方和算法,如下所示。

$$D(i,j) = \sum_{x=0}^{M-1} \sum_{y=0}^{N-1} \left[S(i+x-1,j+y-1) - T(x,y) \right]^2 \tag{4-27}$$

公式(4-27)中,以图像 I(image)的左上顶点为原点, i,j 分别表示图像大小为 $M×N$ 的子图的中心点横纵坐标。以模板左上角为原点, x,y 分别表示模板中像素横、纵坐标值。 S 为图像子图(subimage),即为图像中待遍历的某一图像块区域, T 为模板(template)。若取 3×3 大小的模板,则 $x-1$ 和 $y-1$ 的作用是计算模板对应像素距离子图中心点的偏移量。根据不同模板大小,偏移量的计算相应变化。实际上,SSD 算法可由高斯分布的最大似然估计公式推导得到,也就是说,选择 SSD 算法就是选择了最大似然估计法,且假设图像已经受到高斯噪声污染。

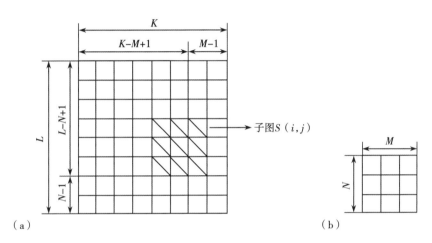

图 4-27　模板匹配算法示意图
(a)搜索区域;(b)模板 T。

此外还可以借助傅里叶变换方法来加速模板匹配,将相关运算和快速傅里叶变换(FFT)相结合来实现相似度测量的快速计算。具体的过程:首先将模板关于中心点进行对称翻转;再将互相关过程转换为傅里叶卷积过程;利用空间域的卷积相当于频域的乘法这一性质,充分利用快速傅里叶变换的速度优势来直接实现模板匹配。

作为一种鲁棒性较强的方法,傅里叶-梅林变换(Fourier-Mellin transform)可以很好地应对平移、平面内旋转、缩放和遮挡引起的图像灰度变化等问题。以上所述的相似度测量方法只是利用模板的位置不变性,当加入旋转、尺度变化时,可以进一步利用傅里叶-梅林变换完成图像与刚性形状模板的匹配过程。

如下所示,当点 (x,y) 逆时针旋转角度 θ 至点 (x',y') 时

$$\because x = \rho\cos\alpha, y = \rho\sin\alpha$$

$$x' = \rho\cos(\alpha+\theta) = \rho(\cos\alpha\cos\theta - \sin\theta\sin\alpha) = x\cos\theta - y\sin\theta$$

$$y' = \rho\sin(\alpha+\theta) = \rho(\cos\alpha\sin\theta + \cos\theta\sin\alpha) = x\sin\theta + y\cos\theta$$

$$\therefore \begin{bmatrix} x' \\ y' \end{bmatrix} = \begin{bmatrix} \cos\theta & -\sin\theta \\ \sin\theta & \cos\theta \end{bmatrix} \begin{bmatrix} x \\ y \end{bmatrix} \tag{4-28}$$

考虑待匹配的图片与原图片存在缩放量 s,旋转量 θ,位置平移量为 (x_0,y_0),可根据原始的 x、 y 值得到相应的 x' 和 y',代入可得

$$x' = s(x\cos\theta - y\sin\theta) + x_0$$

$$y' = s(x\sin\theta + y\cos\theta) + y_0$$

$$f_1(x,y) = f_2(x',y')$$
$$= f_2[s(x\cos\theta - y\sin\theta) + x_0, s(x\sin\theta + y\cos\theta) + y_0]$$

$$(4\text{-}29)$$

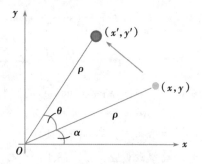

图 4-28　直角坐标系下的旋转公式推导示意图

进一步可利用相位相关技术,借助傅里叶变换的位移性质来寻找平移量。一维数据 $f(t)$ 与 $f(t-t_0)$ 的傅里叶变换仅相差一个 $\mathrm{e}^{-j\omega t_0}$ 项(两者的相位谱相差 $-t_0$),通过对 $\mathrm{e}^{-j\omega t_0}$ 进行傅里叶逆变换可以在 t_0 处得到一个冲激函数,从冲激函数位置就可以判断出平移量,推广到二维即为公式(4-29)中的 (x_0, y_0)。剔除掉平移量后,再利用对数极坐标变换处理旋转和缩放量。

$$(x,y) = (\rho\sin\alpha, \rho\cos\alpha) \xrightarrow{\text{对数变换}} (\ln\rho + \ln\sin\alpha, \ln\rho + \ln\cos\alpha)$$
$$(x',y') = [s\rho\cos(\alpha+\theta), s\rho\sin(\alpha+\theta)] \xrightarrow{\text{对数变换}} [\ln s + \ln\rho + \ln\cos(\alpha+\theta), \ln s + \ln\rho + \ln\sin(\alpha+\theta)]$$

$$(4\text{-}30)$$

上述 $f_2(x',y')$ 与 $f_1(x,y)$ 之间的关系转换到对数极坐标系中,取 $\lambda = \ln\rho$,可以表示为函数 g_1 与函数 g_2 之间的关系

$$g_2(\ln\rho, \alpha) = g_1(\ln\rho + \ln s, \alpha + \theta)$$
$$g_2(\lambda, \alpha) = g_1(\lambda + \ln s, \alpha + \theta)$$

$$(4\text{-}31)$$

通过公式(4-31)所述变换,旋转和缩放在对数极坐标下又变成平移关系,然后用相位相关技术获得旋转和缩放量。

值得一提的是,在医学图像的配准中,基于如上所述的傅里叶-梅林变换过程常被用来寻找两幅待匹配图像之间发生的位移和旋转。后续也可结合尺度不变特征变换(SIFT)和快速鲁棒特征(SURF)等算法提高图像匹配的效果。

四、可变形模型

通过模板形状来提取目标特征数据的思想早在 20 世纪 70 年代初期就有所体现。上文提到,通过在输入图像上滑动模板,比较图像子图和模板的相似性,可以从该图像中获得已知的形状特征,这就是模板匹配算法的基本概念。这里的模板可以是如上所述的刚性模板(rigid template),也可以是可变形模板(deformable template)。在医学图像处理中,考虑到生物解剖结构的复杂性以及各种软组织形状的易变性,经常需要一种更为灵活的框架来获得对感兴趣区域的完整表达,因此较刚性模板而言,可变形模板在医学图像处理中的应用更加广泛。

可变形模板这一术语最初源于 1987 年 Kass M, Witkin A, Terzopoulos D 的论文 *Snakes: Active contour models*。在这之后出现的关于这种算法的不同名称,如主动轮廓或表面模型(active contours or surface)等,都属于可变形模型。主动轮廓模型可以分为两大类:参数活动轮廓模型(parametric active contour model)和几何活动轮廓模型(geometric active contour model)。参数活动轮廓模型是基于 Lagrange 框架,直接以曲线的参数化形式来表达轮廓,最有代表性的是由 Kass M 所提出的 Snake 模型。几何活动轮廓模型的曲线运动过程则是基于曲线的几何度量参数,一般也被称为水平集(level set)方法。但这些都是基于能量泛函的图像分割方法,此处为读者简单介绍分类,不再赘述。

在 Snake 及其改进模型在医学图像处理的具体应用中,图 4-29 为在 CT 断层扫描图像中,通过最小化能量对左心室轮廓线逐步定位的变化过程;图 4-29 展示了基于改进 Snake 模型对于人体脊椎体模的图像分割过程。Snake 模型的基本思想都是:通过在感兴趣目标附近放置一个初始轮廓线,在内

部能量(内力)和外部能量(外力)的共同作用下,变形外部能量吸引活动轮廓朝物体边缘运动,而内部能量保持活动轮廓的光滑性和拓扑性。当能量达到最小时,活动轮廓将收敛到所要检测的物体边缘。

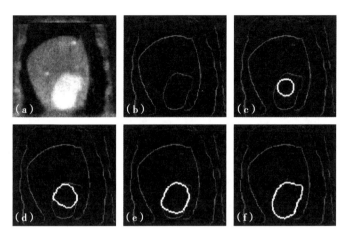

图 4-29　CT 断层扫描图像中对左心室轮廓线的定位
(a)左心室 CT 图像;(b)~(f)通过最小化能量逐步更新轮廓线过程。

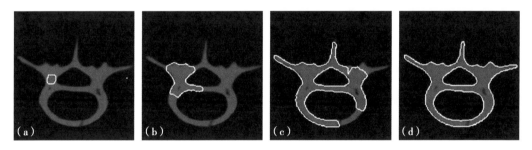

图 4-30　基于改进 Snake 模型对于人体脊椎体模的图像分割
(a)~(d)通过最小化能量逐步更新人体脊椎体模轮廓线的过程。

第三节　纹　理　特　征

纹理也是图像的重要特征。纹理特征富有周期性信息,是灰度、颜色在空间域以一定形式变化而产生的模式。纹理特征提供了丰富的病灶信息,在医学图像分割,病灶区域分析、识别,数据库检索,图像增强等领域均有应用。

近年来纹理特征分析在肿瘤影像的分析领域取得了一系列应用。肿瘤组织不受控制地生长并逐渐浸润到周围组织中,使得该部位的组织纹理不同于正常人体组织,而由放射科专业医生进行人工病灶分析往往因为判断的主观性而出现一些误差,所以需要设计定量的评估方法,准确提取肿瘤部位区别于健康组织的各项纹理特征,进行肿瘤自动定位、分割、分级、分类。以往的研究已经证明,医学图像纹理的异质性(heterogeneity)与肿瘤的分级(grading)、分期(staging)密切相关(如图 4-31),其中纹理异质性可用熵、均匀性等指标衡量。具体地,研究人员在分析 CT 图像中的肿瘤病灶纹理时,一般提取不同滤波因子下的由粗到精的区域纹理,而后在相应的 PET-CT 图像中选取标准 ROI 计算平均标准化摄取量(average standardized uptake value,SUV_{avg})参数(一般恶性程度越高,SUV_{avg}就越高)。将纹理评价参数与通过内镜超声检查或者活检观察病理解剖图像等直接手段评价的分期、分级情况进行对比,得出图像纹理异质性和肿瘤恶化程度正相关的结论。

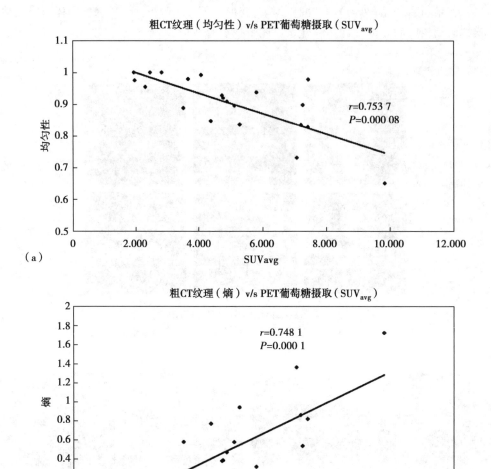

图 4-31　纹理异质性与肿瘤恶化程度相关性分析结果

（a）肿瘤 SUV_{avg} 与肿瘤图像纹理的均匀性成负相关；（b）肿瘤 SUV_{avg} 与肿瘤图像纹理的熵成正相关。

纹理与疾病密切相关的论断在一些研究工作中得到了有效证明，因此纹理特征在医学影像学中有巨大的应用前景。

然而纹理特征也有缺点：它只是一种物体表面特性，不能完全反映物体的本质属性，所以仅仅利用纹理特征难以获得高层次图像内容。另一个很明显的缺点是纹理特征容易受成像条件变化的影响，例如 CT 剂量改变。如图 4-32 所示，在 Low Dose CT Grand Challenge（低剂量 CT 大挑战）数据库中，肝脏部位病灶在标准剂量 CT（standard dose CT，SDCT）图像［管电压（tube voltage）100kV，管电流（tube current）360mA］中较为清晰，边界明显，而在低剂量 CT（low dose CT，LDCT）图像（管电压 100kVkV，管电流 85mA）中，由于低剂量噪声纹理影响，组织纹理会有较大差异，边界模糊，难以辨别，甚至有时候在未出现器质性病变下，低剂量 CT 图像的一些噪声纹理会类同一些病变特征，造成判别障碍。

纹理特征分析有多种不同的方法，其分类如图 4-33 所示。本节根据医学图像上的纹理特征应用，对研究人员的主流实践方法大致归类，主要介绍基于统计学的方法、基于模型的方法、基于变换域的方法等，并在下文中逐一加以阐述。

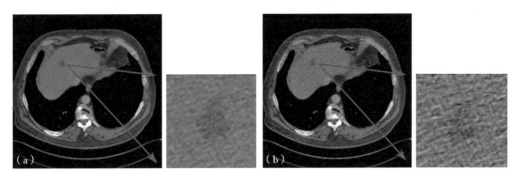

图 4-32 肝部病灶在 CT 下的纹理
（a）SDCT 中的肝部病灶纹理；（b）LDCT 中的肝部病灶纹理。

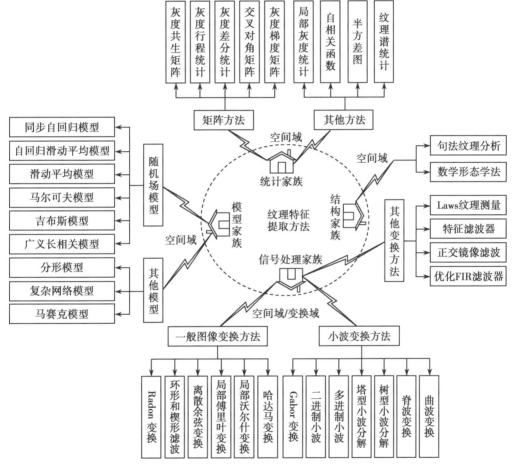

图 4-33 纹理特征提取方法分类

一、基于统计学方法的纹理特征

统计学方法是纹理分析最常用的手段。它通过分析图像纹理区域的像素间的灰度值关系，对纹理的各项特征进行定量描述。

1. 一阶统计特征 为图像局部 ROI 区域中统计图像灰度频率分布，即局部区域的灰度直方图。其特征除了表示局部区域的灰度部分信息外，均与低层次特征中的直方图相仿，此处不再赘述。一阶统计特征的计算参数除了直方图生成的平均灰度值（mean grey-level intensity）、标准差（standard deviation）、熵（entropy）外，还包括一致性（uniformity）、偏度（skewness）、峰度（kurtosis）等信息。

　　若仍以 $f(x,y)$ 表示坐标在 (x,y) 处的灰度值，其中 x,y 为图像 ROI 中的坐标，$n=M×N$ 表示 ROI 区域中像素个数，L 为灰度级数，灰度为 k 的像素在图像中出现的概率定义为 p_k，则上述参数计算公式如下。

　　均值（m）为

$$m = \sum_{k=1}^{L} p_k k \tag{4-32}$$

　　标准差（Std）为

$$Std = \sqrt{\sum_{k=1}^{L} (k-m)^2 p_k} \tag{4-33}$$

　　熵（$entr$）为

$$entr = \sum_{k=1}^{L} p_k \log_2 p_k \tag{4-34}$$

　　一致性（$Unifo$）为

$$Unifo = \sum_{k=1}^{L} p_k^2 \tag{4-35}$$

　　偏度系数（Ske）为

$$Ske = \frac{n}{(n-1)(n-2)Std^3} \sum_{k=1}^{L} (k-m)^3 p_k \tag{4-36}$$

　　峰度系数（Kur）为

$$Kur = \frac{n(n+1)}{(n-1)(n-2)(n-3)Std^4} \sum_{k=1}^{L} (k-m)^4 p_k - 3\frac{(n-1)^2}{(n-2)(n-3)} \tag{4-37}$$

　　例如：为了确定结直肠癌患者的肝内外肿瘤是否对肝正常组织有影响，可在非对比增强的 CT 图像中进行纹理分析，使用参数 σ 分别为 0.5、1.5、2.5 的 LoG 算子[LoG 具体公式见公式(4-17)]对肝部勾画的 ROI 进行滤波，得到由精细到粗糙的不同肝脏纹理图，如图4-34。对 ROI 区域计算一阶统计特征：均值、熵、一致性，并用这些参数作为评价纹理的量化指标。实验表明该纹理分析方法和 CT 灌注成像手段的分析结果一致——在正常组、肝外肿瘤组、肝内肿瘤组的统计学参数（如均值、标准差等）对比中，没有发现明显的差异。由于这种纹理特征提取分析方法易实现、计算量小，在医学图像领域有着良好的应用前景。

　　2. 二阶以及高阶统计特征　上述的一阶统计特征仅仅包含了局部图像的单个像素级别的灰度统计信息，只能反映局部图像整体量化特征。一般地，为了使统计特征包含图像的空间结构信息，需要使用二阶或更高阶统计特征。二阶以及更高阶统计特征的计算方法，可以分为基于灰度共生矩阵（co-occurrence matrix）的特征、基于灰度游程矩阵（gray level run-length matrix）的特征和基于灰度梯度共生矩阵（gray-gradient co-occurrence matrix）的特征等。以下简单介绍使用较为广泛的基于灰度共生矩阵及灰度游程矩阵的特征。

　　（1）基于灰度共生矩阵的特征：灰度共生矩阵的定义是图像中相距为 d 的两个灰度像素同时出现的联合概率分布。它通过计算图像中一定距离和一定方向的两点灰度之间的相关性，反映图像在某方向上灰度幅度变化快慢的信息，并使用灰度共生矩阵来表示纹理的部分特性。

　　灰度共生矩阵是对图像上相隔一定距离的两个像素进行灰度统计得到的。假设对相距为

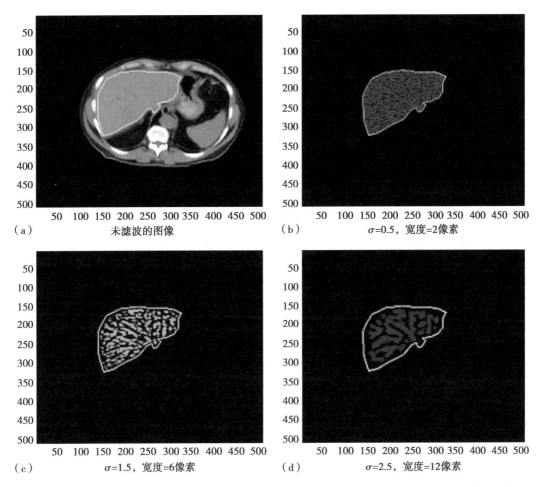

图 4-34　使用参数 σ 分别为 0.5、1.5、2.5 的 LoG 算子对肝部勾画的 ROI 进行滤波,得到由精细到粗糙的不同肝脏纹理图

（a）原图；（b）~（d）参数选取分别为 0.5、1.5、2.5 时得到的 ROI 纹理图。

$\sqrt{a^2+b^2}$ 的两个像素分别具有的灰度值进行统计:设第一个像素坐标为 (x,y),其灰度值为 g_1;第二个像素坐标为 $(x+a,y+b)$,其灰度值为 g_2,则该点对的灰度值为 (g_1,g_2)。使点 (x,y) 在图像上移动,可以得到具有不同值的 (g_1,g_2)。若图像灰度值级数为 L,则 (g_1,g_2) 有 L^2 种组合。将整幅图像中不同值的 (g_1,g_2) 出现的次数统计出来,可排列为一个方阵$(L \times L)$;将该方阵归一化为 (g_1,g_2) 出现的概率值即灰度共生矩阵。

例如:对于图 4-35（a）中的矩阵,设左上角为矩阵坐标$(1,1)$,x 轴正方向水平向右,y 轴正方向竖直向下,灰度值的级数为 4,设 $a=1,b=0$（按照两个像素点位置关系为水平方向,相距为 1 像素进行扫描）,统计矩阵中所有符合此要求的像素点对灰度值(g_1,g_2) 出现的概率。进一步地,当 $a=0,b=1$ 时,像素对中像素的相对关系是垂直方向,即 90°扫描;当 $a=1,b=1$ 时,像素对中像素的相对关系是右对角线方向的,即 45°扫描;当 $a=-1,b=1$ 时,像素对中像素的相对关系是左对角线方向的,即 135°扫描。通常取这四个方向分别计算灰度共生矩阵,归一化后获得最终的灰度共生矩阵。图 4-35（b）的方阵即灰度共生矩阵,对此方阵进行归一化处理即可得到归一化的灰度共生矩阵,如图 4-35（c）所示。

在计算得到共生矩阵之后,可在此基础上计算矩阵的一系列表示纹理的特征量。常用特征量有对比度（contrast,CON）、能量（energy,或称角二阶矩,angular second moment,ASM）、熵（entropy,ENT）、逆差分矩（inverse different moment,IDM）、相关性（correlation）等。此外,还有小梯度优势、大梯度优势、灰度分布不均匀性、梯度分布不均匀性、梯度平均、灰度均方差、梯度均方差、梯度熵、混合熵、惯性

0	1	2	3	0
1	2	3	0	1
2	3	0	1	2
3	0	1	2	3
0	1	2	3	0

(a)

g_1 \ g_2	0	1	2	3
0	0	5	0	0
1	0	0	5	0
2	0	0	0	5
3	5	0	0	0

(b)

g_1 \ g_2	0	1	2	3
0	0	0.25	0	0
1	0	0	0.25	0
2	0	0	0	0.25
3	0.25	0	0	0

(c)

图 4-35　计算灰度共生矩阵，然后归一化

(a)原矩阵;(b)灰度共生矩阵;(c)归一化后的灰度共生矩阵。

等 14 个特征量。在实际中一般选取与目标相关性较大的、具有代表性的特征量进行纹理分析。归一化共生矩阵用 G 表示,灰度级数为 L,则特征量的计算公式如下。

1）对比度(CON):是灰度共生矩阵主对角线附近的惯性矩。它体现矩阵的值如何分布,反映了图像的清晰度和纹理沟纹的深浅。

$$\mathrm{CON} = \sum_{i=1}^{L}\sum_{j=1}^{L}(i-j)^2 G(i,j) \tag{4-38}$$

2）能量(或称角二阶矩,ASM):反映了图像灰度分布的均匀程度和纹理粗细度。若灰度共生矩阵中的值集中在一块,即某些值较大,其他值较小,则能量较大;若矩阵的值分布均匀,则能量较小,表示纹理较细。

$$\mathrm{ASM} = \sum_{i=1}^{L}\sum_{j=1}^{L}\left[G(i,j)\right]^2 \tag{4-39}$$

3）熵(ENT):是图像具有信息量的度量,体现了图像纹理的随机性。若灰度共生矩阵中的值都近乎相等,分布分散,则熵值大,图像纹理特征较复杂;反之,若灰度共生矩阵值差异大,分布集中,则熵值小,图像纹理特征较简单。

$$\mathrm{ENT} = -\sum_{i=1}^{L}\sum_{j=1}^{L}G(i,j)\log G(i,j) \tag{4-40}$$

4）逆差分矩(IDM):反映图像纹理局部灰度变化的剧烈程度。该值大,则说明图像纹理的不同区域间灰度分布较均匀;反之,则表明局部灰度变化剧烈。

$$\mathrm{IDM} = \sum_{i=1}^{L}\sum_{j=1}^{L}\frac{G(i,j)}{1+(i-j)^2} \tag{4-41}$$

灰度共生矩阵提取的纹理特征参数具有较好的量化能力,但是这个方法需要遍历所有的图像点进行计算,计算量较大,尤其对于像素级的纹理分类而言计算复杂度更大。为了克服这一问题,有学者提出了其他统计方法,如图像的自相关函数和半方差图等。另外,一些学者将灰度共生矩阵扩展到三维空间,利用三维灰度共生矩阵对在 T_1 加权的 MR 图像下的神经胶质瘤患者进行鉴别,从而为肿瘤分级和手术治疗计划提供参数量化依据。

（2）基于灰度游程矩阵的特征:游程矩阵(run-length matrix,RLM)也是一种计算二阶统计特征的方法,可在某一特定方向上对纹理进行分析。这里的游程(run length)指的是在预定方向上有着相同灰度强度或处于某个灰度范围内的像素个数,是对图像灰度关系的高阶统计。游程矩阵的参数包括:短游程优势(short-run emphasis,SRE)、长游程优势(long-run emphasis,LRE)、灰度的不均匀性度量(gray-level non-uniformity,GLNU)和游程长度的不均匀性度量(run length non-uniformity,RLN)。

对于给定图像,灰度游程矩阵设为 M,方向为 θ 的游程矩阵中,第 g 行第 l 列元素 $M(\theta,g,l)$ 表示:

在图像 θ 方向上,连续 d 个灰度为 g 的像素串出现的总次数。设 N_g 为图像的灰度级数,N_d 为图像的灰度游程数,各参数计算公式如下。

1）短游程优势(SRE)

$$\mathrm{SRE} = \left[\sum_{g=1}^{N_g} \sum_{d=1}^{N_d} (M_{gd}/d^2) \right] \bigg/ \sum_{g=1}^{N_g} \sum_{d=1}^{N_d} M_{gd} \tag{4-42}$$

图像纹理越细小,则短游程越多,SRE 的值则越大。

2）长游程优势(LRE)

$$\mathrm{LRE} = \left[\sum_{g=1}^{N_g} \sum_{d=1}^{N_d} (d^2 M_{gd}) \right] \bigg/ \sum_{g=1}^{N_g} \sum_{d=1}^{N_d} M_{gd} \tag{4-43}$$

图像呈现粗纹理时,长游程较多,LRE 的值较大。

3）灰度的不均匀性度量(GLNU)

$$\mathrm{GLNU} = \left[\sum_{g=1}^{N_g} \left(\sum_{d=1}^{N_d} M_{gd} \right)^2 \right] \bigg/ \sum_{g=1}^{N_g} \sum_{d=1}^{N_d} M_{gd} \tag{4-44}$$

当图像中各灰度的游程数量较为相近时,此 GLNU 特征具有较小值;图像中某种灰度出现较多,GLNU 的值就较大。

4）游程长度的不均匀性度量(RLN)

$$\mathrm{RLN} = \left[\sum_{d=1}^{N_d} \left(\sum_{g=1}^{N_g} M_{gd} \right)^2 \right] \bigg/ \sum_{g=1}^{N_g} \sum_{d=1}^{N_d} M_{gd} \tag{4-45}$$

当图像中灰度的各游程长度较为相近时,此 GLNU 特征具有较小值;当图像中某种游程长度出现较多时,RLN 具有较大值。

纹理的二阶统计特征在医学图像的纹理特征提取与分析领域应用十分广泛,许多对病灶与正常组织进行识别和分类的工作都会综合一阶、二阶纹理特征进行分析。例如:利用 MR 图像的各类纹理特征,如一阶纹理统计特征、灰度共生矩阵、梯度矩阵、游程矩阵等,可以区分健康人和患者的脑组织(白质、灰质、脑脊液、肿瘤和水肿)。其中纹理特征对于区分 MR 图像中的肿瘤与周围水肿组织效果比较明显。另外,使用统计学的纹理特征还可以对 T_1 加权 MR 图像进行特征提取分析,并对模糊的灰质/白质界面进行建模,借此对严重癫痫患者的皮质发育情况进行临床评估。其中计算二阶统计特征的方法如图 4-36 所示。

用皮质发育不良的脑部 T_1 加权 MR 图像结合纹理特征构建贝叶斯分类器。在 18 例患者 20 个病灶带(人工标记)的数据集上,该分类器敏感度达到了 85%,如图 4-37 所示。

除此之外,对于不同的问题,研究者还采用了其他参数。经过相关分析和迭代特征选择,筛除相互之间高度相关或代表性较差的参数,保留最具代表性的特征集。例如:对面积、长短轴等形状参数和灰度均值、基于分形维数的特征等纹理参数进行筛选,最终得到包括分形维数、异质性、主轴直径、节点数密度以及面积等 7 个参数排列成的一个特征向量,用以描述结节的状态。用 SPSS(version 15.0)软件进行统计分析,与组织病理学检查结果对照,最终得到了良/恶性淋巴结在 CT 图像中的最佳判别性质:节点大小、边界(用分形维数描述,表现边界的平滑性)、密度和异质性。

二、基于模型的纹理特征

基于模型的纹理特征分析方法通过识别一个近似的先验模型来反映图像纹理结构,进而对图像组织类别信息进行分类。常见的基于模型的方法包括随机场模型法和分形模型法。

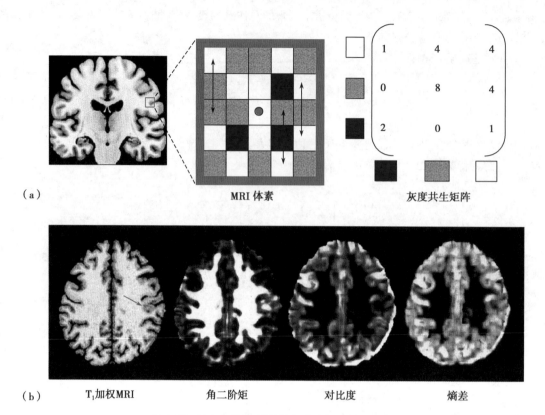

（a）MRI 体素　　　　　　　　灰度共生矩阵

（b）　T₁加权MRI　　　　角二阶矩　　　　对比度　　　　熵差

图 4-36　T_1 加权图像以及其各共生矩阵特征表现

（a）在原 T_1 加权 MR 图像中使用滑动窗 ROI 进行共生矩阵特征的提取，并将每个共生矩阵生成的参数映射回窗中心点像素；（b）不同共生矩阵特征映射回窗中心点像素后的图像。

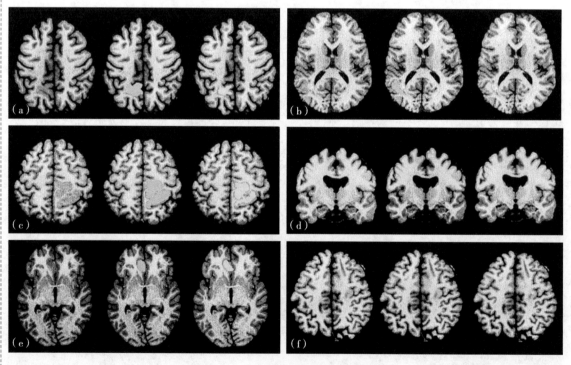

图 4-37　自动识别病灶的 6 例结果

每张图的左侧为 T_1 加权 MR 原图；中间为人工标记结果（蓝色）；右侧为分类器识别结果（黄色）。

1. 随机场模型法 基于随机场(random field,RF)的随机场模型法采用概率模型来描述纹理的随机过程。该类方法首先对随机数据或随机特征进行统计,进而估计纹理模型的参数,然后对一系列的模型参数进行聚类,形成表示纹理类型的模型参数。该类方法通过估计参数逐点计算灰度图像的最大后验概率,根据先验知识,确定在其邻域下该像素点属于某种纹理的概率。随机场模型刻画了图像中像素对邻域像素的统计依赖关系,主要包含两个要素:位置(site)和相空间(phase space)。在医学图像处理中:位置即图像中每个像素的空间坐标参数;可以认为相空间是图像像素实际代表的物质种类组成的空间(如脑部图像的相空间包含灰质、白质、骨、脑脊液等类别)。当图像中每个像素点按照某种分布被随机赋予相空间的一个物质种类后,该图像就称为随机场。

典型的随机场模型法包括同步自回归(simultaneous auto-regressive,SAR)模型法,马尔可夫随机场(Markov random field,MRF)模型法及其扩展方法,以及吉布斯随机场(Gibbs random field,GRF)模型法等。

SAR 模型是一种较为成功的基于随机场模型的纹理描述方法。在 SAR 模型中图像每个像素的像素值被描述成随机变量,可用与其相邻的像素来表示。如果 $X=(x,y,z)$ 代表三维空间的某个像素,则其强度值 $g(X)$ 可以表达为它的相邻像素强度值的线性叠加与噪声项 $\varepsilon_0(X)$ 的和

$$g(X) = \mu + \sum_r \theta(r) \cdot g(X+r) + \varepsilon_0(X) \tag{4-46}$$

其中,μ 表示整幅图像的平均强度值,$\theta(r)$ 表示 X 的不同邻域像素(用 r 表示 X 的坐标偏移量,常采用 8 邻域进行计算)的权值,$\varepsilon_0(X)$ 表示均值为 0、方差为 σ^2 的高斯随机变量。通过公式(4-46)可以用回归法计算参数 θ 和标准差 σ 的值,用于刻画图像中各种纹理特征。模型参数的具体意义为:权值 $\theta(r)$ 代表了坐标 X 处像素值与邻域像素的依赖关系,设定此参数可以检测特定方向上的纹理信息;μ 作为基准量可以表示图像平均的像素值;标准差 σ 表明在 $\theta(r)$ 规定的权重方向上的纹理粗糙程度。此外,SAR 的一种变体称为旋转无关的自回归纹理特征(rotation-invariant SAR,RISAR)。该特征不受图像旋转的影响,具有图像旋转不变性的特点。

MRF 是 SAR 模型的更一般化表示。当随机场中某点的像素值只与相邻像素值有关时,这种随机场即为 MRF。MRF 在医学图像分析中有较多的应用,例如:乳腺 X 线摄影中的微钙化(microcalcification,MC)已经成为女性乳腺癌的早期征兆之一,因此在可疑的 MC 中辨别出真正的 MC,即排除尽可能多的假阳性 MC(假阳性 MC 指的是将实际标签非 MC 的对象判定为 MC)非常重要。Yu S N 等的研究是将检测任务分为两个阶段:首先,通过小波滤波器对乳腺 X 线照片进行阈值化,保留所有可疑的 MC;随后,从每个可疑 MC 的邻域中提取出 Derin-Elliott 模型的马尔可夫随机场参数作为主要纹理特征;再结合三个辅助纹理量(像素均值、中心二阶矩和边缘密度)作为识别真实 MC 的分类器输入,以提高检测准确率。测试数据由乳房 X 线影像分析协会(Mammographic Image Analysis Society,MIAS)提供,从 20 幅病理图中由放射科医师标记出 25 个 MC 聚集位点。实验结果如图 4-38 所示。根据实验结果,该方法从 1 356 个假阳性 MC 中剔除 1 341 个,即 98.9% 的假阳性被剔除。

2. 分形模型法 分形维数作为分形的重要特征和度量,能够将图像的空间信息和灰度信息有效地结合起来。分形维数在图像处理中的应用主要基于两点假设:①自然界中不同种类的物质具有不同的形态,所以具有不同的分形维数;②自然界中的分形与图像的灰度表示之间存在着一定的对应关系(由 Pentland 于 1984 年提出)。

研究表明,人类视觉系统对粗糙度和凹凸性的感受与分形维数有着密切的联系,因此可用图像区域的分形维数来描述图像区域的纹理特征。分形维数描述纹理的核心问题是如何准确地估计分形维数。最常用的算法有 Keller 的盒维数以及 Sarkar 和 Chaudhuri 提出的差分计盒法等。由 Mandelbrot 描述的分数布朗运动模型是其中最重要的分形模型之一。分数布朗运动模型把自然的粗糙表面看成随

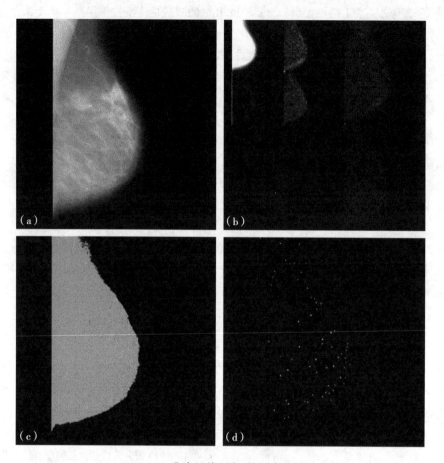

图 4-38　乳腺 X 线 MCs 检测实验结果

（a）原始图像；（b）两级 Daubechies（多贝西）小波分解原始图像（对比度增强）；（c）去除低频子带的重建图像的增强版；（d）阈值化后可见的微钙化点。

机游走的最终结果。重要的是，纹理的表面也可以看作是随机游走的结果，因此分数布朗运动模型可以用于描述纹理。

　　在医学图像领域，分形空间的多重分形纹理特征（multi-fractal texture features）也具有广泛的应用。例如：利用多尺度空间变化的纹理特征结合其他的诸如 T_1、T_2、磁共振成像液体衰减反转恢复序列（FLAIR）、T_1增强等模态下的 MR 图像中全局灰度特征等信息，进行基于随机森林分类器的脑部异常区域分割与分类。Reza S 和 Iftekharuddin KM 提出了新的纹理特征表示方法——分形分段三角棱镜表面积（PTPSA）特征以及多重分形布朗运动（mBm）特征，并以此作为区分正常脑组织与肿瘤区域纹理的依据。在不同模态的 MR 图像下提取这些有效的纹理特征后送入随机森林分类器模型，在叶节点处可得到每个样本的分类标签预判；将预测的标签用于特定的图像分割算法可得到异常组织区域。图 4-39 为一实验结果实例，其中每行为一例患者数据，每列从左到右分别为 T_1图像、T_2图像、FLAIR 图像、T_1增强图像、分割结果以及样本的标签。

三、基于 Gabor 小波变换的纹理特征

　　纹理特征一般具有周期性。变换域的纹理分析通常指频率下的功率谱分析。从空间域转到频域最常用的方法是小波变换。小波变换法借助正交小波对图像进行分解，以获得不同分辨力的图像。每种分辨力图像由代表不同方向信息的一系列高频子带图像组成，使用不同分辨力的小波高频子带图像可以反映原图像不同尺度下的纹理特征。Gabor 小波变换方法是最常见的方法之一。把图像中的纹理信息看作频域的窄带信号，认为不同纹理一般具有不同中心频率和带宽，根据这些信息设计的

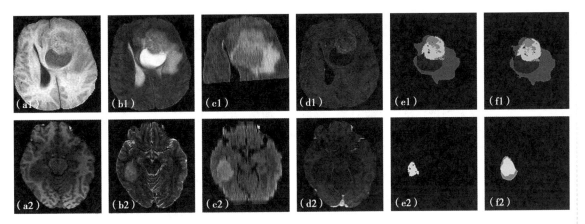

图 4-39　基于纹理特征的分割结果

(a1)、(a2):T_1图像;(b1)、(b2):T_2图像;(c1)、(c2):FLAIR 图像;(d1)、(d2):T_1增强图像;(e1)、(e2):分割结果;(f1)、(f2):样本的标签。

Gabor 滤波器只让其频率对应的纹理通过,而抑制其他纹理特征,再从滤波器的输出结果中分析提取纹理特征,用于分类或分割任务。

Gabor 小波变换处理在医学图像的纹理特征分析中多有用到,常常辅以其他方法共同进行医学图像分析。例如:利用 Gabor 小波分析方法提取的磁共振肿瘤图像的纹理特征,可区分主中枢神经系统淋巴瘤(PCNSL)和多形性胶质母细胞瘤(GBM)。该方法使用对比增强的 T_1 加权 MR 图像,用 Gabor 小波提取肿瘤区域的纹理特征。不同肿瘤的 Gabor 变换在同一频率和方向下有着不同的输出结果,所以可以用作分类判别。同时使用支持向量机(SVM)分割模型结合纹理特征以及形状特征,利用线性判别降维算法(LDA)模型进行分类。其中纹理特征提取结果如图 4-40 所示。

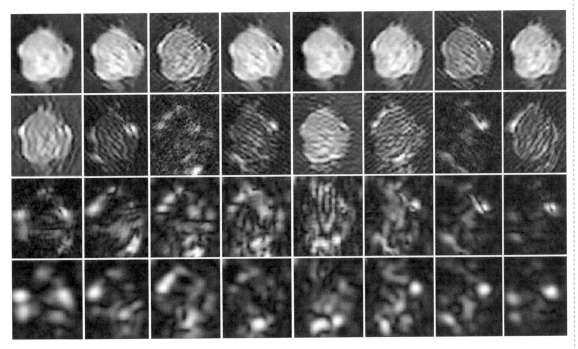

图 4-40　肿瘤 ROI 区域的 Gabor 小波变换幅值
(自上向下)频率分别为 0.8、0.6、0.4、0.2,以及(自左向右)八个方向。

第四节 基于字典学习的特征提取

人体中有限组织的特征往往在医学图像具有全局分布,故医学图像往往含有很多的冗余特征信息,在进行数据处理时会遇到计算量大和处理速度慢等问题。因此,需要将图像数据进行从冗余到稀疏并且能保留原始数据最主要信息的变换。字典学习便是一种常用的特征学习方法。

假设已知 $M \times N$ 的矩阵数据 Y,寻找一个系数矩阵 $X \in \mathbf{R}^{K \times N}$ 以及一个字典矩阵 $D \in \mathbf{R}^{M \times K}$,使得 $D \cdot X$ 能尽可能逼近 Y,其中要求 X 尽可能稀疏(只有少量元素不为 0),即 $Y \approx D \cdot X(\min \| X \|_0)$,$\| \cdot \|_0$ 为零范数,结果为其中非零元素的数目。这种求近似的方法就是 Y 的稀疏表示。通过稀疏表示可以保证主要信息量,同时对原始数据进行简化,降低模型的复杂度。数据稀疏表示的过程便是字典学习的目标。

本节将介绍基于字典学习的特征提取方法及其在医学图像处理中的应用。

一、字典学习方法

"$D \cdot X$ 尽可能逼近 Y"这个目标,一般分为两个步骤完成:第一步进行稀疏编码,固定字典 D,求解系数矩阵 X;第二步更新字典,固定系数矩阵 X,更新字典 D。下面分别介绍稀疏编码步骤(正交匹配追踪算法,orthogonal matching pursuit,OMP)和字典更新步骤(K 均值的奇异值分解算法,K-singular value decomposition,K-SVD),最后介绍基于图像块的字典学习。

(一)OMP 算法

在已知数据列向量 y 以及字典矩阵 D 时,OMP 算法用来求解字典系数列向量 x,从而得到原始数据 y 的稀疏表达 $D \cdot x(\min \| x \|_0)$,使 $y \approx D \cdot x(\min \| x \|_0)$。

通常将字典 $D(D \in \mathbf{R}^{M \times K})$ 的列向量称作原子(atom)。给定一个 M 维列向量 y,可以将 y 用 D 中某些原子的线性组合表示。为了强调表达的稀疏性,要求 $y \approx D \cdot x(\min \| x \|_0)$ 中的列向量 x 中的元素大部分都为 0,表达式中 M 表示每个原子的维数,K 表示字典包含原子的数量,另外要求字典 D 过完备,即 $M \ll K$。OMP 算法首先在字典 D 中寻找某一个原子 d,使其与 y 最匹配,即寻找与向量 y 内积结果最大的原子。

首先求解与 y 最匹配的原子 d

$$d = \operatorname{argmax}_d \left| \langle y, d \rangle \right| \tag{4-47}$$

再求出 $y = d \cdot x$ 的最小二乘解 x,代入公式(4-48)中求出 d 和 y 的残差 Rf。

$$Rf = y - d \cdot x \tag{4-48}$$

下一步寻找与 Rf 最匹配的一个原子,再次更新残差,以此类推。经过数次迭代后,将挑选出的这些最匹配原子进行线性组合,并加上最终残差,可得到 y,具体步骤如下所示。

将初始残差 Rf_0 视作 y,其中 d_{r_i} 为第 i 次迭代中与残差 Rf_{i-1} 最匹配的原子,x_i 为 $Rf_{i-1} = d_{r_i} \cdot x_i$ 的最小二乘解,当 $\| Rf_k \|_2 < \varepsilon$($\varepsilon$ 为可接受的最小误差)时,迭代结束,最终得到公式(4-49)。

$$y = \sum_{i=1}^{k} d_{r_i} \cdot x_i + R_k f \tag{4-49}$$

公式(4-49)也可以写作公式(4-50)。

$$y = [d_{r_1}, d_{r_2}, \cdots, d_{r_k}] \cdot [x_1, x_2, \cdots, x_k]^{\mathrm{T}} + Rf_k \tag{4-50}$$

上述为固定字典 D,OMP 算法求解原数据 y 的稀疏表达系数 x 的全部过程。当原数据为矩阵 Y

时,使用 OMP 算法求出 **Y** 每一列的稀疏系数,最终求得系数矩阵 **X**。

下面为一个简单的 OMP 算法实例。

设初始化后的字典 $\boldsymbol{D} \in \mathbf{R}^{3\times6}$ 如下所示,共 6 个原子。

$$
\begin{pmatrix}
0.85 & -0.62 & 0.23 & 0.46 & 0.28 & 0.81 \\
-0.37 & 0.70 & -0.92 & -0.89 & 0.90 & -0.90 \\
-0.36 & -0.35 & -0.32 & 0.03 & 0.33 & -0.50
\end{pmatrix}
$$

用该字典来表示列向量信号 $y=[1,2,3]^\mathrm{T}$,初始残差 $Rf_0=y$,通过计算可知第五个原子与 Rf_0 的内积最大。接下来计算 $y=d_5 \cdot x_1$ 的最小二乘解 x_1,残差为 $Rf_1=Rf_0-d_5 \cdot x_1=[0.15,-0.77,2.00]$。计算可知第二个原子和 Rf_1 内积最大,以此类推,在公式(4-50)中,若在第 i 次迭代和第 j 次迭代中,原子 d_{r_i} 和 $d_{r_j}(0\leq i<j\leq k)$ 为同一个原子,则对应的 x_i 和 x_j 可以相加得到新的 x_i,经过 20 次迭代后,最终得到稀疏列向量 $x=[0,-10.73,0,-11.77,-1.04,0]^\mathrm{T}$,计算重建信号 $\boldsymbol{D} \cdot x=[0.95,2.03,3.06]$,逼近原信号 y。

(二)K-SVD 算法

在 OMP 算法中,求得固定字典 **D** 时的系数矩阵 **X**,完成稀疏编码。接下来固定稀疏矩阵 **X**,完成对字典 **D** 中原子的更新。经典的字典学习算法为 K-SVD 算法,需要对字典的每一个原子依次更新,具体步骤如下。

1. 对于 **D** 中某一个原子 d_j 和稀疏矩阵 **X** 中某一行 x_j^T,对于 x_j^T,定义一个索引集:$\omega_j=\{i \mid 1\leq i\leq \mathbf{N}, x_{ji}^\mathrm{T}\neq0\}$,计算残差矩阵。

$$
\boldsymbol{E}_j = \boldsymbol{Y} - \sum_{i\neq j} d_i \cdot x_j^\mathrm{T} \tag{4-51}
$$

2. 然后通过索引集 ω_j 中的每一个索引值 i,从 $\boldsymbol{E}_j$ 中挑选出相应的第 i 列重组成残差矩阵 $\boldsymbol{E}_j^R$,对 $\boldsymbol{E}_j^R$ 做 SVD 分解,如公式(4-52)。

$$
\boldsymbol{E}_j^R = U\Delta V^\mathrm{T} \tag{4-52}
$$

3. 最后使用 U 的第一列替换 d_j,完成字典该原子的更新,并通过上述步骤完成字典所有原子的更新。

通过上述 OMP 算法和 K-SVD 算法完成了字典学习的一次迭代过程,为了满足公式(4-53),需要不断重复 OMP 和 K-SVD 算法过程,直至收敛。

$$
(\boldsymbol{D},\boldsymbol{X})= \underset{\boldsymbol{D},\boldsymbol{X}}{argmin} \parallel \boldsymbol{Y}-\boldsymbol{DX} \parallel_2^2 \text{ subject to } \parallel x_i \parallel_0 \leq T_0 \, \forall \, x \tag{4-53}
$$

公式(4-53)中,$\parallel \boldsymbol{Y}-\boldsymbol{DX} \parallel_2^2$ 保证了重建信号对原信号的逼近,$\parallel x_i \parallel_0 \leq T_0$ 保证了 **X** 稀疏。以上为字典学习的全部过程,使用最终得到的稀疏矩阵 **X** 计算 **Y** 的稀疏表达。

(三)块处理

在实际医学图像处理中,为了改善计算速度和效果,通常采用块处理的方式构建字典和测试训练后的字典,分为以下两部分。

(1)字典构建过程:训练图像大小均为 M×N,使用一定大小的框(如图 4-41 中的红色框)在图像中随机地提取足够多的重叠的块,并将块按列展开为列向量,作为初始字典矩阵 **D** 的原子。

(2)输入构建:训练完成后,字典在处理图像时,同样将输入图像分成一个个不重叠的块(如图 4-41 中的绿色框所示),每一个块的大小与字典构建过程中的红色框相同。将每一个块按列展开为列向量,然后使用训练过的字典,完成稀疏对输入图像的稀疏表达。

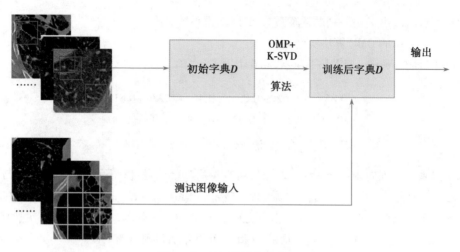

图 4-41 基于块的字典学习

二、字典学习在医学图像处理中的应用

在 CT 成像中,CT 剂量高对患者和医生造成的辐射危害均较高。为减小伤害,使用低剂量 CT,则成像质量会下降,因此如何提高低剂量 CT 图像质量至关重要。而字典学习的方法可以用于提高低剂量 CT 图像质量。如图 4-42 所示,右侧为标准剂量腹部 CT 图,左侧为初始化字典,使用 OMP 和 K-SVD 算法训练字典并求出稀疏矩阵,完成图像的重建。图 4-43 展示了字典学习算法对低剂量肝部 CT 图像的处理结果。此方法可以很好地提高肿瘤区域(阴影部分)的对比度和识别度。

此外,字典学习方法还被应用到组织病理图像的分类中。例如:使用判别特征导向字典学习(discriminative feature-oriented dictionary learning, DFDL)将病理图像分为健康(healthy)和患病(diseased)两类。

如图 4-44 所示。在步骤 1 中,蓝色方框(左侧)和紫色方框(右侧)分别表示"健康"与"患病"两种类别的病理图像训练样本。分别从两个类别的图像中提取图像块,如第二层所示,每个图像块取红绿蓝三个通道的像素值排成一列,构成一个向量。分为"健康"(Y)类向量集和"患病"($\bar{Y}$)类向量集,将 Y 和 $\bar{Y}$ 作为输入用以学习字典,分别初始化两个特异性字典,运用 OMP 算法解得稀疏表示系数 S 和 $\bar{S}$(参考使用 MatlabMatlab 中的 SPAMS 工具箱)。固定 S 和 $\bar{S}$,利用提出的字典学习算法更新健康和患病两个类别的字典。如此迭代数次后,得到最终结果,是分别由两类图像块训练集训练获得的字典的组合。

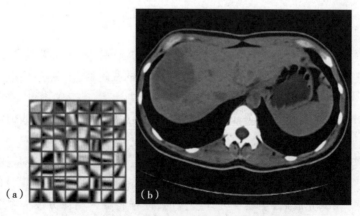

(a) (b)

图 4-42 初始化字典和标准剂量腹部 CT 图像
(a)初始化字典;(b)标准剂量腹部 CT 图像。

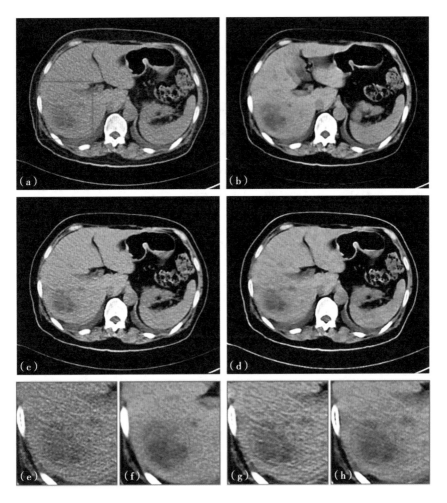

图 4-43　肝部肿瘤处理结果对比

(a) 原始低剂量 CT 图像；(b) 标准剂量 CT 图像；(c) 归一化最小均方算法 (LNLM) 算法对低剂量 CT 的处理结果；(d) 字典学习算法对低剂量 CT 的处理结果；(e) ~ (h) 为肿瘤区域局部放大图，位置如 (a) 中红色方框所示。

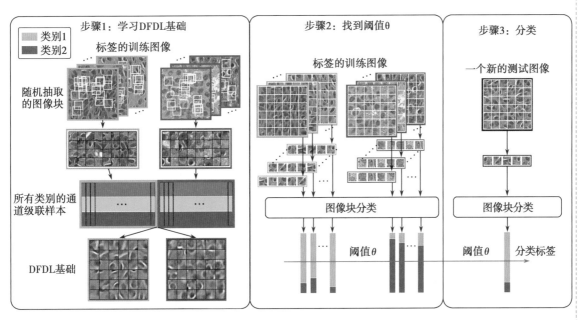

图 4-44　基于 DFDL 的分类算法步骤图

事实上,$\hat{S}$ 的每一列存放了字典中原子线性组合的系数,通过有限的几个原子的线性组合获得输入数据的近似表达。该 DFDL 分类器的基本思想即为对每一类别的图像分别学习,得到该类别的特异性字典。特异性字典对训练样本同类的图像的逼近效果最好,而对其他类图像的逼近效果很差。通过逼近效果的差异,确定该图像的类别。步骤 2 中将标记过的训练图片分割为不重叠的块,然后对每一个块使用 DFDL 分类器判定其标签是属于健康类别还是患病类别,并根据健康和患病图像中健康标签的块和患病标签的块的比例学习出相应的阈值。步骤 3 中对待分类图像取图像块进行预测,根据阈值判断该幅图像的类别。

上面详细介绍的两例应用分别体现了字典学习在医学图像的去噪和分类中取得的良好效果。此外字典学习在医学图像配准、医学图像重建等方面也有广泛应用。

第五节　其他特征提取方法

一、梯度方向直方图:HOG 特征

1. HOG 特征的概念以及实现方法　HOG(梯度方向直方图)特征是一种用于表征图像局部梯度方向和灰度分布特性的描述符,可用来检测具有特定像素值分布的目标。由于图像的局部形状和结构能够用梯度或边缘的梯度方向分布进行描述,所以可以在图像局部的小区域内[被称为单元(cell)]计算各像素点的梯度方向直方图(作为特征向量),进而将所有单元的直方图串接成高维的特征向量来构成特征描述算子(feature description operator)。一般地,为了提高特征描述的稳定性,需要将单元的局部直方图在更大的局部区域[被称为图像块(block)]内进行标准化操作,即先计算各单元直方图在这个块中的密度,而后根据计算所得的密度对区间中的各个单元做归一化,从而减小图像中的灰度不均匀性对 HOG 特征的稳定性造成的影响。

HOG 特征检测算法通过图像预处理、梯度计算、构建梯度方向直方图、HOG 特征的块归一化等过程最终获得整幅图像的 HOG 特征。下面对算法的具体流程进行讲解。

(1)图像预处理:和一般的特征提取预处理一样,在进行 HOG 特征提取之前要对医学图像进行灰度化或者 Gamma 校正。另外,在一些医学图像 HOG 提取的应用中,还会适当使用低通滤波、中值滤波等滤波器抑制图像噪声。随后将待处理的灰度图像统一放缩到某个预设的固定图像尺寸,以对不同尺寸的图像固定待提取的局部直方图个数,即统一特征描述子到预设的维数,便于进行不同图像间的特征比较。

(2)梯度计算:对标准化后的灰度图像分别计算水平和垂直方向上的梯度幅值和梯度方向,使用梯度算子 $[-1,0,1]$ 和 $[-1,0,1]^T$ 分别计算图像水平方向上的梯度 G_x 和垂直方向上的梯度 G_y。用公式(4-54)和公式(4-55)得到每个像素处的梯度幅值 $A(x,y)$ 和梯度方向 $\varphi(x,y)$。

$$A(x,y)=\sqrt{G_x(x,y)^2+G_y(x,y)^2} \tag{4-54}$$

$$\varphi(x,y)=\arctan\left[\frac{G_y(x,y)}{G_x(x,y)}\right] \tag{4-55}$$

一般将所有梯度方向 $\varphi(x,y)$(取值范围为 $[0°,360°]$)平均分为 9 个方向区间(设为 $z_1\sim z_9$)进行离散化,如图 4-45 所示。对角方向属于同一个区间。

(3)构建梯度方向直方图:将图像划分成若干个不重叠的单元,如图 4-46,将每个红色方格视为一个单元(使用每 8×8=64 个像素组成一个单元),统计每个单元中各像素离散化的梯度方向直方图。将 9 个区间的梯度量化的方向值作为梯度直方图的横轴,同时将本单元每一方向区间内的像素用公式(4-54)计算的梯度幅值 A 进行累加,以该累加值作为直方图的纵轴。

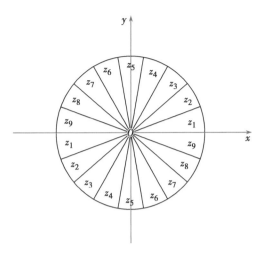

图 4-45 梯度方向划分直方图

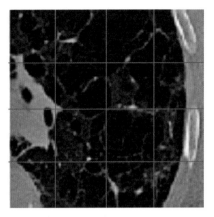

图 4-46 将图像划分为不重叠单元

（4）HOG 特征的块归一化：由于医学图像中不同特征值的多样性，可能会出现梯度值变化范围较大的情况，所以要对梯度强度进行归一化来提高对目标特征的检出率。往往将相邻的若干单元组合成更大的局部图像块，在块内进行归一化的操作。例如：每个图像块由上述邻接的 2×2 个单元组合而成，大小为 16×16 个像素。使用滑动窗的方法采集图像块时，设置合适的步长可以使得相邻图像块之间存在一定重叠。如图 4-47 所示，使用 2×2 个单元组合成图像块，块与块之间滑动步长为 8（相邻图像块重合一半的内容）。

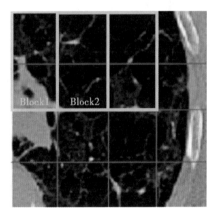

图 4-47 滑动窗法采集图像块

在每一块中，将 4 个单元各自统计出的梯度直方图（一般选择 9 维向量，对应梯度方向离散化为的 9 个区间）串接在一起，则每一个块内包含 4×9＝36 维特征向量（设为 ν）。而后使用一定的标准化函数将向量标准化为 $\bar{\nu}$，一般标准化函数有四种方式。

1）L2-norm：采用 L2 范数进行向量标准化。

$$\bar{\nu} \leftarrow \frac{\nu}{\sqrt{\|\nu\|_2^2 + \varepsilon^2}}, \quad \|\nu\|_2 = \sqrt{\sum_{i=1}^{N} \nu_i^2} \tag{4-56}$$

2）L2-Hys：先做一次 L2-norm，然后将 $\bar{\nu}$ 中大于等于 0.2 的分量重新赋值为 0.2，再做一次 L2-norm。

3）L1-norm：采用 L1 范数进行向量标准化。

$$\bar{\nu} \leftarrow \frac{\nu}{\|\nu\|_1 + \varepsilon}, \quad \|\nu\|_1 = \sum_{i=1}^{N} |\nu_i| \tag{4-57}$$

4）L1-sqrt：采用 L1 范数平方根进行向量标准化。

$$\bar{\nu} \leftarrow \sqrt{\frac{\nu}{\|\nu\|_1 + \varepsilon}}, \quad \|\nu\|_1 = \sum_{i=1}^{N} |\nu_i| \tag{4-58}$$

其中，$\|\nu\|_1$ 为 L1 范数，$\|\nu\|_2$ 为 L2 范数。此外为防止分母为 0，引入标准化常量 ε（一个很小的

正数值）。以上标准化方法可以有效利用相邻像素的信息,提高目标检测结果的准确率。在所有标准化函数中,L2-norm 是最常用的标准化方式。

（5）获得整幅图像的 HOG 特征:完成对每个块的 HOG 特征标准化后,可以将所有块的 HOG 特征串接在一起得到更高维的特征向量,即整幅图像的 HOG 特征。由于在预处理中,将待检测图像标准化为同一尺寸,所以所有图像得到的 HOG 特征维数相同。

在做目标检测时,一般使用大量训练数据提取 HOG 特征,用来训练支持向量机(support vector machine,SVM)分类器。最终通过训练完成的 SVM 分类器和新图像的 HOG 特征判断是否存在需要检测的目标。

2. HOG 特征在医学图像中的应用　在医学图像处理中,HOG 特征可用于病理组织的自动分类。肺部组织病理一般可分为五类。如图 4-48 所示,从左至右分别为正常(normal)、肺气肿(emphysema)、毛玻璃(ground glass)、纤维化(fibrosis)和微结节(micro-nodule)肺组织的图像。

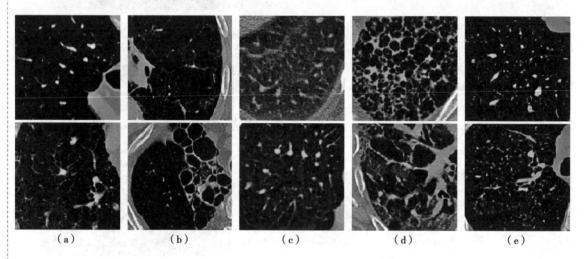

图 4-48　五种肺部组织病理图各两例(每列)

（a）正常(normal);（b）肺气肿(emphysema);（c）毛玻璃(ground glass);（d）纤维化(fibrosis);（e）微结节(micro-nodule)。

不同的肺部组织病理图像的灰度梯度变换各不相同,借助 HOG 特征可以进行一定的区分。从公开的肺部病理图像数据库中,选择 95 张 512×512 像素大小的图像作为数据集,使用 HOG 特征并结合其他信息(如边缘和纹理),共同训练 SVM 分类器。五种病理图像分类准确率分别达到 87.6%、80.6%、82.7%、81.2% 和 81.1%。

二、尺度不变特征变换: SIFT 特征

1. SIFT 特征的概念以及实现方法　尺度不变特征变换(scale invariant feature transform,SIFT)由 Lowe 在 1999 年提出并在之后逐步完善,是一种基于图像局部梯度的特征描述算法。SIFT 算法的实质是在不同的尺度空间上查找特征点,并计算出特征点的方向。SIFT 所查找到的特征点对光照、仿射变换和噪声等因素有很好的鲁棒性,如角点、稳定边缘点、暗区的亮点及亮区的暗点等。SIFT 算子的计算包括以下四步:①尺度空间极值检测。搜索所有尺度上的图像位置,通过高斯微分函数来识别潜在特征点。SIFT 计算具有尺度和旋转不变性。②特征点定位。在每个候选的位置上,通过一个精细拟合的模型来确定精确位置和尺度。根据特征点稳定程度的度量去除不稳定的边缘响应点(伪特征点),从而确定真正的特征点。③特征点方向信息确定。基于图像局部的梯度方向,分配给每个特征点位置一个或多个方向。所有对图像的操作都相对于特征点的方向、尺度和位置进行,因此上述因素对 SIFT 特征提取的结果影响不大。④特征点描述。在选定的尺度空间中,以特征点为中心的邻域

内测量图像局部的梯度。这些梯度被变换成一种特征描述符号,这种表示允许较大的局部形状的变形和光照变化。

接下来,按照一般 SIFT 特征的提取过程,概述相关知识和方法。

(1)尺度空间构建:在一定的范围内,无论物体是大还是小,人眼都可以分辨出来。然而计算机要有相同的能力却不是那么容易。在未知的场景中,计算机视觉并不能提供物体的尺度大小。其中的一种方法是把物体不同尺度下的图像都提供给机器,让机器能够对物体在不同的尺度下有一个统一的认知。在建立统一认知的过程中,要考虑的就是图像在不同的尺度下都存在的特征点。

要在尺度空间中进行极值点检测,首先要根据目标图像构建尺度空间。Lindeberg(1994)已经论证,Gaussian 卷积核是实现尺度变换的唯一线性卷积核,归一化的高斯尺度空间经常被用来解决尺度缩放变化相关的问题。为了得到尺度不变的特征,首先要在多尺度下查找共同的特征点,即在尺度空间中查找极值点。一般地,图像的尺度空间设为 $\{L(x,y,\sigma_i)\,|\,i=0,1,2\cdots\}$,可由图像与一系列的高斯核卷积得到,例如:尺度因子为 σ_i 的高斯卷积核与原图像卷积得到尺度空间中的一层图像 $L(x,y,\sigma_i)$,当 σ_i 取从小到大的一系列值时即可得到图像的尺度空间

$$L(x,y,\sigma_i)=G(x,y,\sigma_i)*f(x,y),\quad \sigma_i=\sigma_0,\sigma_1,\sigma_2\cdots \tag{4-59}$$

其中,$f(x,y)$ 为原图像,$\{L(x,y,\sigma_i)\,|\,i=0,1,2\cdots\}$ 为图像的尺度空间,G 为参数为 $(1,\sigma)$ 的二维高斯函数(函数具体形式详见本章第一节"低层次特征提取"),$*$ 为卷积运算符,尺度因子 σ 决定卷积后图像的模糊程度(大尺度因子对应图像的概貌特征,小尺度因子对应图像的细节特征),在尺度空间构建时一般需要选择合适的尺度因子。

当尺度因子 σ 连续变化时,得到的 $\{L(x,y,\sigma)\}$ 为连续的尺度空间。在实际操作中,计算机只能用离散的 σ 递变值得到近似的尺度空间。其中有效的方法为构建 Gaussian 金字塔来近似表达离散的尺度空间,如图 4-49(a)所示。

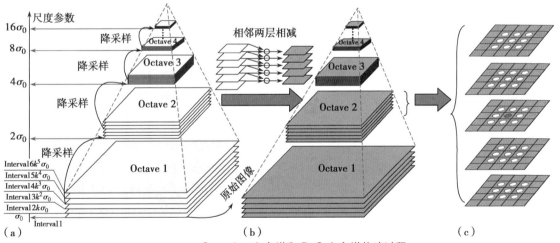

图 4-49 Gaussian 金字塔和 DoG 金字塔构建过程
(a)Guassian 金字塔(L);(b)DoG 金字塔(D);(c)最终搜索空间(F)。
Octave:组;Interval:层。

金字塔有着组(octave)和层(interval)的划分。如图 4-49 左侧坐标轴所示,假设一共 Oc_{top} 组,每组 6 层的设置:金字塔中第一组的第一层图像是原始图像(有时采用原始图像上采样 1 倍的图像来寻找更多图像中的细节特征信息),此后采用递增的尺度因子做 Gaussian 平滑后的图像共同构成一组图像序列,将上一组每层图像对应降采样 1 倍后得到下一组图像。由此反复扩充图像序列成为金字塔形。其中具体的尺度因子大小变化规律如下。

当第 1 组的第一张图像使用的尺度因子为 σ_0 时,本组的图像采用依次乘以 k(可以称作尺度因子增量系数)后的尺度因子:$\sigma_0, k\sigma_0, k^2\sigma_0, k^3\sigma_0 \cdots$;第 2 组的每层图像是上组对应层的图像降采样 1 倍得到的(图像尺寸长宽均为上组图像的一半),相应尺度因子值即为降采样前图像尺度因子大小的 2 倍:$2\sigma_0, 2k\sigma_0, 2k^2\sigma_0, 2k^3\sigma_0 \cdots$;第 3 组、第 4 组……如此反复直到第 Oc_{top} 组。而在 Lowe 的学术报告中建议,尺度空间中同一组相邻 2 层之间的尺度因子增量系数 $k=2^{1/s}$(s 的意义详见下一部分"特征点的检测",Lowe 推荐设置 s 的值为 3)。尺度因子可以用公式(4-60)来计算。

$$\sigma(Oc, In) = \sigma_0 \cdot 2^{(Oc-1)+\frac{In-1}{s}} \qquad (4\text{-}60)$$

其中 Oc 和 In 分别为金字塔的组数和层数序号。而金字塔总的组数(或最高一组的序号)Oc_{top} 可以根据上述降采样过程反向推导得到。

$$Oc_{top} = \log_2[\min(M, N)] - n, \quad n \in \{0, \log_2[\min(M_{top}, N_{top})]\} \qquad (4\text{-}61)$$

其中 M, N 为原图像的长和宽,n 根据金字塔最高一组图像的长/宽设定需求来确定。若图像原始尺寸为 512×512 像素,最顶层图像设定为 4×4 像素大小时,$Oc_{top} = 7$ 层;当最顶层图像设定为 2×2 像素大小时,$Oc_{top} = 8$ 层。

　　Gaussian 金字塔构建完成后,在金字塔中逐级寻找特征点。这些特征点在不同尺度下有着一致的检测结果,因此是尺度不变的特征。Lindeberg 和 Mikolajczyk 等学者指出,尺度归一化的 LoG 算子(简称 LoG 算子),即 $\sigma^2 \nabla^2 G$ 具有真正的尺度不变特性。Mikolajczyk 在 2002 年的学术报告中指出,LoG 算子检测到的极大值和极小值同其他方法提取的特征(如梯度,Hessian 或 Harris 角特征提取的特征点)相比,是一种更稳定的图像特征。

　　因此,对上述高斯金字塔尺度空间中的每一层图像进行二阶微分运算即可得到 LoG 空间。而在实际运用中,二阶微分算子的计算复杂度较高,而 $\nabla^2 G$ 可以通过对高斯函数变量 σ 的一阶偏导数表示,如公式(4-62)。

$$\sigma \nabla^2 G = \sigma \cdot -\frac{1}{4\pi\sigma^4}\left[1 - \frac{x^2+y^2}{2\sigma^2}\right] e^{-\frac{x^2+y^2}{2\sigma^2}} = \frac{\partial G}{\partial \sigma} \qquad (4\text{-}62)$$

离散下使用一阶差分替代一阶偏导数 $\frac{\partial G}{\partial \sigma}$ 的形式,如公式(4-63)。

$$\sigma \nabla^2 G = \frac{\partial G}{\partial \sigma} \approx \frac{G(x,y,k\sigma) - G(x,y,\sigma)}{k\sigma - \sigma} \qquad (4\text{-}63)$$

　　上述推导过程中,LoG 算子经过一阶差分近似,变为不同尺度因子的高斯函数之差的形式,大大减少了计算量。因此 SIFT 法使用高斯差分(different of Gaussian,DoG)算子近似 LoG,如公式(4-64),其中 $\frac{1}{k-1}$ 是一个与尺度无关的常数,可以忽略。

$$
\begin{aligned}
\text{LoG}(x,y,\sigma) &= \sigma^2 \nabla^2 G * I(x,y) \\
&\approx \frac{1}{k-1}[G(x,y,k\sigma) - G(x,y,\sigma)] * I(x,y) \\
&\approx L(x,y,k\sigma) - L(x,y,\sigma) = D(x,y,\sigma)
\end{aligned} \qquad (4\text{-}64)
$$

这里 D 为高斯差分尺度空间。在实际应用中,将 Gaussian 金字塔的相邻两层相减得到高斯差分金字塔(DoG 金字塔)(见图 4-49)。可以看出,与图像的尺度空间 $L(x,y,\sigma)$ 的金字塔相比,DoG 金字塔每组图像的数量少了 1 张,如图 4-49(b)的 DoG 金字塔所示。

（2）特征点的检测：包括特征点初步探查、特征点精确定位和排除边缘点三个步骤。以下将逐一讲解具体操作以及数学原理。

1）特征点初步探查：在 DoG 金字塔同一组的图像中寻找像素值极值点（extremum）为初步的特征点。Mikolajczyk 将特征点的搜索空间限定在某一个像素点的三维相邻点组成的邻域（26 邻域）中，判断中心点定义为是否为邻域中的极大值点或者极小值点。经此处理后，图像尺度空间中绝大多数像素点都被排除，只剩下一些极值点。

这一过程在 DoG 空间 $[D(x,y,\sigma)]$ 搜索每个像素的三维邻域得到特征点，如图 4-49（c）中红色特征点在本层以及相邻层的邻接点，因此特征点的最终搜索空间（final extrema detection scale space）$F(x,y,\sigma)$ 图像层数比 DoG 金字塔少了 2 张，$F(x,y,\sigma)$ 金字塔的图像层数为上述提到的 s。因此，当 s 为 3 时，图像尺度空间金字塔每组的层数为 $s+3=6$，即图 4-49（a）中层数定为 6 的原因。此时，在最终的搜索空间金字塔中，从低到高组、从低到高层的尺度因子变化为

$$Oc = 1 : 2^{\frac{1}{s}}\sigma_0, 2^{\frac{2}{s}}\sigma_0, 2^{\frac{3}{s}}\sigma_0, \cdots, 2^{\frac{s}{s}}\sigma_0$$

$$Oc = 2 : 2^{\frac{s+1}{s}}\sigma_0, 2^{\frac{s+2}{s}}\sigma_0, 2^{\frac{s+3}{s}}\sigma_0, \cdots, 2^{\frac{s+s}{s}}\sigma_0 \tag{4-65}$$

至此，三个金字塔构建完毕。列举出各组尺度因子作为参考，如表 4-3 所示。

表 4-3　三个空间金字塔中每张图像的尺度因子分布

	$In=1$	$In=2$	$In=3$	$In=4$	$In=5$	$In=6$
$LO_c=1$	σ_0	$2^{\frac{1}{3}}\sigma_0$	$2^{\frac{2}{3}}\sigma_0$	$2^{\frac{3}{3}}\sigma_0$	$2^{\frac{4}{3}}\sigma_0$	$2^{\frac{5}{3}}\sigma_0$
$DO_c=1$	σ_0	$2^{\frac{1}{3}}\sigma_0$	$2^{\frac{2}{3}}\sigma_0$	$2^{\frac{3}{3}}\sigma_0$	$2^{\frac{4}{3}}\sigma_0$	—
$FO_c=1$	—	$2^{\frac{1}{3}}\sigma_0$	$2^{\frac{2}{3}}\sigma_0$	$2^{\frac{3}{3}}\sigma_0$	—	—
$LO_c=2$	$2\sigma_0$	$2^{\frac{4}{3}}\sigma_0$	$2^{\frac{5}{3}}\sigma_0$	$2^{\frac{6}{3}}\sigma_0$	$2^{\frac{7}{3}}\sigma_0$	$2^{\frac{8}{3}}\sigma_0$
$DO_c=2$	$2\sigma_0$	$2^{\frac{4}{3}}\sigma_0$	$2^{\frac{5}{3}}\sigma_0$	$2^{\frac{6}{3}}\sigma_0$	$2^{\frac{7}{3}}\sigma_0$	—
$FO_c=2$	—	$2^{\frac{4}{3}}\sigma_0$	$2^{\frac{5}{3}}\sigma_0$	$2^{\frac{6}{3}}\sigma_0$	—	—
…	…	…	…	…	…	…

2）特征点精确定位：由于上一步找到的点处于离散空间，并不一定是连续空间下真正的极值点，所以搜索到的特征点并不可靠。特征点的精确定位需要对离散的 DoG 空间金字塔进行拟合，得到近似的连续空间 $D(x,y,\sigma)$，进一步寻找真正的极值点。做法为：取 Taylor 展开式前三项近似得到当前极值点 (x_c,y_c,σ_c)[对于当前极值点精确定位任务，一般可以将其作为坐标原点 $(0,0,0)$ 邻域空间的连续函数表达。

$$
D\left(\begin{bmatrix} x \\ y \\ \sigma \end{bmatrix}\right) \approx D_c + \left[\frac{\partial D_c}{\partial x} \quad \frac{\partial D_c}{\partial y} \quad \frac{\partial D_c}{\partial \sigma}\right] \cdot \left(\begin{bmatrix} x \\ y \\ \sigma \end{bmatrix} - \begin{bmatrix} x_c \\ y_c \\ \sigma_c \end{bmatrix}\right) +
$$

$$
\frac{1}{2}\left([x \quad y \quad \sigma] - [x_c \quad y_c \quad \sigma_c]\right) \cdot \begin{bmatrix} \frac{\partial^2 D_c}{\partial x^2} & \frac{\partial^2 D_c}{\partial x \partial y} & \frac{\partial^2 D_c}{\partial x \partial \sigma} \\ \frac{\partial^2 D_c}{\partial y \partial x} & \frac{\partial^2 D_c}{\partial y^2} & \frac{\partial^2 D_c}{\partial y \partial \sigma} \\ \frac{\partial^2 D_c}{\partial \sigma \partial x} & \frac{\partial^2 D_c}{\partial \sigma \partial y} & \frac{\partial^2 D_c}{\partial \sigma^2} \end{bmatrix} \cdot \left(\begin{bmatrix} x \\ y \\ \sigma \end{bmatrix} - \begin{bmatrix} x_c \\ y_c \\ \sigma_c \end{bmatrix}\right) \tag{4-66}
$$

其中,D_c 表示 $D(x,y,\sigma)$ 代入参数 (x_c,y_c,σ_c) 得到的常数项;D_c 偏导数项$\left(如\dfrac{\partial D_c}{\partial x},\dfrac{\partial D_c}{\partial y},\dfrac{\partial D_c}{\partial \sigma}\right)$ 表示对 $D(x,y,\sigma)$ 计算相应的偏导数后代入参数 (x_c,y_c,σ_c) 得到的常数项;式中的一阶偏导数和二阶偏导数(二阶偏导数即为 Hessian 矩阵)分别使用点 (x_c,y_c,σ_c) 附近的一阶差分和二阶差分实现;将 (x_c,y_c,σ_c) 写作向量形式 $X_c=(x_c,y_c,\sigma_c)^{\mathrm{T}}$;在连续空间下 X_c 附近任意点的坐标为 $X=(x,y,\sigma)^{\mathrm{T}}$。可将公式(4-66)写为矩阵形式,即

$$D(X)=D_c+\frac{\partial D_c^{\mathrm{T}}}{\partial X}\cdot(X-X_c)+\frac{1}{2}(X-X_c)^{\mathrm{T}}\cdot\frac{\partial^2 D_c}{\partial X^2}\cdot(X-X_c) \tag{4-67}$$

对公式(4-67)关于 X 进行求导并使方程等于零

$$\frac{\partial D(X)}{\partial X}=\frac{\partial D_c}{\partial X}+\frac{\partial^2 D_c}{\partial X^2}\cdot(X-X_c)=0 \tag{4-68}$$

此时求解得到的为真正的极值点 X^*,而 X^* 与 X_c 的偏移量为 $\Delta X=X^*-X_c$。求解公式(4-68)方程,可以得到偏移量为

$$\Delta X=-\left(\frac{\partial^2 D_c}{\partial X^2}\right)^{-1}\frac{\partial D_c}{\partial X} \tag{4-69}$$

在离散的图像矩阵中,当 ΔX 在任意维度上偏移量大于 0.5 时,表明真实的极值点 X^* 已经偏移到了相邻的像素点上,需要改变当前特征点 X_c 的坐标(加上偏移量),同时在新的位置上再次进行插值验证,反复迭代直至收敛(Lowe 使用的最大迭代次数为 5)。而将公式(4-69)代入公式(4-67)中,整理可以得到

$$D(X^*)=D+\frac{1}{2}\frac{\partial D^{\mathrm{T}}}{\partial X}\Delta X \tag{4-70}$$

在这一表达式中,$|D(X^*)|$ 过小的点容易受到噪声干扰而极不稳定。当 $|D(X^*)|$ 小于 0.03 时(灰度值归一化到 $[0,1]$ 的情况下),需要删除这些不稳定点。

3)排除边缘点:此外由于 DoG 算子对边缘较为敏感,现阶段得到的特征点[用 $X^*=(x^*,y^*,\sigma^*)^{\mathrm{T}}$ 表示]中还含有一些边缘部分的突变点,这些突变点难以精确定位,并且对于细小的噪声较为敏感。由于图像中物体边缘点的主曲率一般会比较高(在横跨边缘处有较大的主曲率,而在垂直边缘处有较小的主曲率),所以可以利用特征点处的主曲率判定其是否为边缘点。主曲率可以根据 Hessian 矩阵求出(与 H 的特征值成正比),设定阈值进行筛选,即可排除部分边缘效应的特征点。Hessian 矩阵在 X^* 处的表达式为

$$H=\begin{bmatrix} \dfrac{\partial^2 D^*}{\partial x^2} & \dfrac{\partial^2 D^*}{\partial x\partial y} \\[2mm] \dfrac{\partial^2 D^*}{\partial y\partial x} & \dfrac{\partial^2 D^*}{\partial y^2} \end{bmatrix} \tag{4-71}$$

其中 D^* 的某偏导数表示先对 $D(X)$ 求偏导后,代入 X^* 坐标。设矩阵的两个特征值为 α 和 β,其中 $\alpha>\beta$,则 H 的迹 $Tr(H)$ 和行列式 $\det(H)$ 可以写为

$$\begin{aligned} Tr(H)&=\alpha+\beta \\ Det(H)&=\alpha\beta \end{aligned} \tag{4-72}$$

令 $\alpha = r\beta$，则

$$\frac{Tr(H)^2}{Det(H)} = \frac{(\alpha+\beta)^2}{\alpha\beta} = \frac{(r+1)^2}{r} \tag{4-73}$$

公式(4-73)仅仅取决于两特征值的比例 r 而与特征值本身大小无关,且在两特征值相等时取最小值,随着 r 增大而增大。因此要检测主曲率是否在某个阈值 $\hat{r}$(Lowe 在报告中取为 10)之下(不属于边缘点),即为

$$if \frac{Tr(H)^2}{Det(H)} < \frac{(\hat{r}+1)^2}{\hat{r}} \tag{4-74}$$

排除不满足公式(4-74)的特征点,即排除了边缘点。

4)特征点旋转不变性规范:上述处理过程可以得到对于尺度不变的精确特征点。为进一步实现旋转不变性,需要利用图像局部特征为特征点分配一个基准方向,即旋转不变性规范。

对上一步骤找到的所有特征点[设其坐标为 (x,y,σ),处于搜索空间金字塔中尺度因子为 σ 的组-层索引],采集其所在 Gaussian 金字塔中对应位置[$L(x,y)$,尺度为 σ 的组-层索引]邻域的梯度特征,同理于 HOG 特征,梯度的幅值和方向角如下。

$$A(x,y) = \sqrt{[L(x+1,y)-L(x-1,y)]^2 + [L(x,y+1)-L(x,y-1)]^2}$$
$$\theta(x,y) = \tan^{-1}\left[\frac{L(x,y+1)-L(x,y-1)}{L(x+1,y)-L(x-1,y)}\right] \tag{4-75}$$

其中梯度方向角以 10° 为间隔,离散化为 $[0°,360°]$ 范围内的 36 个小区间。完成特征点梯度采集后,要建立以 36 个梯度的方向角为索引,以梯度的模为幅度的梯度方向直方图。为增强中心点的贡献比重,在直方图统计范围内各像素的梯度模的值使用高斯加权,高斯函数参数选取为 $\sigma_G = 1.5\hat{\sigma}$,其中 $\hat{\sigma} = 2^{\frac{ln^*}{s}}\sigma_0$ 表示特征点所在层的组内基准尺度,而 ln^* 即为特征点经过插值迭代后的最终定位层(可能并非整数值)。而统计范围是在图像 $L(x,y)$ 中,以当前特征点为中心,以高斯滤波函数能量最大的范围为半径的圆形区域(参数为 σ_G 的高斯函数,其能量最大范围半径一般取 σ_G 的 3 倍)。

经统计得到划分为 36 个节点的直方图。为精确寻找直方图的峰值,可以将离散节点进行抛物插值(二次插值),如图 4-50 所示结果。

具体实现为,使用抛物插值函数

$$P(x) = \frac{(x-x_1)(x-x_2)}{(x_0-x_1)(x_0-x_2)}y_0 + \frac{(x-x_0)(x-x_2)}{(x_1-x_0)(x_1-x_2)}y_1 + \frac{(x-x_0)(x-x_1)}{(x_2-x_0)(x_2-x_1)}y_2 \tag{4-76}$$

其中,$x_1-x_0=x_2-x_1=10$ 为峰值前后三点,$y_{0\sim2}$ 为对应的直方图幅值,则公式(4-76)变为

$$P(x) = \frac{(y_0+y_1-2y_2)}{20}x^2 - \frac{y_0(x_1+x_2)+y_2(x_0+x_1)-2y_1(x_0+x_2)}{20}x + \frac{y_0x_1x_2+y_2x_0x_1-2y_1x_0x_2}{20} \tag{4-77}$$

对公式(4-77)中的 $P(x)$ 求一阶导数并令方程为 0,可以解出插值函数峰值出现的位置。

$$x_{peak} = x_1 + \frac{x_2y_0+(20-2x_2)y_1+x_0y_2}{2(y_0+y_2-2y_1)} \tag{4-78}$$

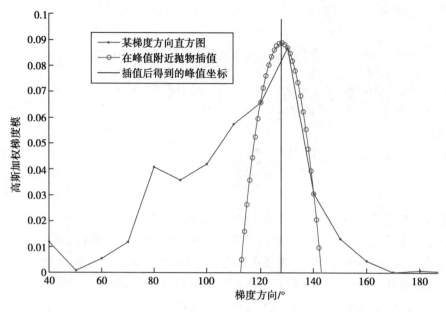

图 4-50 离散直方图中使用抛物插值得到精确峰值点示意图

使用上述插值方法,直方图最大峰值梯度方向代表特征点的主方向,同时保留峰值 80% 以上的其他峰值的梯度方向作为特征点的辅方向,以此作为该特征点基准方向。此步骤示意图如图 4-51 所示。

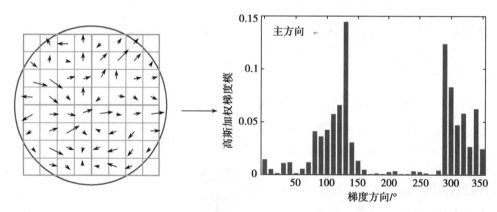

图 4-51 特征点邻域梯度方向直方图示意

为使特征点对于旋转具有不变性,要将上述以特征点为中心的高斯加权梯度统计矩阵旋转到计算出的主方向上(图 4-52)。

计算方法为

$$\begin{bmatrix} x' \\ y' \end{bmatrix} = \begin{bmatrix} \cos\theta & \sin\theta \\ -\sin\theta & \cos\theta \end{bmatrix} \begin{bmatrix} x \\ y \end{bmatrix} \tag{4-79}$$

其中,(x,y) 为原始坐标,其取值属于采样邻域坐标集合内,θ 为计算出的主方向,(x',y') 为旋转后的坐标。这样拥有位置、尺度和方向等信息的特征点即为 SIFT 特征点,它对尺度、旋转和噪声都有着很好的抵抗能力。

5)特征点描述子生成:通过上述步骤,SIFT 创建的组-层结构金字塔形尺度空间使得特征点具有了尺度不变性,而为特征点分配方向信息又为其增加了方向不变性。也就是说,SIFT 方法找到的特征点对于尺度和方向的变化是十分稳定的。接下来,为这些特征点寻找一个合适的特征描述子,以向

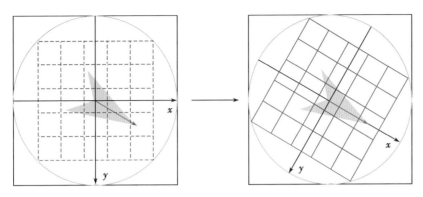

图 4-52　邻域采样矩阵坐标旋转至主方向

量形式表述每个特征点,完成 SIFT 特征提取的最后一步。

　　为了确保特征点具有自己的尺度信息,特征描述子的创建是在金字塔中同一尺度的图像上完成的。

　　通常,在特征点四周确定一个大小为 16×16 的窗(如图 4-53 左侧在中心红色点表示的特征点周围 16×16 的区域)。然后,在该窗中划分出 4×4 个子区域,如图 4-53 所示的加粗实线划分结果,则每个子区域大小为 4×4。计算每一个像素的梯度幅度值和梯度方向值。那么,对于每一个子区域,可以通过统计其中 16 个像素的梯度方向得到一个梯度方向直方图。

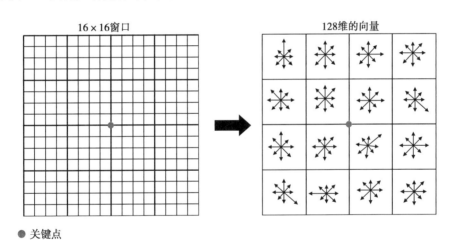

图 4-53　创建特征点描述子所需的窗形区域

　　对于像素所取梯度方向,类似于上文中梯度方向直方图划分方法,一般将 360° 平均分为 8 个方向区间(图 4-54)。

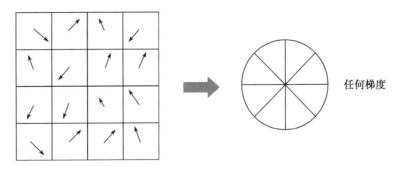

图 4-54　4×4 子区域中统计梯度方向直方图示意

　　将每个像素的梯度幅值与该位置上的高斯加权值相乘作为权重,如图 4-55 所示。

 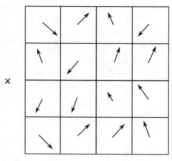 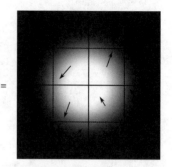

图 4-55 统计 4×4 子区域梯度方向直方图时权值计算示意

再根据其梯度方向叠加到相应的方向区间。如图 4-53 右侧所示,在 4×4 个区域内分别统计 8 个方向的梯度方向直方图,则一个 4×4×8 维的向量由此产生。这就是该特征点的描述子。

然而,如果一个特征点的描述子仅仅包含其同一尺度邻域像素的方向信息,那么这种表示是不具有旋转不变性的。也就是说,当图像发生旋转,特征点描述子就会改变。所以,SIFT 特征描述子统计的是相对于特征点方向的邻域像素梯度方向信息。如图 4-56,以特征点主方向为参考统计梯度方向直方图。

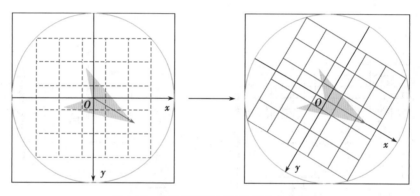

图 4-56 旋转窗形区域至特征点主方向

另外,图 4-55 和图 4-56 中的圆形区域便是高斯加权函数的定义域表示。窗中像素距离特征点越远,权重就越小,与其本身的梯度幅值相乘形成总权重计入梯度方向直方图中。

在实现算法时,如图 4-53 描述,特征点并没有落入一个像素的中心(小格子中心),因此还需要通过合理的插值计算 16×16 窗中坐标的对应像素位置,获得梯度幅度值和方向。

目前为止,SIFT 已经为特征点赋予了坐标位置、尺度信息以及方向,并且用一个 128 维的向量作为描述子表示这个特征点。特征描述子不单包括特征点特征,还包括特征点周围对其有影响的像素点特征。这些不变特性将会作为目标匹配的依据,运用在之后的算法中。

2. SIFT 特征在医学图像中的应用 在医学图像配准中,SIFT 特征可以用来匹配某些特征点,主要包括三个步骤:①SIFT 特征点的提取与匹配;②特征点对权值的设定;③特征匹配项。

上述第一步具体可以表述为:首先使用 SIFT 特征提取方法对源图像和目标图像在金字塔每一层进行一次特征点的提取及匹配,其中匹配方法为比较两个特征点的 SIFT 描述子向量,一般用两个向量间的欧氏距离表示其相似程度。然后使用随机抽样一致方法去除部分误匹配点。由于目标图与参考图有着微小非刚性形变,匹配结果中会存在一些误匹配,可以根据匹配点的邻域等信息进一步约束 SIFT 特征匹配点对,去除误匹配点,以提高匹配的鲁棒性,结果如图 4-57 所示。

配准问题可以归结为能量最小化问题。而 SIFT 匹配点对经过合理加权、计算坐标差等方法成为特征匹配项,作为图像配准时的一种约束项,以提高配准精度。通过将 SIFT 特征点的约束项与其他

笔记

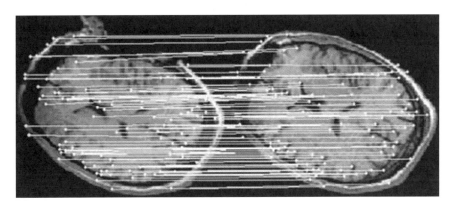

图 4-57　最终特征点匹配结果

模型(如 Horn 模型、Lucas 模型)相比较,发现基于 SIFT 特征点的约束进行的匹配更加稳定、精确。此外 SIFT 还可以辅助自适应放射治疗(adaptive radiation therapy,ART)、质量评估和重新规划决策。应用不同的形状保持和变形转换来分析体模上的 SIFT 特征的不变性。图 4-58 显示了将虚拟 CT(virtual CT)[图 4-58(a)、图 4-58(c)]和模拟 CT(CT sim rig)与锥形束 CT(CBCT)[图 4-58(b)、图 4-58(d)]的某对应层进行比较时,某患者的特征对应的例子。从图 4-58 中可以看出,在 CT sim_rig/CBCT 中,当前层中不匹配的特征点(淡蓝色点)比在虚拟 CT/CBCT 中多。

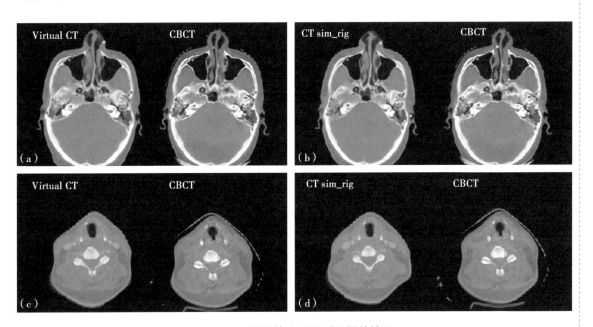

图 4-58　SIFT 算法 ART 质量评估结果

(a)、(b)表示患者在上颅骨部位相同切片的匹配结果;(c)、(d)表示患者在颈部相同切片的匹配结果。

三、快速鲁棒特征:SURF 特征

上一部分中简单介绍了经典的 SIFT 算法。SIFT 算法比较稳定,检测到的特征点也比较多,其最大的缺点是计算复杂度较高。本部分将介绍快速鲁棒特征(speeded-up robust features,SURF)算法。该算法在保持 SIFT 算法优良性能特点的基础上,对特征点提取及其特征向量描述方法进行了改进,克服了 SIFT 计算复杂度高、耗时长的缺点。下面介绍 SURF 特征的概念以及实现方法。

1. SURF 特征的概念以及实现方法　SURF 算法是一种稳健的局部特征点检测和描述算法。最初由 Herbert Bay 发表在 2006 年的欧洲计算机视觉国际会议(European Conference on Computer

Vision,ECCV)上,并在 2008 年正式发表在 *Computer Vision and Image Understanding* 期刊上。SURF 算法是对 SIFT 算法的改进,提升了算法的执行效率,为算法在实时计算机视觉系统中的应用提供了可能性。

接下来,按照一般 SURF 特征的提取过程,概述相关知识以及方法。

(1) 构造金字塔尺度空间:SURF 构造的金字塔图像与 SIFT 有很大不同。SIFT 采用 DoG 图像构建金字塔,而 SURF 采用 Hessian 矩阵行列式近似值图像构建金字塔。图像中某个像素点的 Hessian 矩阵如公式(4-80)。

$$H[f(x,y)] = \begin{pmatrix} \dfrac{\partial^2 f}{\partial x^2} & \dfrac{\partial^2 f}{\partial y \partial x} \\ \dfrac{\partial^2 f}{\partial x \partial y} & \dfrac{\partial^2 f}{\partial y^2} \end{pmatrix} \tag{4-80}$$

从公式(4-80)可以看出,每一个像素点都对应于一个 Hessian 矩阵。根据微积分原理,利用 Hessian 矩阵的行列式的正负性可判断点 $X = (x,y)$ 是否为图像局部灰度极值点。如公式(4-81),当 $\det(H) > 0$ 时,点 $X = (x,y)$ 为极值点,且 $\dfrac{\partial^2 f}{\partial x^2} > 0$ 时,点 $X = (x,y)$ 为极小值点,$\dfrac{\partial^2 f}{\partial x^2} < 0$ 时,点 $X = (x,y)$ 为极大值点;当 $\det(H) < 0$ 时,点 $X = (x,y)$ 不是极值点;当 $\det(H) = 0$ 时,点 $X = (x,y)$ 可能是极值,也可能不是极值,还需另作讨论。

$$\det(H) = \frac{\partial^2 f}{\partial x^2} \frac{\partial^2 f}{\partial y^2} - \left(\frac{\partial^2 f}{\partial y \partial x}\right)^2 \tag{4-81}$$

在离散空间上,为了得到 Hessian 矩阵的四个元素,SURF 采用二阶标准高斯核函数对图像进行卷积运算。设标准高斯函数为 $G(x,y,\sigma)$,σ 为该高斯函数的标准差,即代表不同的模板尺度,则其二阶偏导函数 $G_{xx}(x,y,\sigma)$ 为

$$G_{xx}(x,y,\sigma) = \frac{\partial^2 G(x,y,\sigma)}{\partial x^2} \tag{4-82}$$

在尺度 σ 下,图像中的点 $X = (x,y)$ 与高斯函数 $G(x,y,\sigma)$ 的卷积后求二阶偏导数,结果对应的 Hessian 矩阵为

$$H(x,\sigma) = \begin{pmatrix} L_{xx}(x,\sigma) & L_{xy}(x,\sigma) \\ L_{xy}(x,\sigma) & L_{yy}(x,\sigma) \end{pmatrix} \tag{4-83}$$

L_{xx} 为二阶高斯偏导函数 $G_{xx}(x,y,\sigma)$ 在点 $X = (x,y)$ 处卷积的结果,即

$$L_{xx} = G_{xx}(x,y,\sigma) * I(x,y) \tag{4-84}$$

同理可求得 L_{xx} 和 L_{yy}。这样可以计算出图像上所有点的 Hessian 行列式值。

为了能加速运算,Bay 等采用 Box 滤波器(Box filter)对二阶高斯微分模板近似处理。

如图 4-59 所示,数字表示对应颜色区域的权值,灰色区域权值为 0,采用 Box 滤波器与图像卷积的结果记为 D_{xx}、D_{yy}、D_{xy}(L_{xx}、L_{yy}、L_{xy} 的近似),相应的 Hessian 矩阵为

$$H(x,\sigma) = \begin{pmatrix} D_{xx}(x,\sigma) & D_{xy}(x,\sigma) \\ D_{xy}(x,\sigma) & D_{yy}(x,\sigma) \end{pmatrix} \tag{4-85}$$

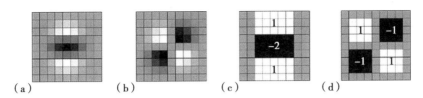

$（a）$　　　$（b）$　　　$（c）$　　　$（d）$

图 4-59　Box 滤波器近似结果

（a）y 方向二阶高斯微分模板；（b）xy 方向二阶高斯微分模板；（c）采用 Box 滤波器
对（a）模板的近似；（d）采用 Box 滤波器对（b）模板的近似。

　　Box 滤波器在积分图像上计算非常快，因此近似后能够有效提高计算速度。积分图像中每个像素的值是原图像上对应位置的左上角所有像素灰度值之和，如 D 点的值即表示图 4-60 中 $O\text{-}D_1\text{-}D\text{-}D_2$ 矩形灰度值之和 S_D。

　　要得到图 4-60 蓝色矩形区域内的矩形像素之和 S，只需要在积分图上，运算 $\Sigma = D - B - C + A$ 即可。运用以上原理，可借助公式（4-86）计算该图像积分图。

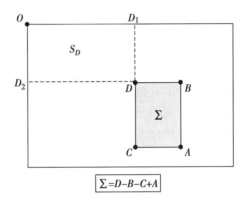

$$\boxed{\Sigma = D - B - C + A}$$

图 4-60　积分图像示意图

$$I_{\sum(x,y)} = \sum_{i=0}^{i \leq x} \sum_{j=0}^{j \leq y} I(x,y) \qquad (4\text{-}86)$$

　　对原 Hessian 矩阵进行近似的同时，还需要平衡两者之间的相关比值权重。用 9×9 的 Box 函数模板来近似尺度 $\sigma = 1.2$（SIFT 中初始尺度因子）高斯卷积函数，计算归一化尺度的模板比值为

$$\frac{|L_{xy}(1,2)|_F \ |D_{yy}(9)|_F}{|L_{yy}(1,2)|_F \ |D_{xy}(9)|_F} = 0.912\cdots \simeq 0.9 \qquad (4\text{-}87)$$

这里，$|x|_F$ 是指 Frobenius 范数。

　　计算 Box 滤波器与点 $X = (x,y)$ 的卷积时，对不同尺度的 Box 模板滤波器进行归一化处理，以保证 Frobenius 范数是一个恒定的值。因此可利用 $\det(H_{approx})$ 的正负性来判断点 $X = (x,y)$ 为极值点。$\det(H_{approx})$ 的计算方式如公式（4-88）。

$$\det(H_{approx}) = D_{xx}D_{yy} - (0.9D_{xy})^2 \qquad (4\text{-}88)$$

　　采用公式（4-89），图像上每一个像素点都可计算出一个 Hessian 矩阵中 Box 滤波器与图像卷积的结果。

$$D_{xx} = B_{xx}(x,y) * I(x,y) \qquad (4\text{-}89)$$

其中，$B_{xx}(x,y)$ 是点 (x,y) 处的用于近似 $G_{xx}(x,y,\sigma)$ 的 Box 滤波器，同理可求得 D_{xy}，D_{yy}。在卷积过程中，同一权值区域的求和可以先利用积分图计算该区域像素和再乘以权值，以简化计算。

　　构造尺度空间，是为了在空间域与尺度域上找到极值点作为初步的特征点。在 SIFT 算法中，构造尺度空间是通过构造一个高斯金字塔，以原始图像作为最底层，然后对图像进行高斯模糊再降采样（2 倍）作为下一层图像，循环迭代下去。高斯金字塔中原图像的尺寸是在不断变化的，高斯模板尺寸不变。每一层的建立必须等到上一层构造完毕后才能进行处理，依赖性很强，这样造成计算速度慢。SURF 构建尺度金字塔的方法中，原图像尺寸不变，模板尺寸变化，采用变化的 Box 模板尺寸对原图像进行滤波，构造出尺度空间。同时，SURF 可以采用并行运算，对金字塔中的每层图像同时进行处理。

通过逐渐增大的 Box 尺寸滤波模板与积分图像卷积产生的 Hessian 矩阵行列式的结果图像,构造出金字塔。图 4-61(a)为 SIFT 构建高斯金字塔的方法,图 4-61(b)为 SURF 构建的方法。

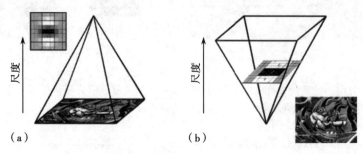

图 4-61 SIFT 和 SURF 构建高斯金字塔的方法
(a)SIFT 高斯金字塔尺度空间;(b)SURF Hessian 矩阵金字塔尺度空间。

例如:SURF 首先采用 9×9 的 Box 滤波器(σ 近似等于 1.2 时的高斯二阶微分,记为尺度 $\sigma=1.2$)对图像进行滤波,滤波之后的图像作为最底层的图像,然后逐渐增大 Box 尺寸,对原图像继续进行滤波处理。与 SIFT 类似,SURF 把滤波之后的结果图像分成若干组(octave),每组若干层(interval)。每组都是采用逐渐增大的滤波器尺寸进行处理,层与层之间的尺度变化量是高斯二阶微分模板决定的。如图 4-62 所示,对于 9×9 的滤波器,由于在保证滤波器的结构比例不变的同时要求存在滤波器模板中心,每个块最小增加量是 2 个像素。由于有三个块,所以最小增加量是 6,即下一个滤波器的大小为 15×15,依次增加为 21×21,27×27,…。利用这样的模板序列实现不同程度的滤波,构造出尺度空间。

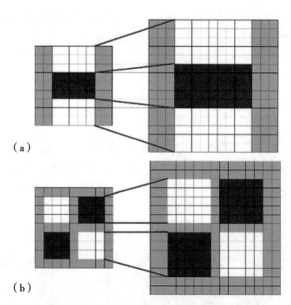

图 4-62 不同尺度的滤波器
(a)9×9 的滤波器;(b)15×15 的滤波器 D_{xy}。

滤波器尺寸在不同组中不同层之间的变化公式为

$$FilterSize = 3 \times (2^{octave} \times interval + 1) \tag{4-90}$$

例如,第一组至第三组的滤波器尺寸变化如图 4-63 所示。

(2)利用非极大值抑制初步确定特征点:和 SIFT 类似,将经过 Hessian 矩阵处理过的每个像素点与其 3 维领域的 26 个点(同层上有 8 个邻域点,尺度空间共有 2×9=18 个点,共计 26 个点)进行大小比较。如果它是这 26 个点中的最大值或最小值,则保留下来,当作初步的特征点。

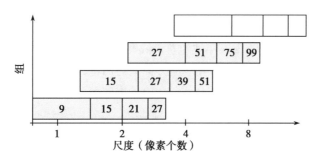

图 4-63　第一组至第三组的滤波器尺寸变化

（3）精确定位特征点：也和 SIFT 算法类似，采用 3 维线性插值法得到亚像素级的特征点，同时去掉那些小于一定阈值的点。

（4）选取特征点的主方向：这一部分与 SIFT 大有不同。SIFT 选取特征点主方向是采用在特征点邻域内统计其梯度直方图，取直方图出现频次最多的值以及超过该值 80% 的方向作为特征点的主方向。而在 SURF 的计算中，不统计其梯度直方图，而是统计特征点邻域内的哈尔小波（Haar wavelet）与图像卷积得到的值。为保证旋转不变性，首先以某个特征点为中心，在特征点的邻域（比如说，半径为 6σ 的圆内，σ 为该点对应金字塔所在层尺度参数）内，用尺寸为 4σ 的 Haar 小波模板对图像进行处理，求水平 x、垂直 y 两个方向的 Haar 小波卷积结果。Haar 小波的模板如图 4-64 所示，其中左侧模板计算 x 水平方向的卷积结果，右侧模板计算 y 方向的卷积结果，黑色表示−1，白色表示+1。

以特征点为中心，用一个圆心角为 60° 的扇形，步长 36°，遍历整个圆。处理某个角度下的扇形区域时，统计该区域下的 Haar 小波卷积结果。由于每一点都有 x、y 两个方向，所以扇形区域中所有点的卷积结果之和构成一个矢量。一旦区域内所有卷积结果被计算，再对所有小波卷积结果进行高斯加权（以特征点为中心，尺度为 2.5σ），然后建立 dx,dy 的坐标系（dx 表示在 x 方向上的卷积结果，dy 表示在 y 方向上的卷积结果）。如图 4-65 所示，选择一个 60° 的扇区（灰色区域），统计这个扇区所有卷积结果的总和，相加后即可获得本扇区统计出的特征矢量（红箭头）；按照 36° 的步长旋转扇区继续统计，直至整个圆形邻域均被统计过，最后找到最长的扇区矢量方向，即为主方向。

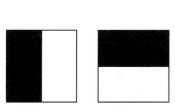

图 4-64　Haar 小波的模板

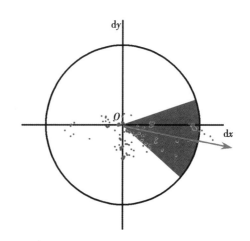

图 4-65　特征点主方向计算示意图
红色箭头表示整个扇区的主方向。

（5）构造 SURF 特征点算子：同 SIFT 算法一样，SURF 同样通过统计特征点附近区域内的信息生成描述子。但是，SIFT 是利用邻域点的方向，在特征点周围取 16×16 的邻域，并把该领域化为 4×4 的小区域，每个小区域统计 8 个方向梯度，最后得到 4×4×8＝128 维的向量（梯度方向直方图向量）。该向量作为该点的 SIFT 描述子。而 SURF 则是利用 Haar 小波卷积结果。

　　为了获得旋转不变性,同样需要将其先旋转到主方向。在特征点附近取一个边长约为 20σ 的方形区域,然后再将方形区域划分成 16 个(4×4)子区域。对每个子区域(其大小为 $5\sigma\times5\sigma$),计算 25(5×5)个空间归一化的采样点与 Haar 小波的卷积结果信息。如上述介绍,dx 是小波函数在水平方向上与图像的卷积结果,而 dy 是小波函数在垂直方向上与图像的卷积结果,这里的水平和竖直是相对于特征点方向来说的。每个子区域采用公式(4-91)的方法统计 4 个描述子。为了增加鲁棒性,可以给每个像素点的响应乘以对应位置的高斯权重(3.3σ)。过程如图 4-66 所示。

$$v = \left[\sum dx, \sum |dx|, \sum dy, \sum |dy| \right] \tag{4-91}$$

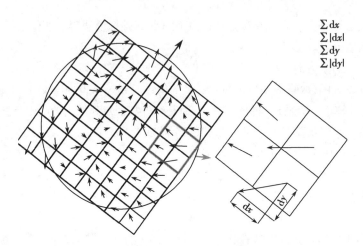

图 4-66　SURF 描述算子计算示意图

　　这样,每个子区域携带 4 个信息(其中,$\sum dx$、$\sum |dx|$、$\sum dy$、$\sum |dy|$ 分别为:该子区域内小波在水平方向与图像的卷积和;小波在水平方向上与图像的卷积绝对值的和;小波在垂直方向上与图像的卷积和;小波在垂直方向上与图像的卷积的绝对值的和),16 个子区域共由 64 维特征矢量组成。相比于 SIFT 少了一半,这在特征匹配过程中会大大加快匹配速度。SURF 描述子不仅具有尺度和旋转不变性,而且对光照的变化也具有不变性。小波响应本身就具有亮度不变性,而对比度的不变性则是通过将特征矢量进行归一化来实现。图 4-67 给出了三种不同图像模式(分别为灰度均匀的区域、条纹区域、灰度渐变区域)的子块得到的不同结果。从结果中可以看出:若图像灰度均匀,则四个信息分量都比较小;若图像出现明显的条带、明暗间隔,则分量 $\sum |dx|$ 较大;若图像出现均匀的灰度渐变,则分量 $\sum dx$、$\sum |dx|$ 都比较大。对于实际图像的描述子,可以认为它们是由这三种不同模式图像的描述子组合而成的。

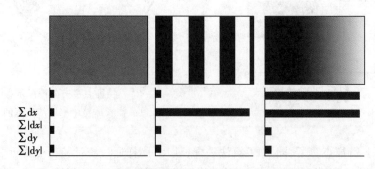

图 4-67　不同的图像密度模式得到的不同的描述子结果

一般而言,特征矢量的长度越长,其承载的信息量就越大,特征描述子的独特性就越好,但匹配时所付出的时间代价就越大。对于 SURF 描述子,可以在记录每个子区域四个卷积和信息之余同时记录特征点的拉普拉斯响应正负号信息,从而将描述子扩展到用 128 维矢量表示。具体方法是在计算 $\sum dx$ 和 $\sum |dx|$ 时区分 $dy<0$ 和 $dy\geq0$ 的情况,在求取 $\sum dy$ 和 $\sum |dy|$ 时区分 $dx<0$ 和 $dx\geq0$ 的情况。这样,每个子区域就产生了 8 个梯度统计值(4 个卷积和信息及其相应的 dx 或 dy 符号),从而使描述子的特征矢量的长度增加到 $8\times4\times4=128$ 维。

（6）快速索引匹配:为了实现快速匹配,SURF 在特征矢量中增加了一个新的变量,即特征点的拉普拉斯响应的正负号。在特征点检测时,将 Hessian 矩阵的迹的正负号记录下来,作为特征矢量中的一个变量,这样做并不增加运算量,因为在特征点检测前已经对 Hessian 矩阵的迹进行了计算(得到的 $L_{xx}+L_{yy}$)。在特征匹配时,引入此变量可以有效地节省搜索的时间,因为只有两个具有相同正负号的特征点才有可能匹配,对于正负号不同的特征点就不进行相似性计算。简单地说,可以根据特征点的响应值符号,将特征点分成两组:一组是具有拉普拉斯正响应的特征点;另一组是具有拉普拉斯负响应的特征点。匹配时,只有符号相同组中的特征点才能进行相互匹配。

2. SURF 特征在医学图像中的应用 SURF 算法在医学图像特征提取方面具有很重要的应用,从特征点数量、特征提取时间方面均比 SIFT 有良好的改进。对"哈佛大学医学图库"连续序列 MR 图像分别采用 SIFT 和 SURF 算法进行特征提取,提取出的特征点见图 4-68。11 幅实验用图提取的特征点数量见表 4-4。

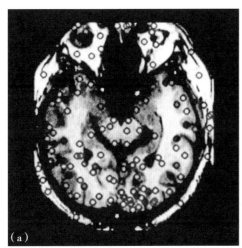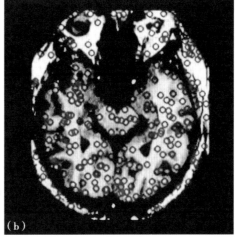

图 4-68 对"哈佛大学医学图库"连续序列 MR 图像分别采用 SIFT 和 SURF 算法进行特征提取,展示了第 62 张 T_1 加权 MR（MR-T_1-62）的特征图

（a）MR-T_1-62:SIFT 特征点;（b）MR-T_1-62:SURF 特征点。

表 4-4 11 幅实验用图 SIFT/SURF 特征点个数

实验组编号	特征点/个		实验组编号	特征点/个	
	SIFT	SURF		SIFT	SURF
1	230	436	7	221	457
2	218	432	8	226	464
3	218	441	9	230	458
4	239	447	10	237	463
5	222	416	11	257	458
6	242	451			

由表4-4可知,11幅实验用图提取的SURF特征点数量均多于SIFT特征点数,更有利于图像配准的准确性。

（陈阳）

思考题

1. 简述参数活动轮廓模型和几何活动轮廓模型的区别。
2. SIFT算法和SURF算法有什么区别?
3. 查阅ORB算法的相关资料,比较ORB算法和SURF算法在速度和鲁棒性之间的差异。

第五章　医学图像分割

随着医学图像数量的不断增大,质量的不断提高,越来越需要计算机来计算、处理和分析各种数据。在对医学图像的研究和分析中,研究者往往对图像中一些特定的、具有特殊意义的区域感兴趣。为了识别和分析目标,通常需要将这些区域分离提取出来。图像分割就是提取和定位图像感兴趣区域(region of interest,ROI)的技术和过程,它在许多生物医学图像应用中起着重要的作用,如:①量化组织体积;②诊断;③病理学定位;④研究解剖结构;⑤制订治疗计划;⑥计算机指导手术。

本章提供了计算机辅助分割或计算机自动分割医学解剖图像的方法综述,简要介绍了近期文献的方法和应用。本章对这些方法的完整描述不做详细论述,读者可以参考其他材料以了解更多细节。本章将重点介绍目前医学图像处理领域的分割问题及其需要解决的各种难题。虽然本章只提到了几种最常用的解剖学成像模态,但大多数描述的概念也适用于其他模态的图像。

一般而言,图像分割的目的是将图像分成若干个互不重叠的区域。如果整幅图像区域用 Ω 表示,所分割的区域为 S_k,它们满足:

$$\Omega = \bigcup_{k=1}^{K} S_k \tag{5-1}$$

其中,$S_k \cap S_j = \varnothing, k \neq j$。在理想情况下,分割所得到的每个区域 S_k 对应于某个解剖结构或感兴趣区域。在很多应用中,只需要将图像分割成两个区域:前景和背景。前景通常为感兴趣区域,如某个器官、组织或病灶,等等;背景则为图像中的其余部分。

第一节　阈值分割法

阈值分割法是通过对图像中像素的强度值进行二值划分的一种图像分割方法。图 5-1 展示了一张图像的灰度直方图,通过直方图可以看出这张图像是拥有三个明显分类的,分别对应了三个不同的模式。阈值分割的过程就是试图寻找一个灰度值,利用这个数值可以在直方图中进行划分,这个数值就称为阈值。接下来图像的分割就是利用这个阈值,将图像中所有大于阈值的像素点划分为一类,剩下的划分为另一类。在图 5-1 中可以看到有两个候选阈值分别处于直方图的波谷上,多个阈值很显然

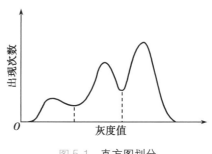

图 5-1　直方图划分

可以将图像分为多类,这种多个阈值的分割方法称为多阈值分割法。

一、基本的全局阈值处理

全局的阈值处理适用于当目标与背景间的区别较明显时。通常情况下,所处理图像的目标与其他部分的差别比较明显,但是对于不同的图像,阈值的选取也需要根据各自的特征进行,所以如何自动地估计每幅图像的阈值也是十分必要的。在图 5-2 中可以看到对具有明显双峰的细胞图像的阈值分割结果。具体处理步骤如下。

步骤 1:选择初始的阈值估计值 T。

步骤 2:以该阈值 T 为基础进行图像分割。将产生两组像素:大于 T 的灰度值的像素 G_1;小于 T 的灰度值的像素 G_2。

步骤 3:分别计算 G_1 和 G_2 区域内像素的平均灰度值 m_1 和 m_2。

步骤 4:更新新的阈值:$T = \dfrac{1}{2}(m_1 + m_2)$。

步骤 5:重复步骤 2 到步骤 4,直到连续迭代中的 T 值间的差小于一个预定义的参数 ΔT 为止。

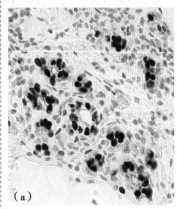 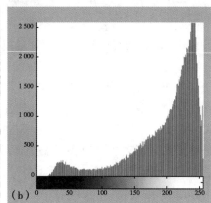 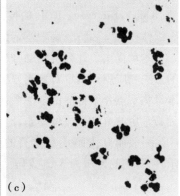

图 5-2　基本的全局阈值处理
(a)原图;(b)灰度直方图;(c)阈值处理。

二、用最大类间方差法的最佳全局阈值处理

最大类间方差法(Otsu),是一种自适应确定阈值的方法。顾名思义,即不同类间的差别越大,处理的结果越好。该种方法的思想在于按照图像的灰度特征,可以将图像分为背景和目标两部分。两者间的类间方差越大,则说明这两部分的差别越大,即越容易分割开。当有部分目标错分为背景或有部分背景错分为目标时,这两部分间的差别都会变小(图 5-3)。

设图像中灰度为 i 的像素数为 n_i,灰度范围为 $[0, L-1]$。

总的像素数为:$N = \displaystyle\sum_{i=0}^{L-1} n_i$。

每个灰度值出现的概率表示为:$p_i = \dfrac{n_i}{N}$,且有

$\displaystyle\sum_{i=0}^{L-1} p_i = 1$。

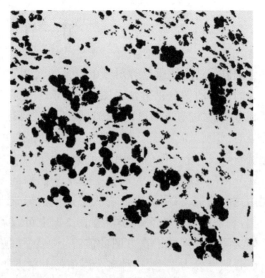

图 5-3　Otsu 算法

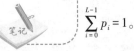

选定阈值 T 将图像分为背景和目标两大类，C_1 和 C_2，且属于 C_1 类的点由灰度值位于 $[0,T-1]$ 的像素组成，属于 C_2 类的点由灰度值位于 $[T,L-1]$ 的像素组成，则两类的概率分别为 $P_1 = \sum_{i=0}^{T-1} P_i$，$P_2 = \sum_{i=T}^{L-1} P_i = 1-P_1$。

可以写出两类的平均灰度分别为

$$\mu_1 = \frac{1}{P_1}\sum_{i=0}^{T-1} iP_i = \frac{\mu(T)}{P_1}, \quad \mu_2 = \frac{1}{P_2}\sum_{i=T}^{L-1} iP_i = \frac{\mu-\mu(T)}{1-P_1} \tag{5-2}$$

μ 是整幅图像的平均灰度

$$\mu = \sum_{i=0}^{L-1} iP_i = \sum_{i=0}^{T-1} iP_i + \sum_{i=T}^{L-1} iP_i = P_1\mu_1 + P_2\mu_2 \tag{5-3}$$

两个类间的总方差为 $\sigma_B^2 = P_1(\mu_1-\mu)^2 + P_2(\mu_2-\mu)^2 = P_1P_2(\mu_1-\mu_2)^2$。

通过 T 在 $[0,L-1]$ 范围内依次取不同的值，当类间方差最大时，对应的 T 值便是最佳的阈值。

三、多阈值处理

在前面的介绍中，更多关注的是用单一全局阈值对图像进行分割，也可将该阈值处理方法扩展到任意数量的阈值。以该方法为基础的可分性度量也可以扩展到任意数量的分类。在 K 个类 C_1，$C_2,\cdots,C_K$ 的情况下，类间方差可归纳为

$$\sigma_B^2 = \sum_{k=1}^{K} P_k(m_k-m_G)^2 \tag{5-4}$$

其中，$P_k = \sum_{i\in C_k} P_i$，$m_k = \frac{1}{P_k}\sum_{i\in C_k} iP_i$，并且 m_G 是整个图像的平均灰度。K 类由 $K-1$ 个阈值来分离，这些值 k_1^*，k_2^*，$\cdots k_{K-1}^*$ 是公式（5-4）的最大值。

$$\sigma_B^2(k_1^*, k_2^*, \cdots, k_{K-1}^*) = {}_{0<k_1<k_2<\cdots k_{n-1}<L_{max}-1}\sigma_B^2(k_1, k_2, \cdots, k_{K-1}) \tag{5-5}$$

阈值分割法是一种非常简单且十分有效的分割方法，尤其是对于不同物体之间的强度值或其他特征值有较明显区别的图像最为实用。虽然对于阈值的选择可以有自动的确定方法，但在实际应用中，划分的过程经常是需要人工交互的，这样可直观地观察到分割的结果，并通过观察进行实时交互，以得到更加理想的结果。

阈值分割法经常会作为一系列图像处理操作步骤中的初始步骤。由于在乳腺 X 线图像中，正常组织与肿瘤组织之间的区别比较明显，阈值分割法已经在数字化乳腺 X 线检查等实际应用中发挥作用。但该方法的主要局限性表现在：在阈值分割法最原始的表现形式下，只能得到两种分类；同时它对于多通道的图像没有很好的适应能力；阈值分割法只考虑单个像素的灰度值，忽视了图像中的空间邻域特征，导致该方法对噪声十分敏感；该方法不适合灰度不均匀图像，而灰度不均匀性广泛存在于很多医学图像中。

第二节　区域生长分割法

一、区域生长的原理和步骤

区域生长（region growing）算法是以人工设置的像素点作为种子点，按照预先指定的生长规则，对生长区域进行连续的扩张，从而得到一个灰度值在一定范围内的连通区域作为分割结果。区域生长

算法是一个迭代的过程,该算法的具体描述如下。

步骤1:从待分割图像中选择种子点作为初始的生长区域。

步骤2:在生长区域的4邻域或者8邻域像素点中,根据区域生长的条件查找和生长区域内像素点在某种性质上具有相同或者相似性的像素点,并将这些像素点添加到生长区域中。

步骤3:更新生长区域,并继续重复步骤2,直到没有新的满足条件的像素点可以被添加进来为止。

由此可知,在算法的设计过程中需要解决三个关键问题:①确定能正确代表感兴趣区域的生长种子点;②确定区域生长的条件,即定义相似性准则;③确定区域生长停止的条件。

种子点数目的确定以实际的问题为基础,选取一个或者多个像素点作为生长起点,并且种子点的选取可以通过人机交互的方式或者基于分割图像的具体特征。例如在红外图像中检测目标物体时,由于目标的辐射量一般都较大,所以可以选取具有最大亮度的像素点作为种子点。另外,也可以预先对所有像素进行统计与归纳,假设得到的结果是一种聚类的情况,那么最接近聚类中心的像素点可作为该区域的种子点。

区域生长的条件实际上是判断其他相邻点能否加入感兴趣区域的条件,一般都是基于相邻像素灰度的相似性,比如平均灰度,另外也有些是基于统计参数的。本书将在后面的内容中详细介绍几种经典的相似性准则。

一般来说,在没有满足相似性准则的像素点被加入感兴趣区域时,区域生长就会停止。另外,也可以根据生长区域的大小、形状等实际需求制订该生长的终止条件。

二、相似性准则的选择

对区域生长算法来说,相似性准则的选择至关重要。如何选择合适的准则对生长的最终结果有重要的影响。

1. 基于灰度差

(1)相邻像素点与种子点灰度值的差为

$$|f(x,y)-f(s,t)|<T \tag{5-6}$$

式中,$f(s,t)$为种子点灰度值,在生长过程中为固定值,$f(x,y)$为(s,t)点的相邻像素点灰度值。

(2)相邻像素点与生长区域内平均灰度值的差为

$$|f(x,y)-m|<T \tag{5-7}$$

式中,$m=\dfrac{1}{n}\displaystyle\sum_{(x,y)\in R}f(x,y)$为生长区域的平均灰度值,其中$n$为区域内像素点的个数,$R$为所生长的区域。

2. 基于灰度分布的统计特性

该方法首先将图像分成互不重叠的小区域,通过比较相邻区域的累积直方图,根据灰度分布的相似性决定区域的合并。判断直方图的相似性常采用以下两种准则。

(1)柯尔莫哥洛夫-斯米尔诺

$$\max_{z}|H_1(z)-H_2(z)|<T \tag{5-8}$$

(2)平滑误差

$$\sum_{z}|H_1(z)-H_2(z)|<T \tag{5-9}$$

以上两式中,z为灰度值,$H_1(z)$和$H_2(z)$分别为相邻两个区域的累积直方图,T为阈值。如果比较结果小于给定阈值,则将两个区域合并。

图 5-4 给出了一个简单的区域生长的例子。输入图像如图 5-4(a)所示,以灰度值为 10 的像素点作为种子点(标有下划线),采用的相似性准则是:相邻像素点的灰度值与生长区域平均灰度值的差的绝对值小于阈值 2。图 5-4(b)给出第一次生长加入生长区域的 8 邻域像素点,此时生长区域内的平均灰度值为 9.25。图 5-4(c)给出第二次生长加入生长区域的 8 邻域像素点,此时生长区域内的平均灰度值为 9。根据相似性准则,至此没有满足条件的点可以被归并进来,算法停止,得到最终的分割结果。

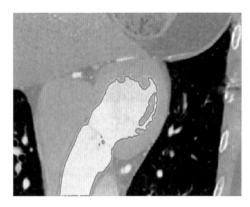

图 5-4　区域增长实例
(a)输入图像;(b)第一次生长结果;
(c)第二次生长结果。

图 5-5 显示了一幅 CT 心脏图像,人工选取一个种子点,图中红线为采用区域生长算法对左心房和左心室的分割结果。

区域生长方法的优点是算法简单,易操作,能够得到较好的分割结果。它的缺点是对于噪声和灰度不均的图像,可能会造成空洞和过分割,并且算法的计算量大,同阈值分割法一样,在处理实际分割问题中很少单独被使用。为了解决这些问题,有些学者提出了一种基于同等地位的区域生长算法,该算法可以保留初始区域以及提取区域之间的拓扑结构。此外,区域生长的模糊类比法也被相继提出。

图 5-5　CT 图像的区域生长结果

第三节　聚类分割法

聚类分割法从本质上与分类器分割法相同,只是不需要训练数据集进行训练,因此这一类方法被称为无监督算法。在聚类分割法中,由于缺少训练数据,所以这类方法迭代地在分割图像和刻画每一类特征之间寻找平衡。从某种角度来说,聚类分割算法是利用可以得到的数据对其自身进行训练的一种方法。

三种常用的聚类算法为:K 均值(K-means)聚类算法(有时也称为迭代自组织数据分析法)、模糊 C 均值(FCM)聚类算法以及期望最大化(EM)算法。K 均值聚类算法迭代地计算每一类的强度均值,然后按照像素点的强度将其分到与其最近的那一类中,从而实现图像分割。

聚类分析是统计学上对数据进行统计分析的一种非监督模式的识别方法。该方法通过对一个样本集按照某种准则来进行样本的分类,把该样本集划分为不同的子集。划分得到的子集满足以下规律:划分为同一子集的都是在样本集中具有一定相似性的,而不同的子集之间的相似性达到最低。根据划分规律的不同,聚类分割可分为两大类:硬聚类和模糊聚类。硬聚类的划分是根据样本集中的元素是否满足某个确定的值或特征,来对样本集进行分类的。而模糊聚类的划分则加入了不确定性描述,使得样本集的划分更加灵活、准确。

硬聚类和模糊聚类的两个典型的代表算法分别是 K-means 聚类算法和 FCM 聚类算法。

一、K-means 聚类算法

K-means 聚类算法是由 Steinhaus、Lloyed、Ball & Hall 和 McQueen 分别于 1955 年、1957 年、1965 年、1967 年在各自的不同科学研究领域独立地提出。K-means 聚类算法被提出来后,在不同的学科领域被广泛研究和应用,并发展出大量不同的改进算法。虽然 K-means 聚类算法被提出已经超过 50 年了,由于其简单、高效、易于实施的特点,目前仍然是应用最广泛的划分聚类算法之一。

K-means 聚类算法是硬聚类算法,是典型的基于原型的目标函数聚类方法的代表。它是数据点到原型的某种距离作为优化的目标函数,利用函数求极值的方法得到迭代运算的调整规则。K-means 聚类算法以欧氏距离作为相似度测度,求对应某一初始聚类中心向量 V 的最优分类,使得评价指标 J 最小。算法采用误差平方和准则函数作为聚类准则函数。

(一)聚类算法的目标函数

对于给定的一个包含 n 个 d 维数据点的数据集 $X = \{x_1, x_2, \cdots, x_i, \cdots, x_n\}$(其中 $x_i \in R^d$)以及要生成的数据子集的数目 K,K-means 聚类算法将数据对象组织为 K 个划分 $C = \{c_k, i = 1, 2, \cdots, K\}$。每个划分代表一个类 c_k,每个类 c_k 有一个类别中心 μ_i。选取欧氏距离作为相似性和距离判断准则,计算该类内各点到聚类中心 μ_i 的距离平方和

$$J(c_k) = \sum_{x_i \in C_i} \| x_i - \mu_k \|^2 \tag{5-10}$$

聚类目标是使各类总的距离平方和 $J(C) = \sum_{k=1}^{K} J(c_k)$ 最小。

$$J(C) = \sum_{k=1}^{K} J(c_k) = \sum_{k=1}^{K} \sum_{x_i \in C_i} \| x_i - \mu_k \|^2 = \sum_{k=1}^{K} \sum_{i=1}^{n} d_{ki} \| x_i - \mu_k \|^2 \tag{5-11}$$

其中,$d_{ki} = \begin{cases} 1 & 若 x_i \in c_i \\ 0 & 若 x_i \notin c_i \end{cases}$,显然,根据最小二乘法和拉格朗日原理,聚类中心 μ_k 应该取为类别 c_k 类各数据点的平均值。

K-means 聚类算法通过初始化聚类个数 K,将所有的数据点分类到 K 个不同的类别中,从而使得距离平方和减小。由于 K-means 聚类算法的总的距离平方和随着 K 的增加而趋向于减小(当 $K = n$ 时,$J(C) = 0$),所以必须事先确定 K 值,并求得在该 K 值下的距离平方和的最小值。

(二)K-means 聚类算法的过程

K-means 聚类算法是一个反复迭代过程,目的是使聚类域中所有的样本到聚类中心距离的平方和 $J(C)$ 最小,算法具体过程如下。

输入:$K, X = \{x_1, x_2, \cdots, x_i, \cdots, x_n\}$。

步骤1:初始化聚类中心 $c_i, i = 1, 2, \cdots, c$;选定数据空间中 K 个对象作为初始聚类中心,每个对象代表一个类别的中心。

步骤2:对于样品中的数据对象,根据它们与这些聚类中心的欧氏距离,按距离最近的准则分别将它们分配给与其最相似的聚类中心所代表的类。

步骤3:计算每个类别中所有对象的均值作为该类别的新聚类中心,由公式(5-10)计算所有样本到其所在类别聚类中心的距离平方和,即 $J(C)$ 值。

步骤4:判断聚类中心和 $J(C)$ 的值是否发生改变,若改变,则返回步骤2,否则聚类结束。

(三)K-means 聚类算法的优缺点

K-means 聚类算法的优点:①算法快速、简单;②对大数据集有较高的效率并且具有可伸缩性;③时间复杂度近于线性,而且适合挖掘大规模数据集。K-means 聚类算法的时间复杂度是 $O(n * k * t)$,其中 n 代表数据集中对象的数量,t 代表算法迭代的次数,k 代表簇的数目。

K-means 聚类算法缺点:①在 K-means 聚类算法中 K 是事先给定的,这个 K 值的选定是非常难以估计的。很多时候,事先并不知道给定的数据集应该分成多少个类别才最合适。这也是 K-means 聚类算法的一个不足。有的算法是通过类的自动合并和分裂,得到较为合理的类型数目 K,例如 ISODATA 算法。②在 K-means 聚类算法中,首先需要根据初始聚类中心来确定一个初始划分,然后对初始划分进行优化。这个初始聚类中心的选择对聚类结果有较大的影响,一旦初始值选择得不好,可

能无法得到有效的聚类结果,这也成为 K-means 聚类算法的一个主要问题。③从 K-means 聚类算法框架可以看出,该算法需要不断地进行样本分类调整,不断地计算调整后的新的聚类中心,因此当数据量非常大时,算法的时间开销是非常大的。所以需要对算法的时间复杂度进行分析、改进,提高算法应用范围。

二、FCM 聚类算法

传统的聚类分析是一种硬划分,顾名思义,即每个待识别的对象属于且仅属于一类,具有"非此即彼"的性质,也即对于数据空间中的任何元素,或者属于某一类,或者不属于该类,两者必居且仅居其一,因此这种类别划分的界限是分明的。但是在实际应用中,大部分情况的属性并不是严格唯一的,它们在形态和类属性方面存在着中介性,具有"亦此亦彼"的性质,那么这类问题就无法用传统的聚类分析解决。

为了对 K-means 聚类算法进行改进,Bezdek 在 1984 年提出了模糊 C 均值的聚类算法。不同于硬聚类算法,模糊 C 均值的聚类算法是一种基于划分的聚类算法,用隶属度来确定每个数据点属于某个类的程度,其思想是把相似度最大的对象划分为同一族,而使得不同簇之间的对象差度最大。FCM 与 HCM(硬聚类算法)的主要区别在于 FCM 是用模糊程度划分的,每个被测数据点以取值范围为 $[0,1]$ 的隶属度来表示该数据点属于各个组的程度。

(一)FCM 聚类算法的目标函数

对于给定的一个包含 n 个 d 维数据点的数据集 $X=\{x_1,x_2,\cdots,x_i,\cdots,x_n\}$,其中 $x_i \in R^d$,假设 FCM 可以把 n 个向量 $x_i(i=1,2,\cdots,n)$ 分类为 c 个模糊组,其分类过程是通过求取每组的聚类中心,来使非相似性指标的价值函数达到最小值,从而实现把相似度最高的向量分为同一类。

利用归一化的思想,设定数据集的隶属度的和总等于 1。

$$\sum_{i=1}^{c} u_{ij}=1, \quad \forall j=1,\cdots,n \tag{5-12}$$

那么,FCM 的价值函数(或目标函数)的一般化形式为

$$J(U,c_1,\cdots,c_c)=\sum_{i=1}^{c} J_i=\sum_{i=1}^{c}\sum_{j}^{n} u_{ij}^m d_{ij}^2 \tag{5-13}$$

其中,$u_{ij} \in [0,1]$;c_i 为模糊组 I 的聚类中心,$d_{ij}=\|c_i-x_j\|$ 为第 i 个聚类中心与第 j 个数据点间的欧几里得距离;$m \in [1,\infty)$ 是一个加权指数。

为了使公式(5-13)获取最小值,构造新的目标函数

$$J(U,c_1,\cdots,c_c,\lambda_1,\cdots,\lambda_n)=J(U,c_1,\cdots,c_c)+\sum_{j}^{n} \lambda_j\left(\sum_{i=1}^{c} u_{ij}-1\right)$$
$$=\sum_{i=1}^{c}\sum_{j}^{n} u_{ij}^m d_{ij}^2+\sum_{j}^{n} \lambda_j\left(\sum_{i=1}^{c} u_{ij}-1\right) \tag{5-14}$$

这里,$\lambda_j,j=1,2,3,\cdots,n$,$n$ 为约束式的拉格朗日乘子数目。对所有输入参数求导,使公式(5-14)达到最小的必要条件为

$$c_i=\frac{\sum_{j}^{n} u_{ij}^m x_j}{\sum_{j}^{n} u_{ij}^m} \tag{5-15}$$

和

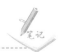

$$u_{ij} = \frac{1}{\sum_{k=1}^{c} \left(\dfrac{d_{ij}}{d_{kj}}\right)^{2/(m-1)}} \tag{5-16}$$

（二）FCM 聚类算法的过程

为了满足上述条件，模糊 C 均值需要进行多次迭代。

步骤1：初始化隶属矩阵 U 为取值区域为 $[0,1]$ 的随机数，使其满足公式（5-13）中的约束条件。

步骤2：根据公式（5-15）计算 c 个聚类中心 $c_i, i=1,\cdots,c$。

步骤3：根据公式（5-14）计算目标函数。对该目标函数进行迭代运算，直到它小于某个确定的阈值，或它相对上次价值函数值的改变量小于某个阈值。

步骤4：用公式（5-16）计算新的 U 矩阵，返回步骤2。

（三）FCM 聚类算法的优缺点

相比起前面的"硬聚类"，FCM 方法会计算每个样本对所有类的隶属度，这给出了一个参考该样本分类结果可靠性的计算方法。可以这样思考：若某样本对某类的隶属度在所有类的隶属度中具有绝对优势，则该样本分到这个类是一个十分保险的做法；反之若该样本在所有类的隶属度相对平均，则需要其他辅助手段进行分类。

由于 FCM 的主要思想是通过迭代，从而将数据集划分到不同的类别中，使得生成的每个聚类的类内紧凑、类间独立，所以其显而易见的优点是计算简单、快速，尤其是对那些簇内紧凑，簇与簇间区别明显的数据进行划分时可以取得较好的结果。

FCM 算法虽然解决了图像中存在的不确定性和模糊性等问题，但是算法本身仍然存在缺陷，例如：由于聚类过程针对图像中的每个像素点，每次迭代都需要计算每一个像素点的隶属度，随着图像尺度的增大，这个计算量将会非常大，难以满足应用的需要；进行聚类之前需要给出聚类数目和初始聚类中心，对于未知的结构复杂的医学图像，很难判断其应该分成几类，并且 FCM 聚类算法聚类结果的好坏受初始值的影响很大，所选的初始聚类中心越接近于最终的收敛结果，收敛速度越快，陷入局部最优的可能性也越小，但若初始中心接近于某个局部极值，则迭代过程可能最终陷入局部最优，从而无法得到全局的最优值；FCM 聚类算法认为图像中的像素点都是相互独立的，没有考虑其相关性，导致算法对噪声敏感。

三、EM 聚类算法

在统计计算中，期望最大化（EM）聚类算法是在概率模型中寻找参数最大似然估计或者最大后验估计的算法。期望最大化方法是极大似然估计的一个应用。在图像分割处理中应用极大似然估计，主要是利用其性质，将分割问题建模为一类极大似然估计问题，并将分割问题中的一些因素参数化，通过极大似然估计问题的解法来求得这些对图像分割至关重要的参数，并获得分割的结果。

EM 聚类算法是常用的估计参数隐变量的利器。它是一种迭代式的方法，其基本思想是：若参数已知，则可根据训练数据推断出最优隐变量的值（E 步）；反之，若隐变量的值已知，则可方便地对参数做极大似然估计（M 步）。

（一）极大似然估计

极大似然估计问题的定义如下：设存在一个由参数集 Θ 监督的密度函数 $p(x|\Theta)$（例如，P 是一组高斯分布函数，而参数集 Θ 是它们的均值和方差），以及一组在该分布下且大小为 n 的数据集合 $X = \{x_1, x_2, \cdots, x_i, \cdots, x_n\}$，设该组数据为独立同分布的，则对于该组样本数据的后验密度为

$$p(X|\Theta) = \prod_{i=1}^{n} p(x_i|\Theta) = L(\Theta|X) \tag{5-17}$$

函数 $L(\Theta|X)$ 为给定样本下的参数似然度，即似然函数。它可以理解为在数据集 X 已知且恒定

的情况下,参数集 Θ 的一个函数。在极大似然问题里,目标为求得一组参数 Θ,使得似然函数 $L(\Theta|X)$ 取得极大值,即求得一组参数 Θ^*,使

$$\Theta^* = \underset{\Theta}{\text{argmax}} L(\Theta|X) \tag{5-18}$$

通常情况下,并不极大化 $L(\Theta|X)$,而是极大化 $\log[L(\Theta|X)]$,这样可以更加简便地对其进行分析和计算。

根据密度函数 $p(x|\Theta)$ 的形式,极大似然问题可以非常简单,也可以用来解决很复杂的问题。例如,若密度函数 $p(x|\Theta)$ 是一个简单的高斯分布,其参数集为 $\Theta=(\mu,\sigma^2)$,那么便可以令 $\log[L(\Theta|X)]$ 的导数为零,直接对 μ 和 σ 求解该方程,便可以极大化 $\log[L(\Theta|X)]$,即

$$\frac{\partial \log[L(\Theta|X)]}{\partial \mu} = 0 \tag{5-19}$$

$$\frac{\partial \log[L(\Theta|X)]}{\partial \sigma} = 0 \tag{5-20}$$

应用最大似然估计来迭代求取未知参数的最优方法,就是 EM 聚类算法。当 EM 聚类算法被用于估计分类策略的参数估计时,便可作为最优化分类分割的理论基础。这也是 EM 聚类算法可应用于图像分类进行图像分割的原理。

(二)EM 聚类算法过程

EM 聚类算法的实现过程如下:给定一个似然函数 $L(\theta;x,z)$,其中 θ 是参数集,x 是可观测得到的数据,而 z 是不可观测到的潜在数据或缺失数据。

EM 聚类算法主要通过迭代地应用如下两个步骤来寻找极大似然估计。

期望(E)步骤:通过给定的观测数据 x,根据参数集 $\theta^{(t)}$ 的当前估计值,计算关于 z 的条件分布的 log 似然函数的期望值。

$$Q(\theta|\theta^{(t)}) = E_{Z|X,\theta^{(t)}}[\log L(\theta;x,Z)] \tag{5-21}$$

最大化(M)步骤:找到最大化如下表达式的参数。

$$\theta^{(t+1)} = \underset{\theta}{\text{argmax}} Q(\theta|\theta^{(t)}) \tag{5-22}$$

最大期望算法 j 交替进行以上两个步骤。简单来说,期望(E)步骤利用对隐藏变量的现有估计值,计算其最大似然估计值来计算期望;最大化(M)步骤最大化在 E 步上求得的最大似然值来计算参数的值。M 步上找到的参数估计值被用于下一个 E 步计算中,这个过程不断交替进行。

(三)EM 聚类算法的优缺点

EM 聚类算法是基于模型的聚类算法,是在概率模型中寻找参数最大似然估计的算法,其中概率模型依赖于无法观测的隐藏变量。E 步估计隐含变量,M 步估计其他参数,交替将极值推向最大。其中 M 步仅涉及完全数据极大似然,通常计算比较简单;并且,它的收敛是稳定的,因为每次迭代,似然函数是不断增加的。相对于 K-means 聚类算法,EM 聚类算法的计算结构更稳定、准确。

然而,当确实的信息量很大或完全数据对数似然的估计本身比较复杂时,EM 聚类算法的收敛速度将很缓慢。且该算法比 K-means 聚类算法计算复杂,收敛较慢,不适合大规模数据集和高维数据。

虽然聚类算法不需要训练数据集,但是却需要对其进行初始化,也就是对模型的参数需要给定初始值。实验研究表明,相比于 K-means 以及模糊 C 均值聚类算法,EM 聚类算法对初始化会更加敏感。和分类器分割算法相同,聚类分割法不能直接使用空间关系,因此其对噪声以及强度不均匀等情况十分敏感。然而聚类算法却可以在计算速度上占据很大的优势。此外,一些工作致力于增强在强度不

均匀情况下的算法鲁棒性,已经取得了很大的成功。噪声的鲁棒性则可以通过结合马尔可夫随机场模型得到解决,这一模型可以参考本章第七节内容。

第四节　活动轮廓模型法

活动轮廓模型是一种通过力(或能量)来驱动轮廓曲线(或曲面,称为活动轮廓)进行形变的方法,包括参数化活动轮廓模型和几何活动轮廓模型。参数化活动轮廓模型定义显式的曲线或曲面。几何活动轮廓模型的理论基础是曲线演化理论和水平集(level set)方法。本节将介绍参数化活动轮廓模型。

一、蛇模型

传统的活动轮廓模型(蛇模型)用参数化曲线 $C(s)=[x(s),y(s)]$, $s \in [0,1]$ 来表示,并通过极小化如下能量泛函得到。

$$E_{snake}(C)=E_{int}(C)+E_{ext}(C) \tag{5-23}$$

其中

$$E_{int}[C(s)]=\frac{1}{2}\int_0^1(\alpha|C'(s)|^2+\beta|C''(s)|^2)\mathrm{d}s \tag{5-24}$$

为曲线的内部能量,用于描述曲线的光滑性;α、β 分别为其中一阶导数项和二阶导数项的权重系数。E_{ext} 表示曲线外部能量,定义为

$$E_{ext}=-\int_0^1 f[C(s)]\mathrm{d}s \tag{5-25}$$

其中 $f(x,y)$ 为原始图像 $I(x,y)$ 的边缘图,定义如下

$$f(x,y)=|\nabla I(x,y)|^2 \tag{5-26}$$

在实际应用中,可以对原图像先做高斯滤波降噪处理,再将滤波后的图像代替公式(5-26)中原始图像 I。

由变分法理论,可以求出能量泛函 $E_{snake}(C)$ 的泛函导数为

$$\frac{\partial E_{snake}(C)}{\partial C}=-\alpha C''(s)+\beta C''''(s)+\nabla f[C(s)]$$

能量 $E_{snake}(C)$ 的极小化可以通过求解如下梯度流方程

$$\frac{\partial C}{\partial t}=\alpha C''(s)-\beta C''''(s)+\nabla f[C(s)] \tag{5-27}$$

方程中前两项由内部能量导出,只依赖于曲线本身,起到保持曲线光滑性的作用;第三项中的 ∇f 是驱动曲线运动的外力场,简记为 v。由 f 的定义可推知 $v=\nabla f$ 在目标边界附近的方向总是指向目标边界,如图5-6所示。但是在离目标边界较远处,由于图像的灰度变化主要来自于图像的噪声,所以外力场的方向是随机的。当一个曲线落在离边界较远处,外力场对曲线的作用力方向是随机的,不能将其正确推向目标边界,因此,在传统的蛇模型中,要求曲线的初始位置位于目标边界附近,曲线才能被外力场推向目标边界。这意味着用户必须把初始曲线放在离目标边界较近的位置。换句话说,这

种外力场对曲线的捕捉范围很小。

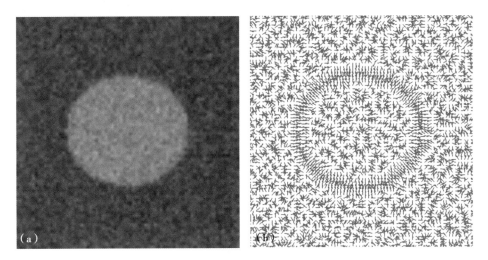

图 5-6 灰度图像及对应的外力场
(a)灰度图像 $I(x,y)$；(b)归一化的外力场 $v=\nabla f$。

二、梯度矢量流蛇模型

为了克服传统蛇模型对曲线捕捉范围较小的局限性，Xu 和 Prince 提出梯度矢量流(GVF)。矢量场是一种静态矢量场，即外力只依赖于图像数据，不随曲线变形过程而改变。梯度矢量流通过极小化能量泛函得到。GVF 蛇模型的核心思想是把图像边缘处的梯度矢量的方向向周围扩散，在同质区域产生缓慢变化的矢量场，从而扩大矢量场的捕捉范围。同时，初始曲线的位置可以放在离目标区域较远处，所以 GVF 蛇模型允许更灵活、方便的初始化。

它可以通过极小化如下能量泛函得到

$$E_{GVF}(v) = \iint \mu(\mid \nabla u \mid^2 + \mid \nabla v \mid^2) + \mid \nabla f \mid^2 \mid v - \nabla f \mid^2 \mathrm{d}x\mathrm{d}y \tag{5-28}$$

其中，μ 是权值参数，f 是原始图像的边缘图，由公式(5-26)定义。泛函右边第一项是平滑项，第二项是保真项。保真项使 GVF 矢量尽可能接近边缘图的梯度矢量 ∇f，平滑项使得向量场 v 在同质区域成为一个缓慢变化的向量场，从而产生将边缘附近的梯度矢量向其周围光滑扩散的效果。

将边缘附近梯度矢量向其周围光滑扩散，在同质区域产生一个缓慢变化的。权值 μ 能够平衡平滑项和保真项的作用大小。当 $\mu=0$ 时，GVF 退化为经典的图像梯度外力场；当 μ 逐渐增大时，外力场会更加平滑，GVF 的去噪作用会增强，同时，对边缘的保护作用就会减弱。

泛函(5-26)的极小化可以用梯度下降法，即解如下梯度流方程

$$\begin{cases} \dfrac{\partial u}{\partial t} = \mu \nabla^2 u - (u - f_x)(f_x^2 + f_y^2) \\[2mm] \dfrac{\partial v}{\partial t} = \mu \nabla^2 v - (v - f_y)(f_x^2 + f_y^2) \end{cases} \tag{5-29}$$

以图 5-6 中的灰度图像为例，计算并显示其边缘图 f 的梯度矢量场[图 5-7(a)]以及对应的 GVF 矢量场[图 5-7(b)]。

用 GVF 蛇模型对 U 形图进行分割，图 5-8(b)所示为所得的 GVF 外力场。和传统的梯度外力场相比，GVF 在同质区域有外力矢量，因此，GVF 力场的捕捉范围远远超过传统梯度外力场。另外，在凹陷处边缘附近，传统梯度矢量是水平对称的，而 GVF 外力矢量方向则是斜向下指向凹陷区域底部

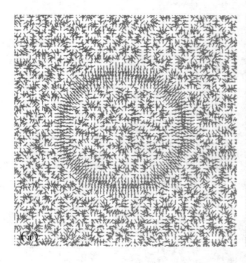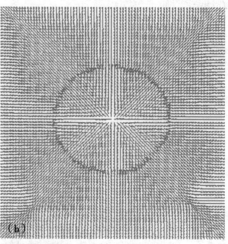

图 5-7 边缘图的梯度矢量场和对应的 GVF 矢量场

(a)归一化的边缘图 f 的梯度矢量场 $\dfrac{\nabla f}{|\nabla f|}$;(b)GVF 矢量场。

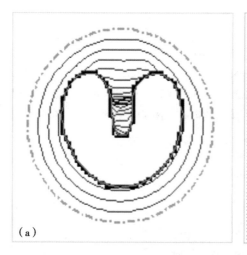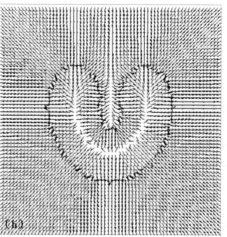

图 5-8 GVF 蛇模型对 U 形图的分割结果

(a)收敛结果;(b)GVF 外力场。

的,这种矢量是使曲线能够被推入深度凹陷区域的主要原因。

三、测地线活动轮廓模型

作为经典蛇模型的进一步发展,Caselles 等提出了测地线活动轮廓(geodesic active contour)模型。在该模型中,对参数化曲线 $C(s)=[x(s),y(s)],s\in[0,1]$,定义能量泛函

$$E(C)=\int_0^1 g[C(s)]\,|C'(s)|\,\mathrm{d}s \tag{5-30}$$

其中 $g[C(s)]$ 为边缘检测函数

$$g(x,y)=\frac{1}{1+|\nabla G_\sigma * I(x,y)|^2} \tag{5-31}$$

其中:∇ 为梯度算子;G_σ 为高斯卷积核,其中的卷积运算用于图像降噪;$I(x,y)$ 为待分割图像。显而易

见,这个函数在目标边界附近取较小的值,在其他部位取较大的值。因此,当曲线 C 位于目标边界时,公式(5-30)中的能量泛函取极小值。

根据变分原理,可以得出能量极小化的梯度流方程,即曲线能量最速下降的演化方程

$$\frac{\partial C}{\partial t} = -\frac{\partial E}{\partial C} = (g\kappa - <\nabla g, \vec{N}>)\vec{N} \tag{5-32}$$

其中,κ 为曲线 C 曲率,$\vec{N}$ 为曲线 C 法向量。

第五节　水平集方法

活动轮廓模型中的参数化曲线可以用一个函数的水平集来隐式表示,从而可以将曲线演化方程转化为水平集函数的演化方程。这种隐式表示曲线(或曲面)演化的方法称为水平集方法。水平集方法被成功地应用于图像处理、计算机图形学和计算流体力学等领域。特别是在图像分割的应用中,水平集方法具有突出的优越性,已经成为图像分割的重要方法之一。

一、水平集方法

水平集方法(level set method, LSM)首先由 Dervieux 引入。后来在美国数学家 Osher 和 Sethian 的推动下得到了进一步发展,并被成功地用于界面追踪和形状建模。

以平面曲线为例介绍水平集方法。任何参数化的简单闭合曲线 $C(s)$,其中 $s \in [a, b]$ 为曲线的参数,都可以用一个二元函数 $\varphi(x)$ 来表示,其中变量 x 在二维欧氏空间 $\boldsymbol{R}^2$ 上,即 $\{x: \varphi(x) = 0\} = \{C(s): s \in [a, b]\}$。动态曲线 $C(s, t)$ 可以使用动态的水平集函数 $\varphi(x, t)$ 的 0 水平集表示,即

$$\{x: \varphi(x, t) = 0\} = \{C(s, t): s \in [a, b]\} \tag{5-33}$$

曲线 $C(s, t)$ 的运动方程可以表达为

$$\frac{\partial C(s, t)}{\partial t} = F\vec{N} \tag{5-34}$$

其中 $\vec{N}$ 为曲线的法向量,F 为速度函数。

设可微函数 $\phi(x, y, t)$ 是闭合曲线 $C(s, t): 0 \leqslant s \leqslant 1$ 在 t 时刻的隐式表达,即

$$C(s, t) = \{x \mid \phi(x, t) = 0\} \tag{5-35}$$

因此,在时刻 t,用该零水平集函数来表示演化的曲线,得到对应的方程

$$\varphi[C(s, t), t] = 0 \tag{5-36}$$

通过对方程(5-30)中的时间变量求偏导,利用链式法则,得到 $\phi[C(t), t]$ 对 t 的偏导数为

$$\frac{\partial \varphi}{\partial t} + \nabla \varphi \cdot \frac{\partial C}{\partial t} = 0 \tag{5-37}$$

由于 F 表示曲线沿单位法方向的速度,且曲线演化满足方程 $\frac{\partial C}{\partial t} = F\vec{N}$,所以得到演化方程为

$$\frac{\partial \varphi}{\partial t} + \nabla \varphi \cdot F\vec{N} = 0 \tag{5-38}$$

设 s 为闭合曲线 C 的弧长参数,而演化曲线与它的切线方向的速度分量无关,因此,表示演化曲线的水平集函数在曲线 C 的切线方向的变化量 $\dfrac{\partial\varphi}{\partial s}$(记 φ_s)应为零,即

$$\varphi_s = \varphi_x x_s + \varphi_y y_s = (\nabla\varphi, C_s) = 0 \tag{5-39}$$

一般规定曲线 $C(s,t)$ 的法向量指向曲线内部,并且规定水平集函数 φ 在 0 水平集外部取正值,内部取负值,因此 $\nabla\varphi$ 和曲线 C 的法向量的方向相反,那么

$$\vec{N} = -\frac{\nabla\varphi}{|\nabla\varphi|} \tag{5-40}$$

将公式(5-36)代入公式(5-33),得

$$\frac{\partial\varphi}{\partial t} = -\nabla\varphi \cdot F\left(-\frac{\nabla\varphi}{|\nabla\varphi|}\right) = F|\nabla\varphi| \tag{5-41}$$

这样就得到如下关于水平集函数的演化方程

$$\frac{\partial\varphi}{\partial t} = F|\nabla\varphi| \tag{5-42}$$

把公式(5-38)称为水平集演化方程。

1)在水平集演化过程中,曲线(0 水平集)的演化具有如下优点:无须对曲线参数化。

2)0 水平集可以很好地适应拓扑结构的改变。

3)数值实现简单,可以用有限差分法来实现水平集函数的数值近似解。

4)曲线 C 的内蕴参数量(如单数法向量及曲率)可以方便地由水平集函数直接计算得到。

水平集方法也在医学图像分割领域得到了广泛的应用,图 5-9 为采用水平集方法得到的 MR 图像脑组织分割结果。早期的水平集方法需要根据不同的应用场景设计水平集演化方程(5-38)中的速度函数 F,以适应不同类型的图像,不同部位、病灶的特征。另一种更优雅的方式是把图像分割问题表达为关于水平集函数能量极小化问题,即先定义水平集函数的能量泛函,然后基于变分原理导出能量泛函极小化的梯度流方程。把这种基于能量极小化的方法称为变分水平集方法。通过

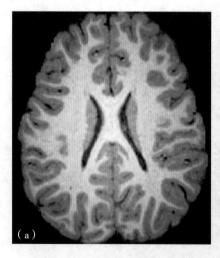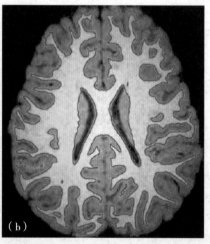

图 5-9　水平集方法分割人脑 MR 图像的结果

(a)人脑 MR 图像;(b)分割结果:红色线条为灰质的边界,蓝色线条为白质的边界。

求解这个梯度流方程,即可得到图像分割的结果。在下面的几节中,将重点介绍几个经典的变分水平集模型。

二、距离正则化水平集

在早期的水平集方法中,水平集函数在演化过程中通常会产生水平集函数的不正则性,从而破坏演化过程的稳定性。由于水平集函数在演化过程中产生的不正则性以及水平集演化的不稳定性,通常需要在水平集演化的迭代过程中周期性地停止迭代,并把正则性被破坏的水平集函数人为地改变为一个符号距离函数,这个步骤称为重新初始化。

在图像分割中,水平集函数 φ 通常初始化为一个符号距离函数(signed distance function,SDF),即

$$\varphi(x)=\begin{cases} -d(x,C_0), & x \in inside(C_0) \\ d(x,C_0), & x \in outside(C_0) \end{cases} \tag{5-43}$$

其中,$d(x,C_0)$ 为图像域中的点 x 到曲线 C_0 的欧氏距离,$\varphi(x)$ 的符号由点 x 与 C_0 位置而定:若 x 在曲线 C_0 内部,则 $\varphi(x)$ 取负值,反之取正值。SDF 具有一个重要的性质,$|\nabla\varphi|=1$。对二元函数 $\varphi(x,y)$,这个性质等价于水平集函数 φ 定义的曲面 $z=\varphi(x,y)$ 的切平面与 xy 平面和 z 轴的夹角均为45°。符号距离函数的这个独特的性质使得它成为一个理想的水平集函数,具有独特的正则性,即它是光滑的,而且自然地避免了两种极端情况:水平集函数出现跳跃性的变化(切平面的坡度很大)和水平集函数变化缓慢(切平面的坡度接近0)。具有这样理想的符号距离函数特性的水平集函数能够有效地保证对水平集函数的各种运算(包括导数运算对应的各种差分运算)的数值准确性与可靠性,以及水平集函数迭代算法的稳定性。

如前文所述,早期的水平集方法不仅把水平集函数初始化为一个符号距离函数,而且还需要在水平集演化的迭代算法中周期性地停止迭代,并把迭代过程中正则性被破坏的水平集函数修改为符号距离函数,然后继续迭代过程。这种人为增加的重新初始化的步骤,虽然能够在算法实现的层面上保证水平集函数演化的数值稳定性,但它带来了如下几个问题:①何时进行重新初始化,这个问题还没有一个客观的判断准则,往往是靠个人的主观经验,从而带来了水平集方法的一个不确定因素;②如何进行重新初始化,以及重新初始化过程本身带来的误差会影响水平集方法最后结果的精度;③在水平集方法中,人为增加重新初始化步骤的做法就是数值实现和理论模型不一致的表现。

为了解决水平集方法存在的水平集函数的正则性和迭代算法的数值稳定性的问题,Li 等提出了一个理论上更可行的解决方案,又在此基础上做了进一步的改进完善。

Li 等人引入了水平集函数正则化的思想,并定义了水平集函数正则化能量项(简称正则项)

$$R_p(\varphi)=\int_{\Omega} p(|\nabla\varphi|)\,\mathrm{d}x \tag{5-44}$$

其中 p 为一元函数,称为该能量泛函的能量密度函数。在 Li 等的早期论文中,函数 p 定义为 $p_1(s)=\frac{1}{2}(s-1)^2$,它只有一个极小值点 $s=1$。显然,当 $|\nabla\varphi|=1$,即 φ 为符号最小函数时,该能量取极小值。后来,Li 等又对这个水平集正则化能量做了进一步的改进和完善构造了一个具有两个极小值点的能量密度函数 p,定义如下。

$$p_2(s)=\begin{cases} \dfrac{1}{(2\pi)^2}[1-\cos(2\pi s)], & if\ s \leq 1 \\ \dfrac{1}{2}(s-1)^2, & if\ s \geq 1 \end{cases} \tag{5-45}$$

基于如上水平集函数的正则化项,可以在水平集函数的变分模型中加入包含图像信息的数据项和其他先验信息、领域知识等。图像分割问题被转化为水平集函数的能量泛函极小化的问题,其中能量泛函一般定义为如下形式。

$$F(\varphi) = R_p(\varphi) + E_{ext}(\varphi) \tag{5-46}$$

其中 $R_p(\varphi)$ 是由公式(5-40)定义的水平集函数的正则项,$E_{ext}(\varphi)$ 为包含图像数据或其他信息与先验知识的能量项。称 $E_{ext}(\varphi)$ 为水平集函数 φ 的外部能量,因为它依赖于水平集函数 φ 之外的数据或某些先验知识。Li 等采用了如下基于图像边缘信息的能量项。

$$E_{ext}(\varphi) = \lambda \int_\Omega g\delta(\varphi) \mid \nabla\varphi \mid dx + \alpha \int_\Omega gH(-\varphi) dx \tag{5-47}$$

其中:第一项和第二项分别为加权长度项和加权面积项,λ 和 α 分别为这两项的系数;$\delta(x)$ 为狄拉克 δ-函数(Dirac δ-function);$H(x)$ 为赫维赛德(Heaviside)函数;∇ 为梯度算子;g 为边缘指示函数,其定义如下。

$$g \triangleq \frac{1}{1 + \mid \nabla G_\sigma * I \mid^2} \tag{5-48}$$

其中,$G_\sigma * I$ 为使用标准差为 σ 的高斯核函数对图像 I 进行卷积,起到对图像降噪的作用。

在数值实现中,公式(5-47)中的狄拉克 δ-函数和赫维赛德函数,通常用光滑化的狄拉克 δ-函数 $\delta_\varepsilon(x)$ 和光滑化的赫维赛德函数 $H_\varepsilon(x)$ 代替,其定义如下。

$$\delta_\varepsilon(x) = \begin{cases} \dfrac{1}{2\varepsilon}\left[1 + \cos\left(\dfrac{\pi x}{\varepsilon}\right)\right], & \mid x \mid \leqslant \varepsilon \\ 0, & \mid x \mid > \varepsilon \end{cases} \tag{5-49}$$

$$H_\varepsilon(x) = \begin{cases} \dfrac{1}{2\varepsilon}\left[1 + \dfrac{x}{\varepsilon} + \dfrac{1}{\pi}\sin\left(\dfrac{\pi x}{\varepsilon}\right)\right], & \mid x \mid \leqslant \varepsilon \\ 1, & x > \varepsilon \\ 0, & x < -\varepsilon \end{cases} \tag{5-50}$$

加权长度项为 g 沿着 0 水平集的积分,而 g 在梯度较大的地方具有较小的值,所以该能量在 0 水平集如果在目标边界上,则取极小值。加权面积项有助于加速曲线扩张或收缩的速度。用公式(5-45)和公式(5-46)定义的光滑函数 $\delta_\varepsilon(x)$ 和 $H_\varepsilon(x)$ 替代公式(5-43)中的 δ 和 H,则 $E_{ext}(\varphi)$ 近似为如下能量泛函。

$$E_\varepsilon(\varphi) = \lambda \int_\Omega g\delta_\varepsilon(\varphi) \mid \nabla\varphi \mid dx + \alpha \int_\Omega gH_\varepsilon(-\varphi) dx \tag{5-51}$$

相应地,公式(5-42)定义的能量泛函 $F(\varphi)$ 近似为

$$F_\varepsilon(\varphi) = R_p(\varphi) + E_\varepsilon(\varphi) \tag{5-52}$$

由变分原理,能量泛函 $F_\varepsilon(\varphi)$ 的极小化可以通过求解如下梯度流方程得到。

$$\frac{\partial\varphi}{\partial t} = \mu\,\mathrm{div}(d_p \mid \nabla\varphi \mid \nabla\varphi) - \frac{\partial E_\varepsilon}{\partial\varphi} \tag{5-53}$$

其中，$\dfrac{\partial E_\varepsilon}{\partial \varphi}$ 为外部能量 E_ε 的泛函导数。对于公式(5-51)所定义的外部能量 $E_\varepsilon(\varphi)$，该梯度流方程可具体表达为

$$\frac{\partial \varphi}{\partial t} = \mu \mathrm{div}(\mathrm{d}_p \mid \nabla \varphi \mid \nabla \varphi) + \lambda \delta_\varepsilon(\varphi) \mathrm{div}\left(g \frac{\nabla \varphi}{\mid \nabla \varphi \mid}\right) + \alpha g \delta_\varepsilon(\varphi) \mathrm{d}x \tag{5-54}$$

这是一个关于水平集函数 $\varphi(x,t)$ 的演化方程，它有空间变量 x 和时间变量 t。该方程的数值求解可采用 Li 等人所使用的有限差分方法。

三、Mumford-Shah 模型与 Chan-Vese 模型

1989 年 Mumford 和 Shah 提出了一个基于区域的变分模型，称为 Mumford-Shah(MS)模型。给定一幅图像 $I:\Omega \to R(\Omega \subset R^2)$，该模型的目标是找到该图像的 N 个不相交的区域划分 $\Omega_1,\Omega_2,\cdots,\Omega_N$。这些区域的边界用封闭曲线 C 表示，其主要思想是在每一个区域 $\Omega_i,i=1,2,\cdots,N$ 中用一个分片光滑(piecewise smooth，PS)的函数 $u(x)$ 来逼近真实图像 $I(x)$，并累积所有的误差。

$$E^{MS}[u(x),C] = \lambda \int_\Omega \mid I-u \mid^2 \mathrm{d}x + \nu \int_\Omega \mid \nabla u \mid^2 \mathrm{d}x + \mu L(C) \tag{5-55}$$

其中，λ,ν,μ 为正的权重参数，C 为封闭曲线，$L(C)$ 为曲线 C 的长度。公式(5-55)的右边第一项为数据保真项，起到让 u 尽可能逼近原始图像 I 的效果；第二项为正则项，因为 $u(x)$ 是待寻找的一个分片光滑的函数，所以在某种意义下需要对其做光滑性约束；第三项为曲线长度惩罚项。起到对曲线 C 光滑化的作用。

在 MS 模型的基础上，一些学者对其进行了简化，以使该模型能够更加方便地应用。其中，Chan 和 Vese 用分片常数(piecewise constant，PC)函数来代替泛函 $E^{MS}[u(x),C]$ 中的分片光滑函数，并用零水平集函数表示演化曲线 C，提出了 Chan-Vese(CV)模型。对于全景和背景分割问题，CV 模型假设同一区域(前景或背景)中的灰度近似为一个常数(在背景或目标中区域内的像素点的灰度均值应与该区域内每一点的像素值相差不大)。曲线 C 的内部区域和外部区域分别记为 $[in(C)]$ 和 $[out(C)]$，则 MS 能量简化为如下的能量泛函。

$$E^{CV}(C,c_1,c_2) = \lambda_1 \int_{in(C)} \mid I(x)-c_1 \mid^2 \mathrm{d}x + \lambda_2 \int_{out(C)} \mid I(x)-c_2 \mid^2 \mathrm{d}x + \mu L(C) + \nu A[in(C)] \tag{5-56}$$

式中，$\lambda_1,\lambda_2>0,\mu,\nu \geq 0$ 为各项的系数，c_1 和 c_2 分别表示演化曲线内部和外部的平均灰度，$L(C)$ 表示演化曲线 C 的长度，$A[in(C)]$ 表示演化曲线内部的面积。式中，$\lambda_1 \int_{in(C)} \mid I(x)-c_1 \mid^2 \mathrm{d}x + \lambda_2 \int_{out(C)} \mid I(x)-c_2 \mid^2 \mathrm{d}x$ 称为数据保真项(或者数据拟合项)，即描述曲线内部的各点像素值与其平均灰度的偏差程度。长度项与面积项分别用来描述曲线的几何性质，通常称为正则项(光滑项)。这两项用来控制在演化过程中曲线与目标边界的贴合程度。从 CV 能量泛函的各项可以看出，只有曲线在目标的边界附近并且与边界完全重合时，该能量泛函有最小值。由于 CV 模型利用零水平集函数简洁地表示演化曲线，曲线的演化变成了求解水平集函数的过程，所以该模型可以更加方便地求解。

下面给出 CV 模型的水平集表示及求解过程。对于封闭曲线 C，利用水平集函数 ϕ 表示曲线 C 的内部和外部，并用零水平集函数表示曲线 C。在此，我们用前面提到的符号距离函数(SDF)，设图像区域为 Ω，水平集函数与演化曲线有如下的关系

$$\begin{cases} C = \{x \in \Omega \mid \phi(x) = 0\}, \\ in(C) = \{x \in \Omega \mid \phi(x) < 0\}, \\ out(C) = \{x \in \Omega \mid \phi(x) > 0\}. \end{cases} \tag{5-57}$$

通过引入赫维赛德函数 $H(z)$ 和狄拉克 δ-函数 $\delta(z)$，可以利用水平集函数的赫维赛德函数的复合来表示演化曲线的内部区域和外部区域的隶属度函数。$H(z)$ 和 $\delta(z)$ 的定义如下

$$H(z) = \begin{cases} 1, & z \geq 0 \\ 0, & z < 0 \end{cases}, \quad \delta(z) = \frac{\mathrm{d}H(z)}{\mathrm{d}z}. \tag{5-58}$$

而对于演化曲线的长度项和面积项，可由如下两个式子表示

$$L(C) = L(\phi = 0) = \int_{\Omega} |\nabla H(\phi)| \,\mathrm{d}x = \int_{\Omega} \delta(\phi) |\nabla \phi| \,\mathrm{d}x \tag{5-59}$$

$$A[in(C)] = A(\phi \geq 0) = \int_{\Omega} H(\phi) \,\mathrm{d}x \tag{5-60}$$

因此，CV 模型中的能量泛函用水平集函数可以表示为

$$E^{CV}(c_1, c_2, \phi) = \lambda_1 \int_{\Omega} |I(x) - c_1|^2 H(\phi) \,\mathrm{d}x + \lambda_2 \int_{\Omega} |I(x) - c_2|^2 [1 - H(\phi)] \,\mathrm{d}x +$$
$$\mu \int_{\Omega} \delta(\phi) |\nabla \phi| \,\mathrm{d}x + \nu \int_{\Omega} H(\phi) \,\mathrm{d}x \tag{5-61}$$

分别对各个变量求最优值，固定水平集函数 ϕ，由极小值原理求能量泛函 $E^{CV}(c_1, c_2, \phi)$ 关于 c_1, c_2 的导数，得到

$$\begin{cases} c_1 = \dfrac{\displaystyle\int_{\Omega} I(x) H(\varphi) \,\mathrm{d}x}{\displaystyle\int_{\Omega} H(\varphi) \,\mathrm{d}x}, \\[4mm] c_2 = \dfrac{\displaystyle\int_{\Omega} I(x) [1 - H(\varphi)] \,\mathrm{d}x}{\displaystyle\int_{\Omega} [1 - H(\varphi)] \,\mathrm{d}x} \end{cases} \tag{5-62}$$

固定 c_1, c_2，对 $E^{CV}(c_1, c_2, \varphi)$ 求关于水平集函数 φ 的 Gateaux 导数，由梯度流方法得到如下的关于水平集函数的欧拉-拉格朗日（Euler-Lagrange）演化方程

$$\begin{cases} \dfrac{\partial \varphi}{\partial t} = -\delta(\varphi) \left[\lambda_1 (I - c_1)^2 - \lambda_2 (I - c_2)^2 - \mu \,\mathrm{div}\left(\dfrac{\nabla \varphi}{|\nabla \varphi|} \right) + \nu \right] \\ \varphi(x, 0) = \varphi_0(x) \end{cases} \tag{5-63}$$

在 CV 能量泛函中，c_1, c_2 是通过计算 φ 的 0 水平集曲线内部和外部的像素点的平均灰度值。

CV 模型能够很好地分割灰度比较均匀的图像，但是也存在一些局限：CV 模型的一个基本假设就是图像中的目标和背景的灰度均匀分布的变化且二者的灰度均值有一定差别，因此对于灰度不均匀变化的图像（如 MR 图像），CV 模型可能会得不到正确的分割结果；由于该模型是一个非凸的变分问题，所以选取不同的初始轮廓位置，可能会得到不同的分割结果。

四、区域尺度化拟合模型

由于 CV 模型不适合于分割具有灰度不均匀性的图像，为了解决这一问题，Li 等通过考虑在图像

局部区域的灰度均值情况,认为灰度不均匀性主要体现在整个图像区域的统计信息上,而在图像的局部区域,灰度的变化还是比较明显的。他们充分利用局部化的思想,在图像的局部区域考虑图像灰度的变化,提出了局部二值拟合(local binary fitting,LBF)方法。在此基础上,他们完善了该方法,并提出了基于区域尺度化拟合(region scalable fitting,RSF)的图像分割模型,其基本思想是:利用高斯(Gauss)核函数的窗口来控制局部区域的大小,在该局部区域内考虑图像灰度值与平均灰度的差异。RSF 模型的构造与实现方法如下。

设封闭的演化曲线 C 将图像区域分为两个子区域 $\Omega_1 = in(C)$ 和 $\Omega_2 = out(C)$,对任意的图像区域中的点 x,在 x 的邻域内定义一个能量泛函

$$
\begin{aligned}
E_x^{Fit}[\,C,f_1(x),f_2(x)\,] = &\lambda_1 \int_{in(C)} K_\sigma(x-y)\,|\,I(y)-f_1(x)\,|^2 \mathrm{d}y + \\
&\lambda_2 \int_{out(C)} K_\sigma(x-y)\,|\,I(y)-f_2(x)\,|^2 \mathrm{d}y
\end{aligned}
\tag{5-64}
$$

式中,$\lambda_1,\lambda_2>0$ 为常数,$K_\sigma(x)$ 为方差为 σ 的截断的高斯核函数,y 为 x 在局部邻域中的点,$f_1(x)$,$f_2(x)$ 分别为在图像的局部区域中,曲线的内部和外部的像素加权强度均值。$K_\sigma(x)$ 的定义如下。

$$
K_\sigma(x) = \frac{1}{\sqrt{2\pi}\,\sigma^n} e^{-|x|^2/2\sigma^2}, x \in \mathbf{R}^n
\tag{5-65}
$$

在 RSF 模型中,由于高斯核函数的窗口大小与 σ 有关,即可以通过控制 σ 来控制窗口大小,所以参数 σ 也称为尺度参数。

在局部能量中引入高斯核函数的优点有:高斯函数 $K_\sigma(x-y)$ 可以看成是一个权函数,基于高斯函数的性质,点 y 离 x 距离越近,$K_\sigma(x-y)$ 的值就越大,越远则 $K_\sigma(x-y)$ 的值越小。由于 $K_\sigma(x-y)$ 是一个具有截断窗口大小的函数,所以 $K_\sigma(x-y)$ 可以看成是点 x 的局部区域的一个自适应加权函数。而由 σ 控制的窗口大小,使得窗口大小可以根据不同的图像或不同的区域做出调整。

由于泛函 $E_x^{Fit}[\,C,f_1(x),f_2(x)\,]$ 考虑的是每个点的情况,即判断 x 点的位置,只有当演化曲线在目标边界上的点 x 时,泛函能够达到极小值。为了描述整个演化曲线,考虑所有的图像区域中的像素点 x,采用累加所有点的局部能量泛函,即考虑局部能量泛函 $E_x^{Fit}[\,C,f_1(x),f_2(x)\,]$ 对每个 x 点在图像区域的积分来实现,并得到一个全部点的能量

$$
E[\,C,f_1(x),f_2(x)\,] = \int_\Omega E_x^{Fit}[\,C,f_1(x),f_2(x)\,]\mathrm{d}x
\tag{5-66}
$$

通过对演化曲线长度的约束,得到一个总的 RSF 能量泛函

$$
E^{RSF}[\,C,f_1(x),f_2(x)\,] = E[\,C,f_1(x),f_2(x)\,] + \mu L(C)
\tag{5-67}
$$

利用水平集方法,得到 RSF 能量泛函的水平集表示

$$
\begin{aligned}
E^{RSF}(\phi,f_1,f_2) = &\lambda_1 \int_\Omega \left[\int_{\Omega_1} K_\sigma(x-y)\,|\,I(y)-f_1(x)\,|^2 H[\,\phi(y)\,]\mathrm{d}y \right]\mathrm{d}x + \\
&\lambda_2 \int_\Omega \left[\int_{\Omega_2} K_\sigma(x-y)\,|\,I(y)-f_2(x)\,|^2 [\,1-H[\,\phi(y)\,]\,]\mathrm{d}y \right]\mathrm{d}x + \\
&\mu \int_\Omega |\,\nabla H[\,\phi(x)\,]\,|\mathrm{d}x
\end{aligned}
\tag{5-68}
$$

为了避免水平集函数在演化过程中的重新初始化问题,通过加入水平集函数惩罚项

$$\frac{1}{2}\int_{\Omega}(\mid\nabla\phi(x)\mid-1)^2\mathrm{d}x,\text{得}$$

$$
\begin{aligned}
E^{RSF}(\phi,f_1,f_2)=&\lambda_1\int_{\Omega}\left[\int_{\Omega_1}K_{\sigma}(x-y)\mid I(y)-f_1(x)\mid^2 H[\phi(y)]\mathrm{d}y\right]\mathrm{d}x+\\
&\lambda_2\int_{\Omega}\left[\int_{\Omega_2}K_{\sigma}(x-y)\mid I(y)-f_2(x)\mid^2[1-H[\phi(y)]]\mathrm{d}y\right]\mathrm{d}x+\\
&\mu\int_{\Omega}\mid\nabla H[\phi(x)]\mid\mathrm{d}x+\nu\frac{1}{2}\int_{\Omega}(\mid\nabla\phi(x)\mid-1)^2\mathrm{d}x
\end{aligned}
\tag{5-69}
$$

解上面的变分问题,固定ϕ,对$f_1(x)$,$f_2(x)$极小的能量泛函,得到

$$
\begin{cases}
f_1(x)=\dfrac{K_{\sigma}(x)*[H(\phi(x))I(x)]}{K_{\sigma}(x)*H(\phi(x))}\\[4mm]
f_2(x)=\dfrac{K_{\sigma}(x)*[[1-H(\phi(x))]I(x)]}{K_{\sigma}(x)*[1-H(\phi(x))]}
\end{cases}
\tag{5-70}
$$

式中,$*$表示卷积操作。固定$f_1(x)$,$f_2(x)$,对公式(5-69)采用梯度流方法,得到变分问题公式(5-53)的水平集函数梯度流方程为

$$
\frac{\partial\phi}{\partial t}=-\delta(\phi)[\lambda_1 e_1(x)-\lambda_2 e_2(x)]+\mu\delta(\phi)\mathrm{div}\left(\frac{\nabla\phi}{\mid\nabla\phi\mid}\right)+\nu\left[\nabla^2\phi-\mathrm{div}\left(\frac{\nabla\phi}{\mid\nabla\phi\mid}\right)\right]
\tag{5-71}
$$

其中$e_1(x)$,$e_2(x)$为

$$
\begin{aligned}
e_1(x)&=\int K_{\sigma}(y-x)\mid I(x)-f_1(y)\mid^2\mathrm{d}y\\
e_2(x)&=\int K_{\sigma}(y-x)\mid I(x)-f_2(y)\mid^2\mathrm{d}y
\end{aligned}
\tag{5-72}
$$

式中,∇^2表示 Laplace 算子,$\mathrm{div}(\cdot)$为散度算子。与 CV 模型类似,RSF 模型也是基于区域的图像分割模型。由于 RSF 模型考虑了图像局部区域的灰度均值信息,能够较好地分割具有灰度不均匀性的图像(如 MR 图像),当然也适用于灰度均匀的图像,所以在医学图像分割中得到了广泛的应用。

第六节 其他分割方法

一、图谱引导方法

当标准图谱或模板可用时,图谱引导方法是用于医学图像分割的强大工具。图谱是通过整合需要分割的解剖结构信息而生成的,然后将该图谱作为分割新图像的参考图像。理论上讲,图谱引导方法类似于分类器,只是该方法是在图像的空间域而不是特征空间实现的。

标准的图谱引导方法是将分割视为一个配准问题。该方法首先是进行一对一的转换,将预分割的图谱映射到需要分割的目标图像,这个过程通常称为"图谱变形"。这个变形可通过线性变换来完成,但由于解剖结构的变化多样,经常需要根据需要确定是使用线性变换还是非线性变换。图 5-10 所示为 MR 头部扫描图像图谱的形变过程。由于图谱已被分割,所以所有的结构信息均被转移到目标图像中。图 5-11 为被映射到 MR 图像的 Talairach(塔莱拉什)大脑图谱。

图谱引导方法主要用于分割大脑各个结构的磁共振图像,以及从头部扫描图像中提取脑容积。图谱引导方法的一个优势是通过转移标签来进行分割。该方法还提供了一个标准系统来研究形态测

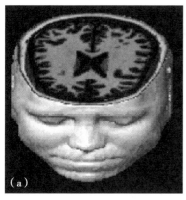 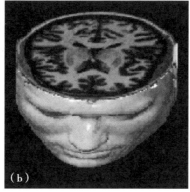 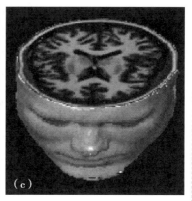

图 5-10　图谱变形过程
（a）模板图像；（b）目标图像；（c）变形模板图像。

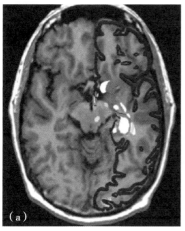 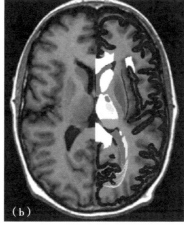 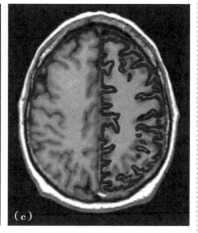

图 5-11　磁共振大脑图谱的三个切片

量属性。但是，即使使用非线性配准方法，由于解剖学上的可变性，也很难找到复杂结构的准确分割。因此，图像引导方法通常更适合于分割普遍稳定的结构。

二、分类器分割法

分类器分割法是基于已经标记好的数据，利用模式识别技术，对从图像得到的特征空间进行划分，从而实现图像划分的一种方法。一个特征空间是一张图像在任意的函数变换上形成的距离空间，最常用的特征空间是图像的强度值形成的空间。图 5-12（a）便是一个典型的一维特征空间的例子，而图 5-12（b）则显示了一个二维特征空间，并且空间中包含了可以明显分为两类的样本点，可以被看作是从双回波 MR 图像所得到的特征空间，其中一个坐标系表示质子密度加权图像中的强度值，而另一

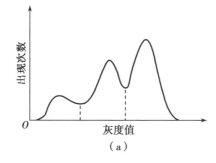 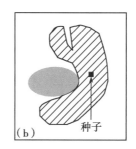

图 5-12　分类器分割方法原理
（a）灰度直方图显示三个显著类别；（b）二维特征空间。

个坐标代表 T 加权图像。在该图中,按照这两个特征排列在特征空间左、右侧的像素点会被分别分到不同的类中。

分类器分割法是一种有监督的分割方法,这一类方法需要人工分割的训练数据,并以这些数据为参照对新得到的需要处理的图像进行分割。有很多方法可以利用训练数据得到分类器,其中一个比较简单的方法是最近邻分类法。在这种方法中每一个像素会根据其强度值寻找与其最近的那一类。K 最近邻分类法是这一思想的一般化方法,其中像素会被分到 K 个分类中与其最相近的一类。由于没有关于数据统计结构的假设,K 最近邻分类方法被称作无参数分类器。另一个无参数分类器是 Parzen 窗口法。这一方法利用特征空间中一个提前定义的附权值窗口进行分类。这一窗口是以没有标记的像素所对应的特征值为中心的。

最常用的参数分类器是最大似然分类器,也称贝叶斯分类器。该方法假设所有的像素强度应该是符合某一种混合概率分布,并且是相互独立的,通常使用的概率分布是高斯分布。这种混合概率被称作有限混合模型

$$f(y_j;\theta,\pi)=\sum_{k=1}^{K}\pi_k f_k(y_j;\theta_k) \tag{5-73}$$

其中,y_j 是像素 j 的强度值,f_k 是参数为 θ_k 的组成概率密度方程,并且有 $\theta=[\theta_1,\cdots,\theta_K]$。变量 π_k 是用来加权每一个密度方程的混合系数,并且有 $\pi=[\pi_1,\cdots,\pi_K]$。训练数据是通过从可以代表每一个混合模型组成的数据中进行抽样得到的,利用这些数据进一步估计参数 θ_k。对于高斯混合模型,这一操作意味着估计出 K 均值、协方差以及混合系数。对于一个新的像素点的分类就是通过计算后验概率,然后将其划分给后验概率最大的那一类。当数据的强度值真正地遵循有限高斯混合分布时,最大似然分类器可以得到十分优质的分割结果,同时这一分割结果是具有后验概率的模糊划分。除此之外,还有很多参数化和非参数的分类器,都在相应的文献中有详细的描述。

标准分类器需要被分类的数据具有可以度量的特征。由于训练数据是有标记的,所以只要不同标签的数据在特征空间下有明显的不同,分类器就可以将这些标签赋予待处理的数据。由于分类器分割法是非迭代的方法,所以这一方法可以十分高效地对数据进行分割,而且不同于阈值分割法,分类器分割法可以应用在多通道的图像上。传统的分类器分割法中存在的一个缺点就是其无法结合空间关系特征,但是最近一些研究成果通过应用局部同质性,已经成功克服了这一缺点。另外一些方法成功地把邻域信息以及几何特征应用于图像分割之中。关于分类器分割法的另一个主要缺点是其需要人工标记训练数据集。一方面,对于训练数据集中的每一幅图像,都需要人工地标记出需要分割的部分,是非常费时费力的工作。另一方面,对于庞大的待处理图像,尤其是医学影像,如果都应用同一个数据集作为训练集,那么就无法充分考虑到不同个体之间的解剖学以及生理学上的差异,从而很容易导致训练出来的模型存在很大的偏差。

三、人工神经网络和深度学习方法

人工神经网络(ANN)是由处理元件或节点构成的并行网络,通过各节点之间的连接分配权重实现学习过程。人工神经网络在医学图像中最广泛的应用是分类器:先通过训练数据来确定网络的权重,然后将训练好的 ANN 用于预测测试图像像素的标签,将图像分割成一组具有相同标签的连通区域。人工神经网络也可以用作无监督的聚类方法以及可变形模型。然而,多层人工神经网络存在梯度弥散和过拟合现象,为了解决这些问题,研究者提出了一个新的学习方法——深度学习。

深度学习是一种多层次的表示学习方法,使用一些简单但是非线性的组合模型将原始数据转变为更高层次的、更加抽象的表达。当模型的层次够深,非常复杂的函数亦可以被学习。深度学习的典型代表是卷积神经网络,它是一种深度前馈式神经网络,具有四个关键属性:局部感受野、权值共享、池化以及多网络层的使用;这使得它更易于训练并且比全连接的神经网络泛化性能更好。"卷积"的

本质意义是"加权叠加",在对图像处理进行卷积时,不同的卷积核会得到不同的输出数据,比如轮廓、颜色深浅。通过多个卷积核能够提取丰富多样的图像特征,因而卷积神经网络被广泛应用在图像识别、目标检测和图像语义分割等领域。

深度学习被真正应用于图像分割领域始于 2015 年,Long 等提出全卷积神经网络(fully convolutional network)概念,将 VGG16、AlexNet、GoogLeNet 等深度网络的全连层替换为卷积,从而实现了像素到标签(per-pixel-labeled)的快速分割方法。而后,Ronneberger 等提出了 U-Net 网络,其运用了与 FCN 相同的技巧,将浅层特征图与深层特征图结合,这样可以融合局部以及全局的特征,生成更精准的图像。基于卷积神经网络的图像分割方法在精度与效率方面都有较大的提升,使其在计算机辅助检测(CADe)和计算机辅助诊断(CADx)领域有广阔的应用前景,例如 CT 图像中肺结节、胰腺、心脏等部位的自动分割,数字病理图像中细胞核、腺体、癌症转移区域的分割,以及 MR 图像中脑肿瘤、海马体、胶质瘤的分割等。

四、马尔可夫随机场模型法

基于马尔可夫随机场(Markov random field,MRF)的图像分割方法是一种统计学方法。MRF 模型在图像中是利用空间中相邻或者相近的像素点之间的相关性进行图像分割的。这些局部相关性为建模图像多属性提供了理论基础。在医学图像中,这一类理论被广泛应用,主要是由于大部分像素的邻域像素都属于同一类。从物理角度分析,在 MRF 假设下,人体的任意一个结构只包含一个像素点的概率是十分低的。

MRF 模型经常与其他聚类方法相结合,例如与 K 均值聚类算法在贝叶斯先验模型下相结合。对于任意一幅图像,这些算法通过计算每一个像素点的最大后验概率实现图像的分割。这个最大化的过程可以通过一些迭代求解算法,例如条件迭代模型或者模拟退火算法。

MRF 模型的一个难点是,在参数选取方面不容易选取到一个可以合适控制空间相关性的参数。一组过高的参数会导致分割结果的过度平滑,从而失去很多重要的细节信息。此外,MRF 类算法通常需要较大的计算量。忽视这些缺点,MRF 类算法除了被广泛应用在分割中,同样也被应用在 MR 图像和纹理图像的强度均匀性建模中,因此这一类方法在数字乳腺 X 线影像分割中也十分有用。

(李纯明)

思考题

1. 阈值分割法和区域增长法适用于什么类型的图像?它们的分割结果有何不同?
2. 请描述 K 均值聚类法和模糊 C 均值聚类法的异同之处,它们不适合应用于什么样的图像?请解释这两种方法为什么不适用于灰度不均匀的图像。
3. 活动轮廓模型为什么不允许曲线在演化过程中发生拓扑变化?
4. 什么样的参数化曲线的演化方程可以转化为水平集演化方程?
5. 与传统分割方法相比,基于深度学习的分割方法有哪些优势和局限性?

医学图像配准　第六章

20 世纪以来，医学成像技术经历了从静态到动态，从形态到功能，从平面到立体的飞速发展，各种医学图像应运而生，如 X 线（X-ray）、计算机断层扫描（computed tomography，CT）、磁共振成像（magnetic resonance imaging，MRI）、正电子发射断层成像（positron emission tomography，PET）等。不同的医学成像设备获取的图像反映了不同的信息，临床医生从图像中获得的信息量大幅增加。例如：CT 图像有利于密度较高组织（如骨骼等）的探测；MRI 能够提供软组织的更多信息；功能图像（如 PET 等）分辨力较差，但能提供器官功能代谢与血液流动信息。如果能充分利用这些信息，例如，把不同成像设备对不同组织提供的精确信息结合在一起，或者把有价值的生理功能信息和精确的解剖结构信息结合在一起，可以为临床诊断、治疗等提供更加全面、准确的资料，提高其准确性和可靠性。医学图像配准就是为应对这些问题而提出的方法，并已成为医学图像处理领域的一项重要研究内容。

本章提供了医学图像配准定义、基本框架以及方法分类，便于理解各种配准问题并找到适合的解决方案，并重点介绍了几种常用的配准方法。

第一节　医学图像配准的定义

图像配准是指对一幅图像进行一定的空间变换映射到另一幅图像中，使得两幅图像中的相关点达到空间上的一致。所谓医学图像配准，则是寻找这种空间变换关系，使两幅图像的所有解剖点，或者至少是所有具有诊断意义的点以及手术感兴趣的点在某种测度下（位置、功能等）尽可能地相似，从而达到医学信息融合的目的。如图 6-1 所示，若用给定尺寸的二维矩阵 I_F 和 I_R 分别表示浮动图像和参考图像，$I_F(x,y)$ 和 $I_R(x,y)$ 分别表示相应位置 (x,y) 上的灰度值，那么将 I_F 配准到 I_R 可以用以下公式表示。

$$I_R(x,y)=I_F(T(x,y))=I_F(x',y') \tag{6-1}$$

其中 T 表示二维空间的坐标变换，(x',y') 表示图像 I_F 变换后的坐标，即有

$$T(x,y)=(x',y') \tag{6-2}$$

图像配准的本质是寻找这种空间变换 T，也称为变形场，或者是位移场，表示一幅图像（浮动图像 I_F）空间中的某个点到另一幅图像空间（参考图像 I_R）中对应点时坐标的偏移量。医学图像配准中一般使用下面的能量函数求解 T。

$$T=\arg\max_T C(I_F,I_R)+\lambda R(T) \tag{6-3}$$

其中，$C(.)$ 是配准相似性测度函数，目的是衡量待配准图像之间的匹配程度。$R(.)$ 表示正则项，目的是约束变形场的平滑度。λ 是相似性测度和正则项之间的权重。理想的空间变换由"相似度" $C(.)$

和"平滑度"$R(.)$两个衡量标准共同决定。一方面,希望I_F和I_R在某种相似性测度下尽可能相似;另一方面,也希望整个图像的变换是在空间和时间上是连续平滑的,这样才能在某种程度上保证解剖点的一一对应性,避免一个解剖点与多个解剖点对应的情况。

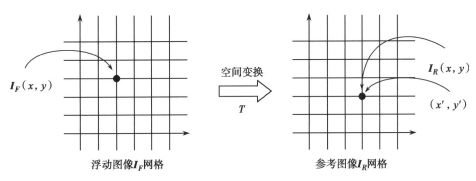

图 6-1　图像配准的定义

第二节　医学图像配准的基本框架

医学图像配准算法是由特征空间、搜索空间、插值、相似性测度以及优化策略五个部分组成的。特征空间是从待配准图像中提取的用于进行配准的特征信息,如图像的灰度、梯度以及其他图像特征;搜索空间是空间变换方式(比如刚体变换、仿射变换、弹性变换等)以及变换范围;相似性测度是根据特征空间的具体形式衡量其相似性的一种标准,并为下次变换提供依据;优化策略根据相似性测度决定下一步的变换方向,即采用的优化方案,以得到最优空间变换。

因此,医学图像配准的基本步骤如下。

1)输入参考图像I_R和浮动图像I_F,并提取特征组成特征空间。

2)选择合适的搜索空间(空间变换函数T),计算经过空间变换后的浮动图像$I_F[T(x)]$。

3)选择合适的相似性测度函数$C(.)$,计算参考图像I_R与变换后浮动图像$I_F[T(x)]$的相似性以及空间变换的正则项$R(T)$。

4)根据搜索策略,优化空间变换参数,并重复步骤2)~步骤4),直至收敛满足搜索条件,得到最优空间变换参数。这个搜索过程实际上是空间变换参数的最优化问题。

5)由配准模型求解出最优的空间变换后,将其通过插值的方式作用于浮动图像。变换后的浮动图像被认为和参考图像达到了空间上的匹配,即两幅图像对应的解剖结构点已经一一对齐。

医学图像配准步骤如图6-2所示。

一、特征空间

特征是图像中的重要信息,因为它们在不同的环境下能保持相似的性质,并且受噪声等因素的影响较小,选取的图像特征决定使用哪种配准方法。图像的基本特征有灰度、点、直线、边界轮廓、面等描述子。灰度特征是指图像的灰度值,也是图像中最直接、最容易获取的特征。特征点一般指满足特定条件并且能够代表特殊结构的点,比如边界的交点、人体内组织和器官的解剖结构点等。上述特征可以在图像空间域定义,也可以在变换域(如频率、小波等)中定义。

根据特征空间,可以归纳出以下三种配准方法:基于像素的配准方法、基于特征的配准方法以及基于变换域的配准方法。

(一)基于像素的配准方法

待配准图像由像素构成,尽管不同成像模式下的图像纹理和形状有差异,但灰度、密度和空间位置仍具有相关性。根据图像中所有像素灰度分布、密度分布和空间位置等参数,构造出相似度测度

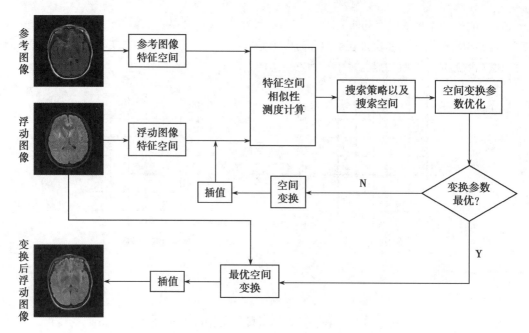

图 6-2　图像配准的基本步骤

［如互相关（cross correlation，CC）、互信息（mutual information，MI）等，参见本节"四、相似性测度"］，并通过最优化求解出最优空间变换参数，最后对变换后的浮动图像中像素灰度值赋值（参见本节"三、插值"）。此类算法原理简单、精度高，但应用范围较窄，并且运算量大（耗时）。由于大多数基于像素的配准方法计算的是像素的局部相似度，当图像存在较大范围的旋转、平移、遮挡或者非线性灰度变化时，此类算法的精度难以保证。因此常采用线性变换和非线性变换组合的方式进行配准，并针对不同的配准问题提出不同的相似性测度，以期在一定程度上解决上述问题。

（二）基于特征的配准方法

基于特征的图像配准方法是从待配准图像中提取某些特征，将这些特征作为处理单元进行相应的描述并依据匹配的情况计算出待匹配图像间的几何变换参数，从而实现图像间的配准。图像的特征包括角点、线条、轮廓、纹理或其他特殊结构等，目前主流的特征配准方法依据特征的大小分为点特征、边缘特征和区域特征。此类算法可以大大减少计算量，并且对图像灰度变化有一定的鲁棒性。然而，基于特征的配准方法只采用了图像的小部分特征信息，所以这种算法对特征提取和特征匹配的准确性要求很高，对离群点也非常敏感。对于医学图像来说，寻找特征点本身就是非常困难的事，而在特征匹配中要求特征点的一一对应就更加困难，所以基于特征的图像配准方法多用于自然图像。

（三）基于变换域的配准方法

基于变换域的图像配准方法利用图像变换域信息进行最优变换参数的计算，换句话说，图像经过诸如傅里叶变换、小波变换后，在傅里叶域/小波域上通过平移、旋转、缩放等空间变换使得浮动图像和参考图像具有对应性。基于变换域配准的优点在于：图像的平移、旋转、仿射等变换在变换域中都有相应的体现；利用变换域的方法还有可能获得一定程度的抵抗噪声的鲁棒性；由于傅里叶和小波等变换有成熟的快速算法，并且易于硬件实现，所以在算法实现上有其独特的优势。

二、搜索空间（空间变换）

搜索空间包括空间变换范围和空间变换模型。空间变换的范围可分为全局变换和局部变换。全局变换说明整幅图像的变换都可以用相同的变换参数表示；局部变换说明图像上的不同区域可以有不同的变换参数。空间变换模型可分为线性变换和非线性变换。线性变换又可以细分为刚体变换、仿射变换和投影变换。空间变换模型包含的具体形变形式如表 6-1 所示。

表 6-1　空间变换模型包含的具体形变形式（√表示包含此形变形式）

空间变换	形变形式						
	镜像	旋转	平移	缩放	剪切	投影	局部形变
刚体变换	√	√	√				
仿射变换	√	√	√	√	√		
投影变换	√	√	√	√	√	√	
非线性变换	√	√	√	√	√	√	√

配准算法中用来约束空间变换 T 的搜索空间是首先应该考虑的问题。例如,假设知道浮动图像和参考图像来自同一个人,图像的唯一区别是由扫描仪中的头部转动引起的。在这种情况下,研究者希望使用一种配准算法,可以限制空间变换 T 只执行平移和旋转,即只执行刚体变换。然而,如果两个图像来自不同的人,则可以考虑在此基础上增加局部形变/位置变化,用于非线性地配准解剖结构。这里将讨论医学成像中常使用的四种主要的变换模型,即刚体、仿射、投影、非线性变换。

（一）刚体变换

刚体变换仅仅包含平移、旋转和镜像三种位置变化方式。刚体变换前后,图像上任意两点之间的距离保持不变。以二维空间为例,点 (x,y) 经过刚体变换到点 (x',y') 的变换公式为

$$\begin{pmatrix} x' \\ y' \end{pmatrix} = \begin{pmatrix} \cos\theta & \pm\sin\theta \\ \sin\theta & \mp\cos\theta \end{pmatrix} \begin{pmatrix} x \\ y \end{pmatrix} + \begin{pmatrix} t_x \\ t_y \end{pmatrix} \tag{6-4}$$

其中,θ 为旋转角度,$\begin{pmatrix} t_x \\ t_y \end{pmatrix}$ 为平移向量。

（二）仿射变换

仿射变换比刚体变换多了两种位置变换方式,即缩放和剪切。仿射变换前后,任意两条直线间的平行关系保持不变。仿射变换后直线依然映射为直线,且保持直线间的平行关系,但不保证线段长度和它们的角度。以二维空间为例,点 (x,y) 经过仿射变换到点 (x',y') 的变换公式为

$$\begin{pmatrix} x' \\ y' \end{pmatrix} = \begin{pmatrix} 1 & sh_x \\ sh_y & 1 \end{pmatrix} \begin{pmatrix} s_x & 0 \\ 0 & s_y \end{pmatrix} \begin{pmatrix} \cos\theta & \pm\sin\theta \\ \sin\theta & \mp\cos\theta \end{pmatrix} \begin{pmatrix} x \\ y \end{pmatrix} + \begin{pmatrix} t_x \\ t_y \end{pmatrix} \tag{6-5}$$

其中,sh_x,sh_y 分别表示 x 和 y 轴的剪切程度,s_x,s_y 分别表示 x 和 y 轴的缩放程度,θ 为旋转角度,$\begin{pmatrix} t_x \\ t_y \end{pmatrix}$ 为平移向量。

（三）投影变换

投影变换比仿射变换又多了一种位置变换方式,即投影。投影变换前后,直线仍然为直线,但相互之间的平行关系一般并不能保证。投影变换一般反映的是从不同距离对目标成像在成像系统中引起的变形,主要用于二维投影图像与三维立体图像之间的配准（比如点光源照射到一个三维物体并投影到平面时,三维物体与二维平面间对应点的直线关系并不满足平行关系）。投影变换可以用高维空间上的矩阵变换表示。以二维空间为例,点 (x,y) 经过投影变换到点 (x',y') 的变换公式为

$$\begin{pmatrix} x' \\ y' \\ 1 \end{pmatrix} = \begin{pmatrix} a_{11} & a_{12} & a_{13} \\ a_{21} & a_{22} & a_{23} \\ a_{31} & a_{32} & 1 \end{pmatrix} \begin{pmatrix} x \\ y \\ 1 \end{pmatrix} \tag{6-6}$$

其中矩阵 $\begin{pmatrix} a_{11} & a_{12} \\ a_{21} & a_{22} \end{pmatrix}$ 表示旋转、剪切、缩放变换，$\begin{pmatrix} a_{13} \\ a_{23} \end{pmatrix}$ 表示平移变换，(a_{31}, a_{32}) 表示投影变换。

（四）非线性形变模型

仅使用线性变换矩阵/全局变换来配准的主要缺点是其无法考虑浮动图像和参考图像之间的局部差异。为了实现局部对齐，非线性配准是必要的，其中对每个点 (x, y) 都有一个位移 $(\Delta u, \Delta v)$，所有位移组成的向量场被称为非线性形变场或者是非线性空间变换 T。在非线性变换中，通常需要限制 T 为平滑且连续的，以保证配准过程是物理上有意义的。

非线性形变配准可以粗略地划分为参数和非参数两类表示变换 T。参数化配准使用一定数量的参数来控制基函数，例如样条基函数或径向基函数，进而插值出空间变换 T。配准算法迭代优化这些参数以找到使代价函数最小的最优变换 T。由于使用了基函数，参数化模型得到的变换通常是平滑和连续的。非参数变换模型的建立通常来自物理运动，例如弹性、黏度、扩散和不同形态。与参数化配准不同，非参数化的配准算法不是优化一组参数，而是使用模型定义的力决定每次迭代上的变换模型。这些力的强度和方向由代价函数和选择的物理模型确定。

非线性形变配准的主要应用是找到浮动图像和参考图像之间局部细节的对应性。这样就可以让配准算法更好地为不同图像传送信息，比如，如果浮动图像和参考图像对齐，那么参考图像中的解剖结构区域就可以直接应用到浮动图像上，无需额外的人工勾画。此外，配准中学习到的位移场表示浮动图像和参考图像中对应结构间的相对空间变化，可以用于分析个体之间的形态和形状差异。图 6-3 表示在仿射配准之后进行非线性形变配准的结果。与仿射结果相比，使用非线性形变配准可以让浮动图像和参考图像的局部结构更为相似。

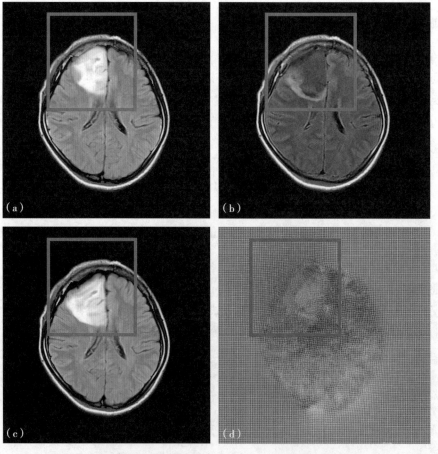

图 6-3　脑胶质瘤图像在仿射配准之后进行非线性形变配准的示意图
（a）浮动图像；（b）参考图像；（c）变形后图像；（d）变形场。

三、插值

由于获得的图像是数字的、离散的,而不是连续的,所以当对浮动图像进行空间变换时,变换后图像的网格与原图像网格不一致(出现非整数坐标),这时就需要对变换后图像中的像素点进行插值并赋值。

赋值方法主要有正向映射法和反向映射法:正向映射法是从浮动图像 I_F 上的像素点坐标 (x,y) 出发,求出变换后浮动图像 I_T 上对应像素点的坐标 (u,v),然后将浮动图像上像素点的灰度值赋给变换后浮动图像上对应的像素点;反向映射法是从变换后浮动图像 I_T 上的像素点坐标 (u,v) 出发,求出浮动图像 I_F 上对应的像素点坐标 $(x+\Delta u, y+\Delta v)$。由于该位置的坐标值 x,y 可能不是整数,所以需要利用浮动图像上该对应点周围像素点的灰度值插值求出点 (u,v) 的灰度值 $I_T(u,v)$,并进行赋值(图 6-4)。

采用正向映射法将存在两大问题:一是变换后浮动图像可能有些像素点没有赋值;二是浮动图像上的多个像素点可能同时映射到变换后浮动图像的同一像素点。因此,在赋值过程中通常采用反向映射法,但要注意处理出界点的问题。出界点是指反向映射点超出浮动图像区域,比如在几何变换时,反向映射点坐标值为负值。对于不在浮动图像中的点,可以直接将它的像素值统一设置为某一固定值(如对于灰度图设置为 0 或 255,即黑色或白色),或者将它的灰度值等于和它相邻的且在浮动图像中有映射点的像素灰度值。

赋值过程中常用的插值方式有:最近邻插值法(nearest interpolation)、双线性插值法(bilinear interpolation)和立方卷积插值法(cubic convolution interpolation)。

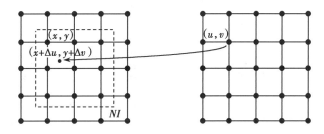

图 6-4 反向映射法

NI:neighborhood for interpolation,插值邻域。

(一)最近邻插值法

最近邻插值法的实现方法是:通过反向映射得到浮动图像上的一个浮点坐标 $(x+\Delta u, y+\Delta v)$,对其进行四舍五入的取整,得到一个整数型坐标 (x,y),这个整数型坐标对应的像素值就是变换后的浮动图像 (u,v) 的像素值。也就是说,取浮动图像上浮点坐标最邻近的点对应的像素值赋给变换后的浮动图像。其过程如图 6-5(a)所示。

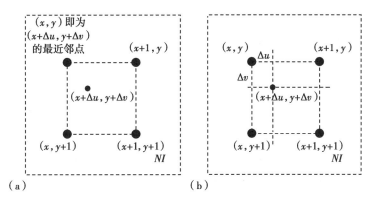

图 6-5 最近邻和双线性插值法示意图

(a)最近邻插值法示意图;(b)双线性插值法示意图。

（二）双线性插值法

双线性插值法假定点$(x+\Delta u,y+\Delta v)$与其四周四个点围成的区域内的灰度变化是线性的,从而可以用线性内插方法,根据四个近邻像素的灰度值,计算出点$(x+\Delta u,y+\Delta v)$的灰度值,即为变换后浮动图像对应像素(u,v)的像素值。其过程如图6-5（b）所示。

通过反向映射得到浮动图像上的一个浮点坐标为$(x+\Delta u,y+\Delta v)$,其中x,y为正整数,$\Delta u,\Delta v$为$[0,1]$区间的纯小数,则变换后浮动图像$I_T(u,v)$的值可由浮动图像中坐标为(x,y)、$(x+1,y)$、$(x,y+1)$、$(x+1,y+1)$所对应的四个像素值共同决定。

$$
\begin{aligned}
I_T(u,v) &= I_F(x+\Delta u,y+\Delta v) \\
&= (1-\Delta u)(1-\Delta v)I_F(x,y)+\Delta u(1-\Delta v)I_F(x+1,y)+ \\
&\quad (1-\Delta u)\Delta vI_F(x,y+1)+\Delta u\Delta vI_F(x+1,y+1)
\end{aligned}
\tag{6-7}
$$

（三）立方卷积插值法

立方卷积插值法,也称为双三次卷积插值,根据反向变换点$(x+\Delta u,y+\Delta v)$周围邻域16个像素点的灰度值按一定的加权系数计算加权平均值,从而内插出反向变换点的灰度值。立方卷积插值法的计算示意图如图6-6所示。

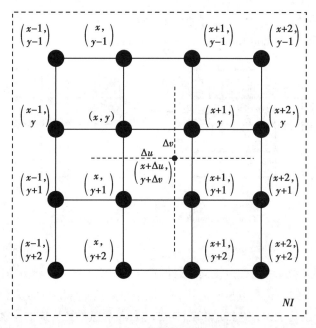

图6-6 立方卷积插值法示意图

假设浮动图像通过反向映射得到参考图像上的一个浮点坐标为$(x+\Delta u,y+\Delta v)$,其中x,y为正整数,$\Delta u,\Delta v$为$[0,1]$区间的纯小数,则变换后浮动图像$I_T(u,v)$可由浮动图像中插值邻域NI内16个像素的灰度值共同决定,其计算公式为

$$
I_T(u,v)=I_F(x+\Delta u,y+\Delta v)=A\times B\times C^T
\tag{6-8}
$$

$$
A=[\,S(1+v)\,S(v)\,S(1-v)\,S(2-v)\,]
\tag{6-9}
$$

$$
B=\begin{pmatrix}
I_F(x-1,y-1) & I_F(x-1,y) & I_F(x-1,y+1) & I_F(x-1,y+2) \\
I_F(x,y-1) & I_F(x,y) & I_F(x,y+1) & I_F(x,y+2) \\
I_F(x+1,y-1) & I_F(x+1,y) & I_F(x+1,y+1) & I_F(x+1,y+2) \\
I_F(x+2,y-1) & I_F(x+2,y) & I_F(x+2,y+1) & I_F(x+2,y+2)
\end{pmatrix}
\tag{6-10}
$$

$$
C=(\,S(1+u)\,S(u)\,S(1-u)\,S(2-u)\,)
\tag{6-11}
$$

注意一定要区分:x 表示行数,y 表示列数,u 是行数偏差,v 是列数偏差。混淆四者关系会造成最终图像插值偏差很大。

在上述公式中有一个函数 $S(w)$,它就是最关键的插值基函数。基函数不同,插值的结果会有所差异。最常见的插值基函数是

$$S(w) = \begin{cases} 1-2|w|^2+|w|^3, & |w|<1 \\ 4-8|w|+5|w|^2-|w|^3, & 1 \leqslant |w|<2 \\ 0, & |w| \geqslant 2 \end{cases} \tag{6-12}$$

四、相似性测度

相似性测度是医学图像配准算法的重要组成部分。它是衡量参考图像与浮动图像间相似程度的一个度量,优化过程中的目标函数或者目标函数的一项,它的选择取决于待配准图像中提取的特征信息。相似性测度的值随着图像配准中几何变换的变化而发生变化,当相似度达到最大时,浮动图像与参考图像完全配准。在医学图像配准中,相似性测度的选择至关重要,好的相似性测度函数应该在配准过程中真实反映图像匹配程度,可靠性高,不受其他因素干扰。同时由于相似性测度函数是以空间变换参数为变量进行参数最优化,所以需要相似性测度函数尽量平滑,局部极值少,便于搜索到空间变换参数的最优值。此外,多模态图像配准还要求相似性测度能很好地表达不同模态之间的灰度关系。常用的相似性度量有均方误差(mean squared error, MSE)、绝对误差和(sum of absolute difference, SAD)、归一化互相关(normalized cross correlation, NCC)及互信息(mutual information, MI)等。

(一)均方误差

图像之间灰度的均方误差(MSE)是用于评估两个图像之间的相似性的最基本的代价函数。它定义为简单地减去参考图像与变换后浮动图像的每个体素处的灰度平方差,然后对整个图像中的所有体素求和。

$$S_{\mathrm{MSE}} = \frac{1}{N} \sum_{i=1}^{N} (x_i - y_i)^2 \tag{6-13}$$

其中,x_i 和 y_i 分别表示参考图像和变换后浮动图像的第 i 个像素的灰度值,N 表示像素的总个数。

(二)绝对误差和

绝对误差和(SAD)与均方误差类似,其计算公式为

$$S_{\mathrm{SAD}} = \sum_{i=1}^{N} |x_i - y_i| \tag{6-14}$$

MSE 和 SAD 最大的优点是计算效率高,每个体素只需要大约三或四个操作。同时,MSE 和 SAD 对于浮动图像和参考图像之间的每个体素都独立计算,然后相加,这就意味着可以并行地计算和优化图像的非重叠区域,并且通过代价函数可以解决图像之间的局部空间差异。

MSE 和 SAD 的主要缺点是高度依赖于图像中的绝对灰度值。如果两个图像中对应结构的灰度值区间不相同,那么 MSE 和 SAD 就不能对齐这两个结构。因此,MSE 和 SAD 测度无法很好地处理医学图像中伪影、灰度偏移和部分容积效应的问题。

(三)归一化互相关

互相关(cross correlation, CC)函数是从信号处理理论借用的概念,用于比较波形之间的相似性。计算两个图像的互相关相似度,首先需要对图像进行向量化或窗口化,然后减去向量化或窗口化内图像的平均值,最后计算两个向量之间的点积。而归一化互相关(NCC)则需要将两个向量的点积值除

以减掉均值的向量的幅值,用公式可以表示为

$$S_{\text{NCC}} = \frac{\sum_{i=1}^{N}(x_i - \overline{x_l})(y_i - \overline{y_l})}{\sqrt{\sum_{i=1}^{N}(x_i - \overline{x_l})^2}\sqrt{\sum_{i=1}^{N}(y_i - \overline{y_l})^2}} \tag{6-15}$$

其中$\overline{x_l}$和$\overline{y_l}$分别表示浮动图像和参考图像的平均灰度值。如果两幅图像几何上完全对齐的话,它们互相关数值最大。

CC 相对于 MSE 和 SAD 的主要优点在于 CC 对图像中的灰度偏移是鲁棒的。这是由于 CC 先使用了图像的平均灰度值归一化图像灰度,并且基于体素间的乘法而不是平方差。如果图像之间不存在灰度偏移,那么 NCC 等同于 MSE。CC 的缺点在于其代价函数的梯度更为复杂,较难优化,容易陷入局部极小值。

(四)互信息与归一化互信息

互信息从信息理论的角度来描述,因此,从离散随机变量 A 开始,其中 $P_A(i)$ 表示值 i 出现在 A 中的概率。该变量的香农熵就可以定义为

$$H(A) = -\sum_i P_A(i)\log[P_A(i)] \tag{6-16}$$

如果随机变量表示图像灰度值,那么熵就可以在图像中预测出给定灰度值的概率。同样,对于随机变量 B 和联合概率分布 $P_{A,B}(i,j)$,联合熵为

$$H(A,B) = H(A) + H(B) - H(A,B) \tag{6-17}$$

它表示图像中预测出给定灰度对的概率。使用这些术语,互信息就可以定义为

$$S_{\text{MI}}(A,B) = H(A) + H(B) - H(A,B) \tag{6-18}$$

直观上,互信息描述一个图像中的灰度值之间的依赖程度。一方面,当图像完全独立时,联合熵成为各个熵的和,互信息为零。另一方面,当图像完全一致时,则联合熵变成参考图像的熵,并且互信息被最小化。在实践中,熵和联合熵从图像中的灰度的直方图(和联合直方图)经验地计算。

由于熵的赋值变化区间对图像的大小非常敏感,所以通常使用归一化互信息(NMI)作为图像之间的相似性测度。

$$S_{\text{NMI}}(A,B) = \frac{H(A) + H(B)}{H(A,B)} \tag{6-19}$$

从公式(6-19)可以看出 NMI 的区间范围为 1~2。NMI=2 表示图像之间完全对齐。

互信息(MI)是从信息理论推导出的一种相似性的概率度量,是图像配准中使用最广泛的相似性度量。互信息的优点在于其基于概率,增加了互信息对噪声和灰度变化的鲁棒性。此外,该测度不是直接计算灰度差异,而是通过观察两个图像之间的灰度如何相互依赖来定义图像间的相似性。因此互信息对于不同模态间的相似性度量非常鲁棒。同样,互信息的缺点也在于其是基于概率的,因此其对于较小结构不敏感,对于结构不清晰以及灰度值非常一致的图像区域也难以对齐。

五、优化策略

图像配准的本质是一个多参数多峰值优化问题,在给定搜索空间上寻求相似性测度函数的最优解。因此,根据配准模型选择合适的优化策略十分重要。快速有效的优化算法可以大大节省计算时间,提高配准精度,为实时图像处理提供可能。多参数优化方法大致可以分为两类:局部方法和全局

方法。局部方法利用局部有限的信息改进初始模型,对初始模型有很大的依赖性,容易陷入局部极值区。全局方法可以找到搜索空间中的全局最优解,但是计算量相对较大,速度比局部方法慢。

局部方法需要借助某些信息来确定搜索方向,最常见的方法是目标函数的梯度值,鲍威尔(Powell)优化法、梯度法、共轭梯度法、牛顿法都属于此类方法。梯度是目标函数值的导数,梯度绝对值越大,表示函数值的变化越明显。这一类方法的思想是,根据相似性测度下降最快的方向,继续进行最优化搜索,并认为梯度直接或者间接地指向了函数最优。因此,用这类方法配准时,除了计算相似性测度函数值外还要计算其梯度公式。

全局方法具有复杂的理论背景和较强的搜索能力,包括遗传法、模拟退火和粒子群优化等。这几种算法都具有随机搜索的特性:遗传算法是对自然界中生物生存竞争过程的模拟;模拟退火来源于物理学中固体退火过程;粒子群优化模仿了鸟类的觅食行为。算法的随机特性是避免局部极值的关键。另外还有一类确定性的全局搜索方法,类似于穷尽搜索,但由于速度很慢,实用性很低,在配准中的研究较少。

另外一种优化方法是将全局和局部方法的优势结合,提高搜索效率。如采用粒子群优化和Powell 的混合算法,粒子群优化搜索到全局最优解附近的较优解,而 Powell 法具有极强的局部寻优能力,混合算法可以有效地提高配准精度。也有采用多分辨力策略,例如,在低分辨力上采用遗传算法,高分辨力上采用直接搜索,也能够提升搜索效率。

第三节　医学图像配准方法的分类

根据成像模式以及配准对象间的关系等,医学图像配准可以有多种不同的分类方法。配准方法可以按照 9 种不同的标准进行分类。

一、按图像维度分类

按图像维度分为 2D/2D(通常是断层面之间的配准)、2D/3D(通常是 2D 投影图像/断层面图像与 3D 空间图像的配准)以及 3D/3D 配准(通常是 3D 空间图像的配准)。如果在配准算法中考虑到时间序列,并将时间作为第四维,医学图像配准还包含 4D/4D 配准。

二、按选取的图像特征分类

根据配准依据的图像特征,配准方法分为基于特征和基于像素的配准。

基于特征的配准方法(feature-based medical image registration technology)可以分成基于外部特征和基于内部特征的两大类配准。外部特征图像配准是指在研究对象上设置一些标记点,如立体定位的框架、颅骨上固定的螺栓和表皮加上可显像的标记,使这些标记点能在不同的影像模式中显示,然后再用自动、半自动或交互式的方法用标记将图像配准。基于内部特征的配准方法可以使用诸如人体特殊的解剖结构特征,基于几何知识的点、线、面的曲率、纹理等进行图像配准。

基于像素的配准方法(intensity-based medical image registration technology)是把图像内部的灰度信息值作为配准的依据,不需要预分割或者特征提取,是医学图像配准中最常用的方法。基于像素的配准方法又可分为两种:一是把图像灰度信息简约成具有一定的尺度和方向的集合,如力矩主轴法;二是在配准过程中始终使用整幅图像的灰度信息,如互相关法和最大互信息法。

三、按空间变换类型分类

根据变换的性质,配准方法可分为刚体变换、仿射变换、投影变换和非线性变换四种。刚体变换只包括平移和旋转;仿射变换将平行线变换为平行线;投影变换将直线映射为直线;非线性变换有可能将直线映射为曲线。

四、按空间变换区域分类

配准时的变换区域根据实际需要分为局部配准和全局配准。全局变换是一幅图像整体发生的变换,而局部变换是指在图像不同的子区域内发生不同的空间变换。其中刚体、仿射、投影变换属于全局变换,而非线性变换属于局部变换。大部分医学图像配准是全局变换和局部变换的结合。

五、按用户交互性分类

根据用户参与的程度,配准方法分为自动配准、半自动配准和交互配准。自动配准是用户只需提供相应的算法和图像数据的配准方法;半自动配准是用户须初始化算法或指导算法,如拒绝或接受配准假设的配准方法;交互配准是用户在软件的帮助下进行配准的方法。

六、按优化方案分类

根据配准过程中变换参数的确定方式可以将医学图像配准分为基于参数计算和基于参数搜索两种方法。在基于参数计算的配准方法中,几何变换的参数完全是由联立多个能量函数解析求解变换参数,这种求解方法仅能在小数目的特征点集、二维曲线、三维表面等特征信息的配准中应用。而参数搜索方法是将配准转换为一个能量函数[公式(6-3)]的极值求解问题。通常希望选择的能量函数中的相似性测度是拟凸的,以便采用优化算法对其优化。

七、按配准主体分类

根据待配准主体,配准方法可以进行如下分类:①同一患者的配准;②不同患者之间的配准;③患者与图谱图像之间的配准。同一患者和不同患者之间的配准很好理解;而患者与图谱图像之间的配准,是指待配准图像一幅来自患者,一幅来自图谱,主要用于收集某些特定结构、大小和形状的统计信息。目前典型的数字化医学图谱是法国 Talairach 和 Tournoux 制作的 Talairach-Tournoux 图谱(TTAtlas 谱),和实际图像配准后,能更直观和方便地应用图谱中的信息。

八、按图像模态分类

根据医学图像的模态,配准方法分为单模态医学图像配准和多模态医学图像配准。单模态图像配准是指待配准的两幅图像由同一种成像设备获取,一般应用在生长监控、造影成像等。多模态图像配准是指待配准的图像来源于不同的成像设备,主要应用于神经外科的诊断术定位及放疗计划设计等。例如,将 MRI、CT、DSA 等解剖图像与 SPECT(单光子发射计算机断层成像)、PET 和 EEG(脑电图)等功能信息相互结合,对癫痫进行手术定位。另外,由于 MRI 适于肿瘤组织的轮廓描述,而通过 CT 又可精确计算剂量,所以在放疗中常需要将二者进行配准。多模态图像配准是医学图像配准的热点和难点问题。

九、按配准部位分类

根据实验数据源自人体的哪个部位,将医学图像配准分成头部、胸部、腹部、骨盆和会阴、肢体以及脊骨和椎骨等配准。头部为脑或头骨、眼和牙齿;胸部分为整个胸部、心脏及乳房;腹部分为整个腹部、肾等;肢体分为手、脚、腿部、肱部等。

第四节　常用的医学图像配准方法

在医学图像配准中,一般很少使用基于特征的配准方法。一方面是因为特征的数量和质量直接影响配准质量和效率;另一方面,对于大脑等结构复杂的器官以及边界模糊的功能图像,其特征点难以识别和提取。此外,特征匹配对于离群点也较为敏感。因此,大多数采用基于像素的配准方法,或者是以基于像素的配准方法为主,基于特征的配准作为弱监督辅助配准。本节介绍几种常用的医学图像配准方法。

一、基于互信息的医学图像配准

基于像素的图像配准方法是直接利用图像中的灰度信息的配准方法。由于这类方法不需要提取图像的解剖特征,不需要对图像进行分割或数据缩减,而且极大地利用了图像信息,近些年成为人们最感兴趣和重视的研究方法。这类配准方法可分为两种。一种是利用图像的统计信息,典型方法是基于矩和主轴法的配准。该方法对数据缺失较敏感,配准结果不太精确,但算法自动、快速、易实现,主要被用作预配准,以减少后续精确配准时优化算法的搜索时间和计算时间。另一种是利用图像中的所有灰度信息,这种方法是目前研究较多的方法。基于像素的图像配准方法有很多,按时间发展顺序可分为互相关法、灰度空间熵法、相对熵法、互信息法等。这里重点介绍互信息法。其他方法只需要将相似性测度从互信息换成对应方法的相似性测度即可,整体配准过程与基于互信息的配准方法类似。

(一) 互信息的原理

互信息是信息论的一个基本概念,是两个随机变量统计相关性的测度,或者说是一个变量中包含另一个变量中的信息的多少。互信息有不同的定义方式,但一般都基于熵来定义。

1. 熵　用来度量一个信息源所含的信息量,由香农最早提出。熵表达的是一个系统的复杂性和不确定性。假设一个信息源 A 输出 N 个消息,其中有 n 个不同的消息,第 i 个消息重复 h_i 次,则 h_i/N 为每个输出消息的重复频率,可用概率 $P_A(i) = h_i/N$ 替换,则该信息源的平均信息量,即熵为

$$H(A) = -\sum_i P_A(i) \log[P_A(i)] \tag{6-20}$$

其中,不同对数的底对应于不同的单位,如果以 2 为底,熵的单位是比特(bit);以 10 为底,熵的单位是哈特(Hart);如果以 e 为底,熵的单位是奈特(nit)。

对于灰度图像来说,可以将图像的灰度看作是一个随机变量,每个点的灰度取值为该随机变量的一个事件,那么根据图像的灰度信息可以计算出每级灰度发生的概率 $P_A(i) = h_i/N$,其中 h_i 为图像灰度值为 i 的像素点总数,N 为图像中的像素总数。如果图像中的灰度级很多,像素灰度值分布越分散,则每级灰度的概率值越接近,或者说图像中任一点的灰度值具有很大的不确定性,所获得的信息量也就越大,则该图像的熵值就越大;反之,如果图像中的灰度值分布比较集中,则一些灰度的概率值较大,不确定性减小,熵值减小。

(1) 联合熵:之前介绍了单随机变量的熵,把熵扩展到一对随机变量就得到了联合熵。它衡量的是一对随机变量所包含的信息量。熵是随机变量不确定性的度量,那么联合熵就是两个随机变量联合不确定性的度量。对于两个随机变量 A 和 B,它们的概率分布分别为 $P_A(i)$ 和 $P_B(i)$,联合概率分布为 $P_{AB}(i,j)$,则它们的联合熵为

$$H(A,B) = -\sum_{i,j} P_{AB}(i,j) \log[P_{AB}(i,j)] \tag{6-21}$$

联合熵描述随机变量 A 和 B 的相关性:如果 A 和 B 表示相同的随机变量(在配准中可以看作完全对齐),则它们的联合熵就等于任意变量的熵 $H(A,B) = H(A) = H(B)$;若二者完全独立,则它们的联合熵就等于两个随机变量熵的和 $H(A,B) = H(A) + H(B)$。

(2) 条件熵:类似于联合熵,可以定义条件熵为

$$H(A \mid B) = -\sum_{i,j} P_{AB}(i,j) log[P_{A \mid B}(i,j)] \tag{6-22}$$

条件熵 $H(A\mid B)$ 表示已知随机变量 B 的前提下,随机变量 A 提供的信息量,同理可得到 $H(B\mid A)=$ $-\sum_{i,j}P_{AB}(i,j)\log[P_{B\mid A}(i,j)]$。根据联合概率分布和条件概率分布的关系 $P_{B\mid A}(i,j)=P_{AB}(i,j)/P_B(j)$, 可以得到条件熵与联合熵之间的关系

$$H(A\mid B)=-\sum_{i,j}P_{AB}(i,j)\log\left[\frac{P_{AB}(i,j)}{P_B(j)}\right]=H(A,B)-H(B) \qquad (6\text{-}23)$$

2. 互信息　衡量随机变量 A 和 B 之间的依赖程度,用来测量联合概率与二者完全独立时的分布之间的距离,使用相对熵来定义 A 和 B 之间的互信息。

$$I(A,B)=\sum_{i,j}P_{AB}(i,j)\log\left[\frac{P_{AB}(i,j)}{P_A(i)P_B(j)}\right] \qquad (6\text{-}24)$$

互信息与联合熵、边缘熵和条件熵之间有着紧密的关系。根据联合熵和条件熵的定义,可以得出

$$I(A,B)=H(A)+H(B)-H(A,B)=H(A)-H(A\mid B)=H(B)-H(B\mid A) \qquad (6\text{-}25)$$

由上述公式可以看出,互信息表示随机变量 A 包含关于 B 的信息量的多少,同时也表示 B 中包含于 A 的信息量的多少,因此互信息是对称的,即 $I(A,B)=I(B,A)$。如果 A 和 B 相互独立,则 $I(A,B)=$ 0;若二者一一对应,则 $I(A,B)=H(A)=H(B)$。除了对称性外,互信息还具有非负性、有界性等。

(二)基于互信息的图像配准

互信息配准的原理就是在互信息理论的基础上,通过最大化两幅图像之间的互信息(或者最小化互信息的负值),找到使互信息值最大化对应的空间变换参数。其配准过程与本章第二节中介绍的图像配准基本流程类似,此时相似性测度有了明确的定义,即互信息相似性测度。

基于互信息的配准方法不需要对不同成像模式中图像灰度关系做任何假设,也不需要对图像进行分割或者特征提取等预处理,所以被广泛应用于 CT-MR、PET-MR 等多模态图像配准应用中。最大互信息法几乎可以用在任何不同模式图像的配准,特别是当其中一个图像数据部分缺损时,也能得到很好的配准效果。

互信息的最大缺点在于它的概率性质。该度量的准确性取决于是否能准确估计图像灰度的概率密度。互信息对于小区域的度量不尽如人意,因为没有足够的样本点来精确地估计这样小的区域。同样,互信息也无法度量结构不清晰以及灰度值非常一致的图像区域。比如,噪声占大部分的时候,或者相反地,当区域上的灰度信息非常均匀并且提供非常少的信息时,互信息起不到应有的度量作用。因此,互信息只能在相对大的区域上计算,这就限制了其对于局部变化的敏感度,降低了其处理浮动图像和参考图像之间的小变化的能力。最后,如前所述,互信息几乎完全依赖于图像像素对的个数,其中像素上实际灰度值并不重要。这对于解决多模态的相似性关系是非常有用的,但是对于度量本身也增加了其内在的模糊性,当像素点间不存在对应关系时,其互信息值仍然存在相同的可能性。因此,互信息能否实现准确配准在很大程度上取决于是否有一个好的初始化过程,即在优化开始的时候,就知道数量足够多的正确的配对关系。否则,互信息可能得出错误的对应关系,最终导致配准失败。

二、基于 Demons 算法的非刚性医学图像配准模型

Demons 算法来源于光流算法,其后 Thirion 首先将光流算法引入到图像配准中,利用扩散模型的思想和类似于热力学的概念来执行配准过程。对于两幅待配准图像,主要思想是:将参考图像中的边界作为半透膜,浮动图像作为一个形变网格模型,通过位于半透膜上的感受器(Demons 力),在边界处发生扩散。因此本节先介绍光流算法的模型,再介绍 Demons 配准算法。

（一）光流算法

1. 光流法基本定义和假设　光流表示的是相邻两帧图像中每个像素的运动速度和运动方向。由于相邻两帧图像的时间间隔很小，光流（像素点的瞬时速度）等同于像素点的位移。

光流法是利用图像序列中像素在时间域上的变化以及相邻帧之间的相关性来找到上一帧跟当前帧之间存在的对应关系，从而计算出相邻帧之间物体的运动信息的一种方法。

光流法假设：①灰度恒定不变，即同一目标在不同帧间运动时，其灰度不会发生改变。这是光流法的基本假定，用于得到光流法基本方程。②时间连续或运动是"小运动"，即时间的变化不会引起目标位置的剧烈变化，相邻帧之间位移要比较小。这同样也是光流法不可或缺的假定条件。

2. 光流法基本约束方程　假定一个像素在第一帧的光强度为 $I(x,y,t)$ ，其中 t 代表其所在的时间维度。它移动了 $(\Delta x,\Delta y)$ 的距离到下一帧，用了 Δt 时间。因为是同一个像素点，依据上文提到的第一个假设，认为该像素在运动前后的灰度是不变的，即

$$I(x,y,t)=I(x+\Delta x,y+\Delta y,t+\Delta t) \tag{6-26}$$

将等式右侧进行泰勒展开，可以得到

$$I(x,y,t)=I(x,y,t)+\frac{\partial I}{\partial x}+\frac{\partial I}{\partial y}+\frac{\partial I}{\partial t}+\varepsilon \tag{6-27}$$

ε 代表二阶无穷小项，可忽略不计。再将公式（6-27）代入公式（6-26）后同除以 $\mathrm{d}t$ ，可得

$$\frac{\partial I}{\partial x}\frac{\mathrm{d}x}{\mathrm{d}t}+\frac{\partial I}{\partial y}\frac{\mathrm{d}y}{\mathrm{d}t}+\frac{\partial I}{\partial t}\frac{\mathrm{d}t}{\mathrm{d}t}=0 \tag{6-28}$$

设 $v=\left(\dfrac{\mathrm{d}x}{\mathrm{d}t},\dfrac{\mathrm{d}y}{\mathrm{d}t}\right)$ ， $\nabla s=\left(\dfrac{\mathrm{d}I}{\mathrm{d}x},\dfrac{\mathrm{d}I}{\mathrm{d}y}\right)$ ， $\dfrac{\partial I}{\partial t}=s-m$ 表示像素点在时间上的变化，记为当前帧图像 S 的灰度 s 与上一帧图像 M 的灰度 m 之间的灰度差，可得

$$v\cdot\nabla s=m-s \tag{6-29}$$

（二）Demons 算法

Demons 算法最初的提出是为了解决热力学难题，假设一种混合气体被一个半透膜隔开，这种气体含有 a 和 b 两种粒子，并且假设半透膜上有很多"Demons"力，这些"Demons"力可以分辨 a、b 两种粒子，并且只允许 a 扩散到 A 这边，b 扩散到 B 这边。最后在"Demons"力作用下，A 这边只包含 a 粒子，B 这边只包含 b 粒子。

Thirion 在 1998 年将这种思想应用到了图像配准领域。将浮动图像和参考图像看作是若干灰度轮廓（类似于灰度等高线）组成的集合，将参考图像灰度轮廓上的像素点看作是 Demons 点，浮动图像视为可变形的网格，每个整数点网格上的"Demons"力都沿着参考图像中灰度梯度的方向使浮动图像的灰度轮廓发生改变，驱动浮动图像向参考图像变形，从而完成两幅图像的配准。

原始的 Demons 算法使用光流方程估计 Demons 力，即假定图像在变形过程中灰度保持不变。实际上，在图像配准中，并未考虑时间的因素，只是将速度场 v 看作是位移场，也就是空间变换 T 。因此，对于一点 P ， s 和 m 分别表示参考图像和浮动图像的灰度值。那么 P 点处估计的位移场 v 为

$$v\cdot\nabla s=m-s \tag{6-30}$$

其中 ∇s 为参考图像的梯度，需要对公式（6-30）进行归一化，否则会有很多个解，即

$$v=\frac{(m-s)\nabla s}{\|\nabla s\|^{2}} \tag{6-31}$$

但当 ∇s 趋近于 0 时,v 会很大,导致此方程不稳定,所以将其改成以下形式。

$$v = \frac{(m-s)\nabla s}{(\nabla s)^2 + (m-s)^2} \tag{6-32}$$

根据这个表达式,可知 Demons 算法就是要获取一个能够驱动浮动图像的每个点 m 向参考图像的对应点 s 移动的位移场 v。其中 ∇s,即参考图像的梯度,作为内力,像素点灰度差作为外力驱动变形。如果浮动图像上某个点 P 的灰度值大于参考图像上相应位置上点的灰度值,则点 P 被标记为"内部",Demons 力 ∇s 将浮动图像推到参考图像内部,即浮动图像上该点沿着 ∇s 方向移动;反之,如果浮动图像上某个点 P 的灰度值小于参考图像上相应位置上点的灰度值,则点 P 被标记为"外部",Demons 力 ∇s 将浮动图像推到参考图像外部,即浮动图像上该点沿着 $-\nabla s$ 方向移动。

由于 Demons 算法仅依赖参考图像的梯度信息来驱动浮动图像形变,当参考图像的梯度信息较小时可能会导致配准失败。因此,基于基本 Demons 算法扩展出双向的 Active Demons 算法。该算法同时利用参考图像和浮动图像的梯度信息来驱动形变。后续扩展出更复杂的 Symmetric Demons 算法,微分同胚的 Demons 算法等。这里不再详述各个算法的具体内容。

三、基于 LDDMM 的非刚性医学图像配准模型

有时候,医学图像配准的器官非常复杂,比如大脑,必须用非常高维度的空间变换描述大脑皮层复杂的褶皱以及脑室的形状变化。但是,所有基于二次平方项的正则项都试图对空间变换上较大值或者较大位置变化施加较大的惩罚,用以限制空间位置可以变换的幅度,以保证空间变换的平滑性,近似保证空间变换的一一对应性。此时,大幅度的空间变换或者是复杂的空间变换就很难实现。

鉴于此,大形变微分同胚映射(large displacement diffeomorphic metric mapping, LDDMM)将浮动图像和参考图像都视为流体,并将配准视为从浮动图像流向参考图像的过程,然后将其空间变换或者说是位移场转化为速度场对时间的积分。此时正则项对位移场上较大值或者是较大变化的惩罚,转换为对速度场较大值或者是较大变化的惩罚。此时尽管速度场本身很平滑,但是由于时间维度上引入了更多的自由度,累积到位移场上仍然可以实现很大的位移以及很复杂的空间变换。并且,只要速度场在空间上平滑可逆,那么累积的位移场也是平滑可逆的,空间变换的一一对应性依然能够保持。

给定浮动图像 I_F 和参考图像 I_R,设变换初始时间 $t=0$(相当于图像尚未开始变换,变换后的浮动图像仍为 I_F),变换终止时间 $t=1$(相当于图像已经完成变换,变换后的浮动图像近似等于 I_R),LDDMM 的最优估计可以通过对满足以下最小化约束方程的速度场 v 求积分得到。

$$\hat{v} = arg \min_{v} \left\{ \int_0^1 \| v(x,t) \|_L^2 \mathrm{d}t + C[I_R \circ T^{-1}(x,1), I_F] \right\} \tag{6-33}$$

$$s.t. \quad T_t(x,t) = v[T(x,t,t), T(x,0=id)]$$

其中 $\int_0^1 \| v \|_L^2 \mathrm{d}t$ 表示速度场的正则项,L 表示范数约束,$C(.)$ 表示相似性测度函数,此时对参考图像 I_R 求逆空间变换 $T^{-1}(1)$,并与浮动图像 I_F 计算相似性测度。约束 $s.t.$ 表明了任意时刻的变形场 $T(x,t)$ 沿着速度场 v 流动,当流动到 t 时刻时,即可得到 t 时刻的变形场 $T_t(x,t)$,并且定义当 $t=0$ 时,变形场为恒等变换 id。

四、基于深度学习的图像配准方法

目前,传统医学图像配准方法需要多次迭代优化,通常线性配准的计算时间在 $1 \sim 5\text{min}$ 不等,而非线性配准的计算时间更长,在 $5 \sim 30\text{min}$ 不等,严重限制了其临床应用。近些年来,基于深度学习的

配准方法取得了很大进展,总体而言,可以分为监督学习、无监督学习、弱监督学习三类(图6-7)。

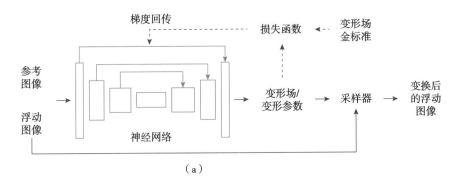

（a）

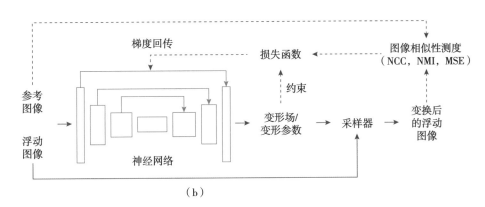

（b）

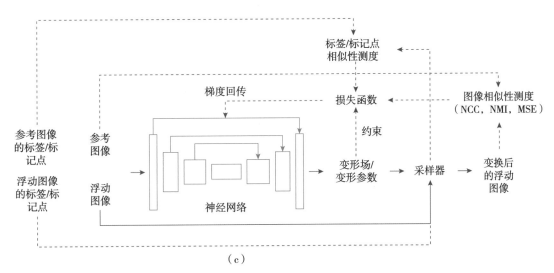

（c）

图6-7　深度学习配准的分类及其配准过程

（a）监督学习；（b）无监督学习；（c）弱监督学习。

　　有监督的深度学习方法利用网络结构(如 U-Net),直接预测空间变换/变形场。但是有监督的深度学习方法需要给定变形场的真值/金标准。由于有明确的变形场指示,其学习到变形场的拓扑结构和一一对应性能够得到保障。然而,金标准变形场的定义非常困难,只能根据已有的传统配准方法或者是人工合成方法得到。

　　空间变换网络(spatial transformer network, STN)的兴起使得深度配准方法从有监督学习逐步趋向于无监督学习,可以达到或超过传统方法的配准精度且速度优势明显(大约在 1s 内)。无监督的深度学习方法同样利用网络结构(如 U-Net)预测变形场,但不需要给定变形场的金标准,而是通过 STN 网络变形浮动图像,利用变换后的浮动图像与参考图像之间的相似度指导深度学习配准网络。由于不需要任何金标准信息,基于图像相似度的无监督配准方法是业内广泛关注的方法,从基本的相似性测度(如 MSE、NCC、NMI)和正则化方法发展到更复杂的相似性测度(如生成器、判别器等)和正则化方法。但是对于大且复杂的脑部解剖结构变形,实现精准、合理、实时的配准仍然是具有挑战性的;同时由于多模态图像相似性测度难以度量,无监督方法很大程度上仅在单模态图像上使用。

弱监督学习是指不仅用变换后的浮动图像和参考图像之间的相似性监督网络,同时还增加诸如标签/标记点等信息,进一步弱监督指导网络学习变换参数。相比于有监督/无监督配准方法,弱监督配准算法的优势不仅是提高配准精度,同时为深度学习配准算法从单一模态到多模态配准提供可能性。

第五节 医学图像配准评价

图像配准的评估,尤其是对多模态图像配准结果的评估一直是一件很困难的事。由于待配准图像都是在不同时间或不同成像条件下获取的,所以没有绝对意义上正确的配准,即并不存在所谓的"金标准"(gold standard),只能做到相对的最优配准。在此意义上,需要在不同的应用环境下,根据实际情况,选择最优的配准算法。

配准结果可以通过可视化的方法定性地进行评价,比如对于脑部 MR 和 CT 图像的配准,2mm 的误差可以通过视觉评价方法检测到。除此之外,配准结果还可以通过更加精确的定量方法评价,常用的定量评价指标有:算法精度、算法速度、算法鲁棒性等。其中算法精度尤为重要,接下来逐一介绍这三个评价指标。

一、算法精度

精度是指利用配准算法得到的估计值与真实值(或"金标准")之间的差别。这个差别越小,说明配准的结果越接近"金标准",配准算法的精确度就越高,反之精确度就越低。"金标准"的建立分成两种:一种是仿真实验,预定义空间变换 T 作为"金标准",并定义待配准的两幅图像,其中一幅图像是另一幅图像经由"金标准"空间变换 T 得到的,进而用配准算法得到的估计值与金标准空间变换的差异评估配准算法;另一种是真实数据实验,即在成像前的实验对象上标注对应解剖结构点或者感兴趣区域,或者是在图像上标注对应解剖结构点或感兴趣区域,将这些先验知识作为配准的"金标准"。针对解剖结构点与"金标准"之间的欧氏距离,可以定义目标配准误差(target registration error, TRE),衡量配准算法的精确度;针对感兴趣区域与"金标准"的重叠度,可以定义骰子系数(dice coefficient)、交并比(intersection over union, IOU)、Jaccard 相似系数(Jaccard similarity coefficient)等评价指标。但是对于大多数医学图像配准,构造真实数据的"金标准"是一件困难的事情,其定义极其容易受实验条件、实际操作等因素的影响。

二、算法速度

算法速度决定了配准算法的执行时间,展示了算法在临床情况下的实用性。算法研究的目的之一就是要尽量减少运行时间。在本章第二节中描述的每个医学图像配准算法的组成部分都会影响配准算法的计算时间。特征提取的方法及特征数量的多少、选择的空间变换模型、相似性度量及优化方案的收敛速度都影响图像配准算法的速度。快速、有效的医学图像配准方法具有重要的临床意义,比如在计算机引导的手术治疗中,配准算法的执行效率就显得尤为重要。在本章第四节中描述的基于深度学习的配准算法有望打破现有配准算法的时间瓶颈。

三、算法鲁棒性

鲁棒性是指医学图像配准算法精确度的稳定性,即算法在不同输入参数条件下的可靠性。鲁棒性可以根据算法的噪声免疫性、图像间灰度及形变大小变化的敏感度等进行衡量。对图像加入不同水平的噪声,配准算法仍然能够得到精确、稳定的实验结果,表明配准算法有较高的噪声免疫性。鲁棒的医学图像配准算法还应该适合不同大小形变的医学图像,而且当图像的灰度发生变化时也能得到精确的结果。算法的鲁棒性可以被量化,当输入参数、噪声水平、灰度或形变大小发生变化时,用于度量算法精度的偏差。这个偏差越小,算法鲁棒性越高。

(周宇佳)

思考题

1. 请说明医学图像配准和融合的区别与联系。
2. 图像配准的医学应用有哪些?
3. 请思考深度学习配准方法的优缺点以及难点。

医学影像可视化 第七章

医学影像指通过某种介质(如 X 线、电磁场、超声波等)与人体相互作用,将人体内部组织和器官结构以影像的形式存储,进而为医生诊断患者病情,对人体健康状况进行评价提供数据资料的一门技术。可视化技术将数据资料以形象、直观的二维图形或者图像等形式展现,利用视觉感知分析和识别数据中隐藏的模式、特点、关系及其他特征,帮助用户在数据探索过程中获取有价值的知识与信息。针对二维断层医学影像,构建人体器官、软组织和病变体等的三维数字模型,并以直观的形式进行可视化,生成生动、直观、可交互的可视化图片、网页或视频,可辅助医疗领域相关人员对病变体和周围组织进行分析,提高临床诊断、手术规划、医学教育和培训、医学研究的准确性、科学性与工作效率。随着人工智能、大数据、物联网和云计算等应用的普及,医学影像可视化已逐渐成为临床医学领域重要的辅助工具,具有重要的应用前景和研究价值。

本章概述医学影像数据可视化的起源、发展及应用,重点阐述三维医学影像数据的可视化经典算法,并简介常用医学影像可视化工具和实用案例。

第一节 概　　述

放射学为医疗诊断提供了多种人体成像技术,如 CT、MRI、DSA、NMI、US、PET 等。这些医学成像技术为临床诊断提供了丰富的影像学资料,在相当程度上提高了医疗机构的诊断和治疗水平。随着人体成像及影像学技术的快速发展和普及应用,如何有效地管理、处理和利用大量繁杂的医学图像,已经成为发展临床医学、提高医疗水平的关键问题。

对医学影像进行检查和分析是临床诊断中最重要和最主要的手段之一。由于医疗设备生产厂商不同,各种设备有关的医学图像存储格式、传输方式千差万别,使得医学影像及其相关信息在不同系统、不同应用之间的切换面临严重阻碍。DICOM 影像和影像存储与传输系统(picture archiving and communication system, PACS)的基本处理单元是二维图像。常规的医疗应用软件通常支持二维影像的简单坐标叠加,医生直观地浏览二维医学影像,通过一系列图像的视觉感知和经验判断,在大脑中重建病变组织或结构畸变的三维空间位置、几何形状、大小及其和周围组织、器官的空间关系。这种主观的诊断方式依赖于医生的经验,且容易造成误诊,耽误患者病情,甚至产生严重的医疗事故等后果。基于医学影像的三维重建与可视化是临床诊断的关键功能。对人体内部的三维结构进行直观呈现与交互分析,可有效简化复杂的临床诊断过程,提升术前规划、术内导航和术后评估的效率与精度。

医学影像可视化指从一系列连续的二维医学图像中获取三维结构信息,将分割提取出的目标区域构建为对应器官或组织的三维模型,并将其真实的三维形态呈现在显示器上的过程。发展至今,医学影像可视化技术根据不同的绘制原理,可以分为间接体可视化和直接体可视化两类。间接体可视化又称为间接体绘制,是从图像中提取感兴趣特征的等值面,并通过多边形拟合近似和逼近显示物体表面,最后通过图形学算法呈现三维立体图像。此类方法对离散的医学影像数据进行拟合和光滑处理,可以获取连续的三维目标对象的形状信息。直接体可视化又称为直接体绘制,摒弃了"由点成面,由面成体"的图形学传统思维,赋予三维数据场中每个元素独特的属性,即将数据场中的每一个元素(体素)看成一种半透明物质,并为每一个体素指定颜色和透明度。通过模拟虚拟的光线穿过整个数据场的成像过程(类似于 X 线的成像原理),将光线遍历的位置上的颜色和透明度累加,合成出半透明的影像结果。直接体可视化的优点是可以直观地呈现多层的三维实体的表面结构及其内部特征。

第二节 三维医学影像体可视化

体数据可视化,是可视化研究领域的一个重要分支。所谓体数据,是指均匀分布于三维离散采样点上的数据集合。每个采样点称为体素,可以通过不同传感器在物理空间采样或科学模拟仿真等方式获取,例如医学领域中采用计算机断层扫描技术、磁共振成像技术获取的 CT、MRI 数据等。体数据可视化将三维体数据描述为直观的二维图像的过程,能够形象展示体数据中用户感兴趣的特征,有效揭示体数据内部感兴趣特征的结构关系、表面细节、空间分布等信息。

体数据可视化,简称为体可视化,其具体实施算法有间接体可视化和直接体可视化两类。间接体可视化算法是指通过用户定义的判断条件或函数,从体数据中重建出三维几何结构,进而借助于经典的图形学面绘制算法,间接地呈现符合判断条件的目标特征的轮廓、形状等特征;直接体可视化算法通过建立空间体素与屏幕像素的直接映射关系,利用经典的光学积分模型,考虑每一个采样点对结果图像的贡献,无需中间几何图元,便能够有效展示体数据特征内部的结构信息。不难看出,间接体可视化算法可以输出可供后续处理的几何拓扑结构,有利于器官特征的精确几何重建、提取及后处理操作;而直接体可视化算法可以通过用户交互指定体素的光学属性映射,实现体数据内部多重结构特征的综合呈现。交互是医学影像体数据可视化的重要环节,是在三维医学影像可视化和诊断过程中集成医生专业知识的有效手段。医学影像体数据可视化提供了多种辅助医生诊疗的交互操作,如测量、标注、漫游、定位等。本节将聚焦于三维医学影像数据可视化算法、分类、交互等环节展开论述。

一、间接体可视化

体数据是由大量独立的体素有规则地按照三维空间分布排列而成的。由于常规的显示设备是通过二维平面将数据以图片的形式传递给人类视觉系统,所以三维空间的数据在转换为二维图片的过程中,难以实现所有信息的全部展示,势必存在信息损失。体数据特征的三维空间表面是描述特征形状、位置等信息的重要物理属性,所以抽取和重建目标对象的几何表达,进而对重建目标的几何拓扑进行直观地展示,是经典的体数据可视化方法之一,称为间接体可视化。经典的间接体可视化方法包括三类,正交平面重建、多平面重建、等值面重建方法。

1. 正交平面重建 正交平面包括三种:冠状面、矢状面和横断面,如图 7-1 所示。冠状面是指沿左右方向将人体纵切为前后两部分的(所有)切平面;矢状面指沿前后方向将人体纵切为左右两个部分的(所有)切平面;横断面指将人体水平切割为上下两部分的(所有)切平面。而三维医学影像数据,以从断层扫描设备中获取的人体 CT 切片数据为例,是沿身高方向排列的数据序列,与横断面的数据组织形式和顺序保持一致。当然,三维医学影像数据经过数据读取顺序的改变,同样可以支持查看冠状面和矢状面图像,可以根据用户的需求灵活地设置和确定。正交平面重建方法简单实用,符合传统的人体解剖学和医学影像学的认知习惯。然而随着医学影像数据采集技术的进步,以及临床医学对诊断精度的要求大幅提升,三维医学体数据可视化需要尽可能地还原人体内部结构,尽量减少诊断结果对医生先验知识的依赖。因此,鉴于人体内部的组织结构通常呈现不规则的几何结构,与数据存储的排列不一致,单纯的正交坐标重建不能客观地表达目标结构的信息,存在局限性。

2. 多平面重建 与正交平面重建过程中所取的正交切面不同,多平面重建指采用非正交的斜切面,与三维体数据的包围盒相交形成多边形区域,进而从不同方向和角度支持用户观察与分析三维医

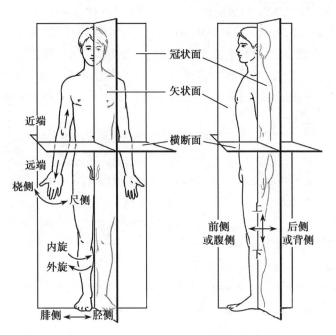

图 7-1 冠状面、矢状面与横断面示意图

学影像数据。其中,斜切面的朝向是由给定平面的带原点的法向确定的,斜切面的边界则是该平面与体数据包围盒相交的多边形。在具体的实现过程中,斜切面上的影像重建可采用三维纹理映射方法,即将三维体数据存储为三维纹理,调用三维纹理映射函数获取斜切面上每个元素对应的纹理值。具体的纹理值可以使用三维纹理映射的三线性或四线性插值的方式提高重建效果和质量。通常情况下,普通 PC(个人计算机)上的显卡均支持硬件加速的三维纹理映射方法。当采用多个平面斜切三维体数据时,相当于在多个方向形成切片,从而实现三维医学影像数据的多平面重建。

3. 等值面重建 尽管上述切平面重建方法能够实现三维医学影像数据的分析与理解,却始终难以有效刻画三维体数据中分布各异、形状复杂的组织和器官结构。医学影像数据采集的过程中,体素的标量值能够有效区分不同的组织结构特征。因此,可以假设存在一个数值上的虚拟边界或表面,且在这个表面上的体素拥有相同或者近似的标量值,类似于地形数据中的等高线,称为等值面。抽取等值面的经典方法有逐层等值线提取法、立方体素表示法、移动立方体法等。逐层等值线提取法将每一张切片提取的等值线组合形成完整的等值面,如图 7-2(a)和 7-2(b)所示,分别为上、下两层等值线。立方体素表示法则是沿着体数据的坐标轴搜索,提取最接近于标量值的正方形面片,进而组合表示等值面,如图 7-2(c)所示。然而,上述两种方法获得的等值面存在很强的锯齿,视觉效果难以逼近真实人体内部器官结构。

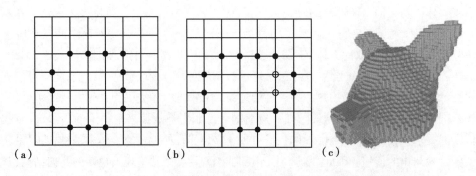

(a) (b) (c)

图 7-2 逐层等值线提取法与立方体素表示法
(a)第 n 层等值线提取;(b)第 $n+v$ 层等值线提取;(c)立方体素表示法。

移动立方体法提出了基于子体素的精度重建等值面的思想,克服了逐层等值线提取法和立方体素表示法的缺陷。其基本思想是逐个处理体数据场中的各个体元,并根据体元各个顶点的值来决定该体元内部等值面的构造形式。体元是指由体数据内八个相邻体素为顶点组成的立方体。移动立方体法的基本假设是:三维数据场沿立方体的边呈连续线性变化,即,如果一条边的两个顶点分别大于和小于等值面的值,在该边上必有且仅有一点是这条边与等值面的交点。确定立方体体素等值面的分布是该算法的基础。将体元的 12 条边上存在的值等于等值的点相连,可以得到一个面。若它是曲面,则会被拆分成若干个三角面片。通过列举所有可能出现的面的情况,最终可以将体元内可能出现的曲面情况归纳为 15 种,如图 7-3 所示。这 15 种情况被制作成为一个查找表,移动立方体法根据边上的等值点的分布进行查找,可以快速求取等值面,同时避免三角化操作带来的复杂运算。

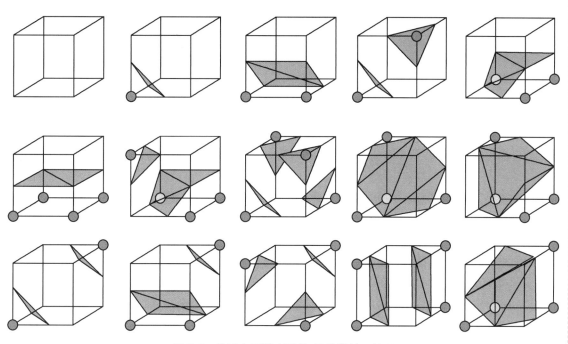

图 7-3　体元内可能出现的 15 种等值面情况

在确定立方体的三角剖分模式后,就要计算三角面片顶点位置。当三维离散数据场的密度较高时,即断层扫描分辨力较高时,可假定函数沿体素边界呈线性变化,进而利用线性插值计算等值面与体素边界的交点。

图 7-4 显示了人体头部数据在不同的标量值作用下,获得的等值面提取结果。图 7-4(a)是归一化后标量值为 40 对应的等值面提取及可视化结果;图 7-4(b)是归一化后标量值为 120 对应的等值面提取及可视化结果。可以看出,标量值为 40 时,所提取的等值面能够有效描述密度较低的皮肤特征;而标量值为 120 时,所提取的等值面能够有效描述密度较高的骨骼特征。用户可以根据需求,交互设置标量值,进而浏览和探索三维医学影像数据中不同标量值对应的特征结构信息。

间接体绘制利用等值面提取技术获取感兴趣特征的拓扑结构,能够有效简化初始体数据的表达,是早期体数据可视化领域研究的热点。其局限性在于只能通过等值面描述指定标量值特征信息,无法同时揭示特征内部的结构信息。

二、直接体可视化

与上述间接体可视化技术不同,直接体可视化技术无须构建中间几何图元,借助于经典的光学积分模型,直接建立三维空间采样点与二维屏幕像素之间的映射关系,考虑不同采样点对结果图像的贡献,进而实现体数据特征可视化与分析。直接体可视化技术包含三个核心要素,即体绘制算法、体数

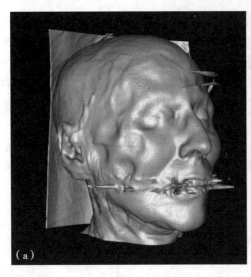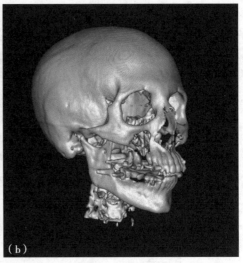

图 7-4 在不同的标量值作用下,人体头部数据对应的等值面提取结果

(a)标量值为 40 对应的等值面可视化;(b)标量值为 120 对应的等值面可视化。

据分类以及光照模型。其中,体绘制算法模拟经典的光线传播过程,将视线方向上的三维体素转换为能够综合描述视线方向上体素特征的二维图像像素,是直接体可视化的基础;体数据分类则是通过光学属性映射,指定直接体可视化过程中被呈现的目标特征结构;而光照模型则是生成直接体可视化特征的光照效果,增强真实感。下面将具体介绍直接体可视化的三个核心要素。

1. 直接体可视化算法 本部分介绍与直接体可视化密切相关的光学积分模型以及不同类别的直接体可视化算法。

(1)光学积分模型:体数据可以视为发光粒子的集合,而光学积分则是沿着视线方向合成发光粒子的光学属性,以获得绘制结果图像。直接体可视化中,常用的光学积分模型是"发射-吸收"光学模型,只考虑发光粒子沿视线方向的发射和吸收,忽略散射和间接光照效果,简单易行,有利于实现高效的体数据可视化。

图 7-5 为"发射-吸收"光学模型的示意图,距离为 d 的采样点向视点方向发射能量,经中间介质吸收,最终到达视点的能量仅为初始能量的一小部分。令 t 表示采样点的距离,$f(x(t))$ 表示 $x(t)$ 位置采样点的标量值,$c(f(x(t)))$ 表示该采样点的发射能量,而 $\kappa(f(x(t)))$ 表示该采样点的吸收系数,如公式(7-1)所示。

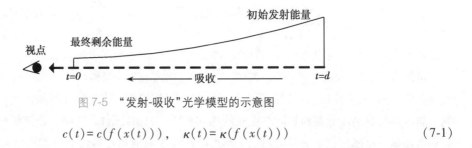

图 7-5 "发射-吸收"光学模型的示意图

$$c(t)=c(f(x(t))), \quad \kappa(t)=\kappa(f(x(t))) \tag{7-1}$$

利用公式(7-2)度量 $t=d$ 位置的初始发射能量经中间介质吸收到达 $t=0$ 位置的衰减程度。

$$c'=c \cdot e^{-\int_0^d \kappa(t)\mathrm{d}t} \tag{7-2}$$

其中 c 描述采样点的初始发射能量,$-\int_0^d \kappa(t)\mathrm{d}t$ 表示距离 d 与距离 0 之间的中间介质吸收系数之和,c' 则表示到达视点剩余的能量。

通过公式(7-2)可以计算 $t=d$ 位置采样点到达视点的剩余能量,因此积分合成视线方向上所有采样点到达视点的剩余能量,即可获得最终的绘制结果图像,如公式(7-3)所示。

$$C=\int_0^\infty c(t)\cdot e^{-\int_0^t \kappa(t)\,dt}\,dt \tag{7-3}$$

为了简化光学积分公式,令

$$\tau(d_1,d_2)=\int_{d_1}^{d_2}\kappa(t)\,dt \tag{7-4}$$

初始的积分公式(7-3)可以进一步简化为

$$C=\int_0^\infty c(t)\cdot e^{-\tau(0,t)}\,dt \tag{7-5}$$

(2)空间数据投影法:光学积分是直接体可视化的理论基础,在光学积分理论基础上,根据绘制出发点的不同,直接体可视化算法可以分为空间数据投影法和图像空间扫描法两大类,如图 7-6 所示。空间数据投影法[图 7-6(a)]是指先遍历数据空间中的体素,沿着视线方向确定体素在可视化结果图像中的影响范围及其对范围内每个像素的光学属性贡献,进而按照光学积分公式合成,获得可视化结果图像,如抛雪球法等;而图像空间扫描法[图 7-6(b)]则是以屏幕图像为出发点,遍历二维图像的每一个像素,沿视线方向发出采样射线,进而按照光学积分公式合成同一视线方向上不同采样点的光学属性,并最终获得绘制结果图像,如光线投射法。随着图形处理器(graphics processing unit,GPU)并行处理能力的提升和存储能力的加强,基于 GPU 的光线投射技术已成为当前流行的直接体可视化技术,广泛应用于体数据可视化领域。本部分将简单介绍空间数据投影法,详细论述图像空间扫描法中的光线投射技术,并给出光学积分公式的求解过程。

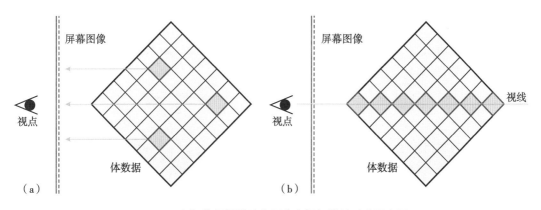

图 7-6 空间数据投影法和图像空间扫描法对比示意图
(a)空间数据投影法;(b)图像空间扫描法。

抛雪球法是经典的空间数据投影法,在体素投影至绘制结果图像过程中,将能量扩散至周围的像素上,仿佛雪球撞击到光滑表面一样,投影中心的能量最大,随着距离投影中心距离的增加,能量随之减小,如图 7-7 所示。遍历数据空间中所有体素,按照光学积分模型合成每个像素的能量值,进而获得体数据绘制结果图像。该方法的优点是简单高效,适合并行处理,然而体素光学属性的扩散并不能准确表达体数据内部特征,绘制结果图像的质量不能满足高精度体绘制的需求。

(3)图像空间扫描法:作为经典的图像空间扫描法,光线投射法指以屏幕像素为出发点,沿着视线方向发出采样射线。对于空间数据的采样点,利用三线性插值计算其标量值,通过传输函数映射其颜色和不透明度信息,即光学积分模型中对应的发射能量和吸收系数,进而按照光学积分公式合成同一视线方向上采样点的光学属性,最终获得绘制结果图像。

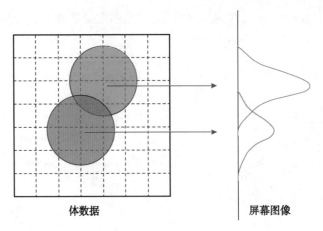

体数据   屏幕图像

图 7-7 抛雪球法示意图

对于光学积分公式(7-5)中的吸收系数的积分 $\tau(0,t)$,采用黎曼和对其进行离散逼近,如公式(7-6)所示。

$$\tau(0,t)\approx\tilde{\tau}(0,t)=\sum_{i=0}^{[t/\Delta t]}\kappa(i\cdot\Delta t)\Delta t \tag{7-6}$$

其中,Δt 表示视线方向上的采样间隔。将公式(7-6)等号两端内容视为指数项,可以进一步定义为

$$e^{-\tilde{\tau}(0,t)}=\prod_{i=0}^{[t/\Delta t]}e^{-\kappa(i\cdot\Delta t)\Delta t} \tag{7-7}$$

令第 i 个采样点的不透明度 $A_i=1-e^{-\kappa(i\cdot\Delta t)\Delta t}$,则公式(7-7)可以重写为

$$e^{-\tilde{\tau}(0,t)}=\prod_{i=0}^{[t/\Delta t]}(1-A_i) \tag{7-8}$$

与不透明度定义的方式类似,令第 i 个采样点的颜色值 $C_i=c(i\cdot\Delta t)\Delta t$,此时,光学积分公式(7-5)可以有效实现离散逼近,如公式(7-9)所示。

$$C=\sum_{i=0}^{n}C_i\prod_{j=0}^{i-1}(1-A_i) \tag{7-9}$$

其中,n 表示视线方向上采样点的个数,即 $|d/\Delta t|$。

可以选择从前向后(front-to-back)或者从后向前(back-to-front)方式迭代求解公式(7-9),而光线投射技术中通常采用从前向后的方式累加视线方向上采样点的颜色值和不透明度值,如公式(7-10)所示。

$$C_i'=C_{i-1}'+(1-A_{i-1}')C_i$$
$$A_i'=A_{i-1}'+(1-A_{i-1}')A_i \tag{7-10}$$

其中,C_{i-1}' 和 A_{i-1}' 表示第 i 个采样点之前颜色和不透明度的累加值,初始状态 C_0' 和 A_0' 为0,迭代至第 n 个采样点时,C_n' 即对应像素的颜色值。

随着 GPU 并行处理能力的加强,存储能力的增长,基于 GPU 的光线投射技术以其简单高效、易于并行处理、绘制结果具有较好的真实感等诸多优势,逐渐取代了早期的数据空间投影技术,成为临床医疗最常用的方法。

2. **体数据分类** 分类是体数据可视化的关键。通过分析和提取体数据中的特征信息,进而建立这些特征信息与光学属性之间的映射关系,以实现感兴趣特征的有效展示。传输函数是经典的体数

据分类方法,也是体数据可视化领域的研究热点。根据体数据属性对体数据内部特征进行分类,用户交互定义不同标量值特征对应的光学属性,即颜色值和不透明度值。然而如何选择特征,并且交互地指定其光学属性,是定义传输函数、获得目标可视化结果的关键。经典的传输函数设计方法包括一维传输函数、二维传输函数。

(1)一维传输函数:顾名思义,一维传输函数指单一属性作用下,指导用户交互设计医学影像体素的光学属性,进而实现医学影像体数据特征可视化。医学影像体数据中,最重要的属性即密度属性,因此一维传输函数又称为密度值或者标量值传输函数,即用户在传输函数特征空间,定义标量值和光学属性的映射关系,进而在光线投射过程中,按照传输函数的映射标准,对视线方向上的采样点的光学属性进行积分,获得医学影像绘制结果图像。标量值属性与光学属性的映射关系的建立,即体数据分类设计方案,是三维医学影像可视化的关键。通常情况下,一维传输函数被一个二维坐标空间表达,其中横轴表示标量值的范围,纵轴表示不透明度的范围,而颜色等属性是由用户鼠标右键点击,交互出现的颜色选择窗口定义的。图 7-8 显示了人体头部数据在不同的一维传输函数作用下的可视化结果。可以看出,不同形状的传输函数标量值和不透明度的映射曲线或折线,能够有效定义标量值和光学属性之间的映射关系,进而实现不同特征在绘制结果图像中的增强显示。

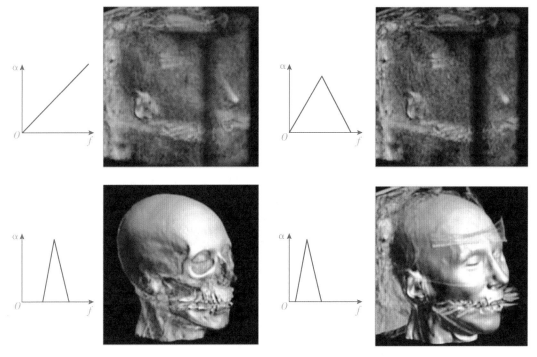

图 7-8　不同传输函数作用下,人体头部数据对应的可视化结果

α 表示不透明度,f 表示初始体数据的标量值,即医学领域认定介质的密度值。

(2)二维传输函数:在一维传输函数的基础上,为了进一步增强传输函数的分类能力,能够有效识别体数据特征边界的属性,即梯度模被引入到传输函数特征空间中,进而形成横轴表示标量值范围,纵轴表示梯度模范围的二维传输函数特征空间。具体的梯度模计算过程如下。

对于三维标量场数据而言,梯度向量能够描述结构表面的法向,能够有效用于光照计算。其求解过程是三个方向的一阶导数构成的向量 $f(x,y,z)$,如公式(7-11)所示。

$$\nabla f = (f_x, f_y, f_z) = \left(\frac{\delta}{\delta x} f, \frac{\delta}{\delta y} f, \frac{\delta}{\delta z} f \right) \tag{7-11}$$

在三维向量描述结构特征表面法向的基础上,进一步求取梯度模,可以有效表示当前采样点的标量值变化程度,其计算过程如公式(7-12)所示。

$$\|\nabla f\| = \sqrt{f_x^2 + f_y^2 + f_z^2} \tag{7-12}$$

可以看出,梯度模的大小可以有效描述标量值的变化程度,能够帮助用户快速识别医学影像体数据中的边界特征。在二维传输函数特征选择及光学属性映射的过程中,通常是对体数据进行二维直方图统计,将统计的结果以灰度的明暗程度显示于传输函数空间中,以提示用户初始医学影像数据的分布。进而提供交互式选择框,由用户根据原始影像数据的分布,框选感兴趣的特征区域,进而右键设置该区域的光学属性,包括颜色和不透明度信息。进而根据二维传输函数空间中,用户交互定义的梯度模、标量值属性与光学属性的映射关系,在光线投射过程中,动态判断采样点的梯度模和标量值所属的传输函数特征空间范围;然后以用户既定的光学属性,按照积分公式进行累加,并最终获得医学影像体数据绘制结果图像。图 7-9 显示了在不同二维传输函数作用下,牙齿数据的可视化结果对比,可以看出不同的光学属性映射方式,绘制结果图像中特征的强调意义显著不同。

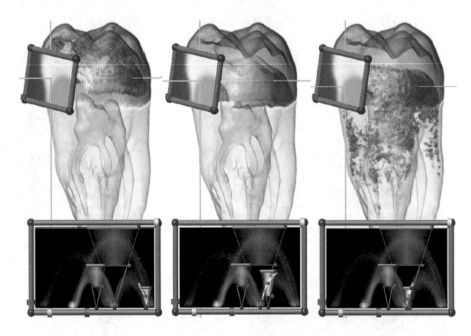

图 7-9 不同二维传输函数作用下,牙齿数据对应的可视化结果

3. **光照模型** 光照设计是计算机图形学领域的研究热点,是生成真实感图形的基础。在体数据可视化领域,光照亦能够有效反映体数据特征表面的明暗变化,增强人眼对三维特征的形状感知。本部分将简述体绘制过程中光照设计,包括经典的 Phong 光照模型及阴影效果计算等。

在 Phong 光照模型的定义中,光源照射物体表面,反射光主要由三部分组成,即环境光、漫反射和镜面反射。环境光是指物体周围环境对光的反射,在同一场景中,可以近似地认为环境光是固定不变的;漫反射是粗糙的物体表面,在光源照射下向周围方向均匀反射;镜面反射的入射方向与反射方向对称,且反射光强度较高。因此,Phong 光照模型是一个几何经验模型,在光源亮度和场景表面反射率确定的情况下,到达人眼的反射光亮度只与光源入射角和视线与镜面反射方向的夹角有关,如图 7-10 所示。

图 7-10(a)显示了经典的 Phong 光照模型示意图,其中 L 表示光源入射方向,R 表示发射方向,N 表示场景表面的法向,V 表示人眼观察方向。Phong 光照模型的表达式如公式(7-13)所示。

$$C = [k_a + k_d(N \cdot L)] \cdot C + k_s(V \cdot R)^n \tag{7-13}$$

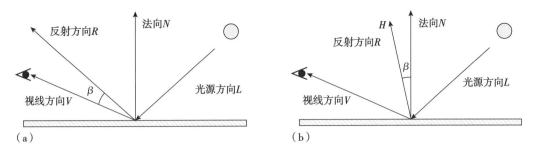

图 7-10　Phong 光照模型示意图
（a）Phong 光照模型；（b）Blinn-Phong 光照模型。

其中 $k_a \cdot C$ 表示环境光反射，$k_d(N \cdot L) \cdot C$ 表示漫反射，$k_s(V \cdot R)^n$ 表示镜面反射部分，n 近似表示物体表面的光滑程度。

Blinn-Phong 光照模型是对 Phong 光照模型的改进，是直接体绘制中常用的光照模型。如图 7-10（b）所示，对应的 Blinn-Phong 光照模型表达式如公式（7-14）所示。

$$C = \left[k_a + k_d(N \cdot L) \right] \cdot C + k_s(N \cdot H)^n \tag{7-14}$$

4. 实现过程　综上所述，直接体可视化是建立在光学积分模型的基础上，为体素定义光学属性，进而沿着视线方向投影至屏幕二维图像的过程。其中体分类能够根据用户的需求定义特征呈现，而光照则可以增加体可视化结果的真实感。本部分以经典的光线投射算法为例，具体解析直接体可视化的实现过程。表 7-1 显示了光线投射算法的 GPU 实现代码。

表 7-1　光线投射算法的 GPU 实现

```
{
输入:体数据纹理 volumeTex,传输函数纹理 transferfunctionTex,
    起始点纹理 startPositions,终止点纹理 endPositions,视线相交坐标 texCoord
输出:绘制结果图像中的一个像素值 color
startPos = f4texRECT(startPositions, texCoord);
endPos = f4texRECT(endPositions, texCoord);
start2End = endPos-startPos;
if(any(start2End) == false)
    discard;
color = float4(0, 0, 0, 0);//初始化绘制结果图像的像素值
direction = normalize(start2End); //计算获得视线方向
distance = dot(direction, endPos - startPos);
steps = distance / step; //计算获得采样点数量
for(int i = 0; i < 2048; ++i){
    if(i >= steps) break;
    samplePoint = startPos + direction * step * (i + 0.5); //计算采样点坐标
    //从体数据纹理中查询采样点标量值
    scalar = f4tex3D(volume, samplePoint);
    //从传输函数纹理中查询采样点颜色
    sampledColor = f4tex1D(transferFunction, scalar. w);
    //计算采样点法向
    normal = scalar. xyz * 2.0-1.0;
    normal = -normalize(normal);
    //计算获得漫反射系数
    diffuse = max(dot(lightdir, normal), 0);
    //计算获得镜面反射系数
```

续表

```
specular = pow(max(dot(halfway, normal), 0), shininessParam);
if(diffuse <= 0) specular = 0;
//对采样点的颜色值进行光照效果增强
sampledColor. rgb = ambientParam * sampledColor. rgb + diffuseParam * diffuse * sampledColor. rgb +
    specularParam * specular;
//根据光学积分模型,累加采样点颜色,获得最终二维图像像素值
color = color + sampledColor * float4(sampledColor. aaa, 1) * (1-color. a);
//当不透明度值接近临界状态时,可以停止光线投射过程,提高可视化效率
if(color. a > 0. 99) break;
}
//最终获得屏幕像素的颜色值
color = color + float4(0, 0, 0, 0) * (1-color. a);
color. a = 1;
return color;
}
```

三、体可视化交互

体可视化技术能够有效展示三维医学影像数据中的感兴趣特征信息,却难以保证所有特征信息的完整呈现。交互是一种有效的解决办法,即在体可视化的功能基础上,提供用户旋转、缩放、特征选取、调节参数等一系列在二维展示空间的三维交互操作,能够帮助用户完成对三维影像数据所蕴含的感兴趣器官及特征的认知和理解。本部分将简要介绍三维医学影像数据可视化过程中常见的交互操作,包括测量、标注、漫游、定位等。

1. **测量** 医学影像数据中器官或者病灶的形状、方位、大小等记录的测量具有重要的临床意义。通常情况下,三维医学影像软件会为体数据可视化结果中的各类目标对象或特征的测量提供有效支持。用户采用鼠标选择给定位置或目标对象,并对拾取的对象的边界区域进行交互修正,进而计算目标对象的尺寸、方位、大小、形状等信息。待用户交互修正和确认后,软件将测量结果转换为真实物理空间的数值,并输出给用户。常规的测量有两点之间的距离、三点或两直线间的夹角、闭合区域面积和体积测量等。图7-11 显示了三维医学影像体数据中感兴趣特征的测量分析效果,由美国某医院放射科影像量化实验室开发的一款用于临床科研使用的医学影像量化分析工具 3D QI 生成。

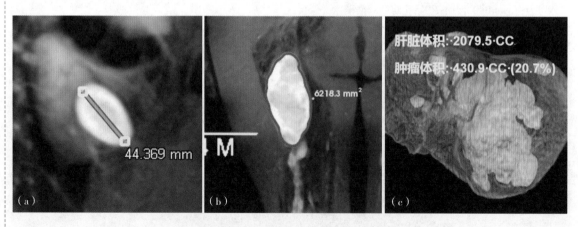

图 7-11　三维医学影像体数据中感兴趣特征的测量分析效果
(a)一维距离交互测量;(b)二维面积交互测量;(c)三维体积交互测量。

2. **标注** 在医学影像可视化视图上添加辅助的标注,是医学教学、案例分析、疾病诊断等过程的

有效交互手段。箭头、标签等标注形式在医学插图中具有悠久的历史,通常有两种使用方式,如图 7-12 所示。一种是直接将标注放置在结构体的表面,保证标注形状与特征表面形状相对应;另一种是将标注放置于靠近结构体特征的空白区域,并将标注与对应的器官结构相连接。第一种方法的优点是,当用户与物体发生交互时,标注仍然固定在对应结构上,实时传达器官的信息;第二种方式提供的标注会随着器官移动而重排列,最大程度地避免重叠、连接线交叉或是位置远离结构体的情况的发生。因此,根据三维医学影像可视化结果的实际情况,支持用户交互式选择标注方式:若器官表面平滑,且绘制结果图片空白区域较小,则鼓励选择将标注放置于结构特征表面的形式;若器官表面结构复杂,且器官分布整齐,结果图片空白区域较大,则鼓励选择将标注放置于结构特征附近的空白区域。

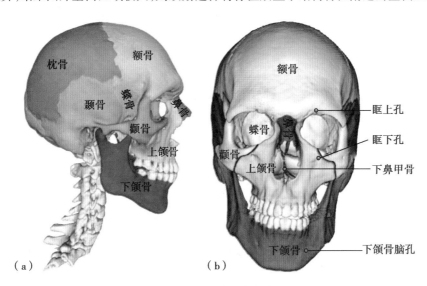

图 7-12 两种标注方法
(a)第一种标注方法;(b)第二种标注方法。

3. **漫游** 指在三维体数据浏览过程中,动态地改变视点、视线、视野和投影等参数,提供用户交互的、连贯的、驾驭式的观察体验,有助于辅助用户探索出潜在的目标对象和有价值的特征信息。漫游具体的实现方式是在体可视化系统中设置定位于人体结构内部的视点和视域,并支持用户交互式地控制视点围绕感兴趣目标渐进地变化,同步呈现视点和视域内所见区域的数据,塑造一种体内漫游的可视化效果和场景。图 7-13 显示了交互式漫游操作与内镜协同作业的效果图。

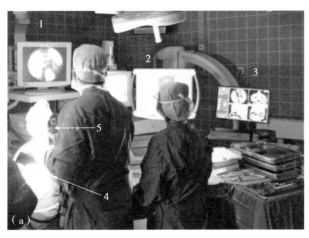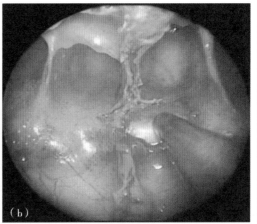

图 7-13 内镜设备及图像
(a)交互式漫游操作:1 为内镜监视器,2 为术前导航系统,3 为虚拟漫游可视化结果,4 为患者,5 为内镜;
(b)内镜协同作业的效果图。

4. 定位　是医学影像可视化中的经典交互手段,能够为三维场景下医学影像特征的配准、检测、分割及交互可视化提供支持和帮助。为了提升三维影像数据可视化解读的效率,快速定位和观察体内感兴趣的结构特征,在二维影像数据可视化结果图片中,交互选中器官特征,进而在三维影像数据中准确地定位该特征具有重要的临床意义,为后续特征的分析和理解带来方便和帮助。标量特征定位是一种经典的医学影像定位方式:医生在图片中选中特征点,即对应体绘制过程中的某条视线,通过计算特征的可见性,动态判别用户感兴趣特征的标量属性,进而有效定位特征在三维医学影像体空间以及原始的切片数据位置;不仅能够有效用于传输函数、体数据分类可视化设计过程,而且能够帮助医生快速建立医学影像可视化结果与原始切片数据的关联,对于综合的疾病诊断和分析具有重要的临床意义。图 7-14 显示了由三维医学影像数据体绘制结果图片的特征选择,经过对三维体数据特征的可见性分析,自动识别和获取三维医学影像数据体空间中的特征定位,进而到三维医学影像原始切片数据的定位过程。

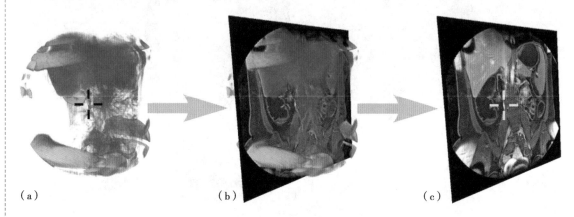

（a）　　　　　　　　　　　　　　（b）　　　　　　　　　　　　　　（c）

图 7-14　体可视化结果定位二维影像切片的过程
（a）体数据可视化结果图像;（b）可见性分析;（c）二维切片数据定位。

第三节　多维医学影像可视化

临床医学诊断和治疗过程中,往往存在更高维度的医学影像数据,例如能够有效描述血液流动方向和速度的向量场数据、弥散张量磁共振成像的张量场数据等。相比于传统的三维医学影像数据,向量场数据、张量场数据具有更加复杂的结构特点和表示内容,因此向量场数据、张量场数据可视化技术是计算机图形学领域的研究热点方向,同时,对向量场、张量场数据完整而有效的呈现对于临床医学的诊断和治疗具有重要的意义。

一、向量场可视化

向量,亦称为矢量,指既有大小又有方向的量。当空间中每个点的属性都可以由一个向量来表示时,这个场称为一个向量场。在医学领域中,常见的向量场有血流、气流等人体内部的流场模拟。常用的向量场可视化方法包括以下几种。

1. 图标法　采用图标逐个表达向量。图标法所采用的图标主要有线条、箭头和方向标志符。同时,也可采用复杂图标提供向量场的其他信息。传统的箭头式图标在向量场可视化中广为人知,箭头的方向代表向量场的方向,长度表示大小。图标的尺寸、颜色、形状等视觉通道可用来表示其他信息。同时,也可采用更为复杂的图标提供向量场的其他信息,如图 7-15(a)所示。图标法简单易实现,但对于采样比较密集的数据场,将所有向量逐点映射为图标常会导致所生成的图像杂乱无章,显示太少,又不能准确地把握向量场的变化情况。此外,图标法无法揭示出数据的内在连续性,难以清晰呈现流场中的涡流等结构。

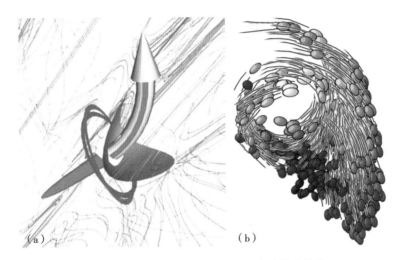

图 7-15 具有光照和阴影的三维图标和血流体流线效果图
（a）具有光照和阴影的三维图标；（b）血流体流线效果图。

2. 几何法 指采用不同类型的几何元素,例如线、面和体模拟向量场的特征。不同类型的几何元素和方法适用于不同特征(稳定、时变)和维度(二维、三维)的向量场。基于曲线的可视化方法包括两类:一类方法面向稳定向量场,如流线;另一类面向不稳定/时变向量场,如迹线和脉线。流线适用于刻画稳定向量场或者不稳定向量场中某一时刻的特征,如图 7-15(b)图所示;迹线、脉线适用于不稳定向量场,用于描述向量场中一个粒子在某个时间段的流动轨迹。注意:流线是假想的曲线,客观世界并不存在;迹线和脉线是实际存在的曲线。

3. 纹理法 以纹理图像的形式显示向量场的全貌,揭示向量场的关键特征和细节信息。纹理法主要包括三大类:点噪声、线积分卷积和纹理平流。点噪声方法以单点(通常表示为除一有限区域外处处为 0 的函数)作为生成纹理的基本单元,将随机位置(均匀分布)、随机强度的点混合形成噪声纹理,并沿向量方向对噪声纹理进行滤波。经过处理的纹理图像中条纹的方向反映了向量场的方向。线积分卷积与点噪声的方法有一定相似性。线积分卷积的基本思路是:以随机生成的白噪声作为输入纹理;根据向量场数据对噪声纹理进行低通滤波,这样生成的纹理既保持了原有的模式,又能体现出向量场的方向,如图 7-16 所示。纹理平流法根据向量场方向移动一个纹元(纹理单元)或者一组纹元,以达到刻画向量场特征的目的。

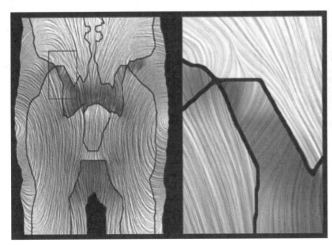
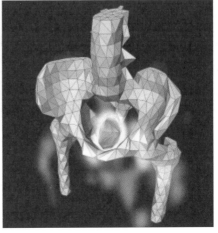

图 7-16 人体模拟电场的线积分卷积可视化结果

二、张量场可视化

张量是矢量的推广,在数学上指由若干坐标系改变时满足一定坐标转化关系的有序数组成的集合。标量只有大小没有方向,可看作零阶张量;矢量既有大小又有方向,可看作一阶张量。如果在全部空间或部分空间里的每一点都有一个张量,则该空间确定了一个张量场。每个采样点处的数据是一个张量,这种数据场称为张量场。

医学影像上最常见的张量场数据是弥散张量磁共振成像。弥散指分子的随机不规则运动,是体内的物质转运方式之一,又称布朗运动。弥散是一个三维过程,分子沿空间某一方向弥散的距离相等或不相等。可以将弥散的方式分为两种:一种是指在完全均匀的介质中,分子的运动由于没有障碍,向各个方向运动的概率相同,称为各向同性弥散,例如在纯水中水分子的弥散、在脑脊液及大脑灰质中水分子的弥散近似各向同性弥散;另一种弥散具有方向依赖性,在按一定方向排列的组织中,分子向各个方向弥散的概率不相同,称各向异性弥散。目前,针对张量场数据的常用的可视化方法有三种。

1. 图标法　采用图标表示张量,简单直观,主要包含两个重要步骤:采样张量场,选取一些代表性的采样点;遍历每个采样位置,根据张量信息选取合适的几何表达方法,构建张量图标。张量图标通常编码了张量的特征向量和特征值:特征向量对应图标的轴的方向;特征值对应轴的长短。以三维椭球图元编码一个张量为例:椭球的三个主轴方向对应于三个特征矢量方向,三个轴长对应于相应的特征值大小,基于图元的可视化方法,完整地保留了张量的细节信息,但图元布局过多会引起视觉混乱。

2. 纤维示踪法　指将张量场转换为向量场,通常是计算每个张量的特征值和特征向量,并将满足一定条件的特征向量视作局部向量,然后直接采用向量场可视化的几何法进行呈现。如图 7-17 所示,计算得到的纤维宏观上表达了组织结构的连续性,线的走向即代表了纤维束的走向。纤维示踪法的缺点在于转化为向量场时,丢失了局部张量细节信息,且存在积分误差。

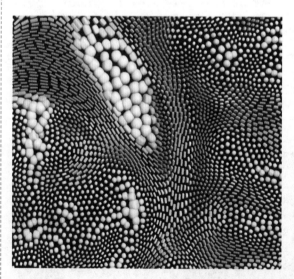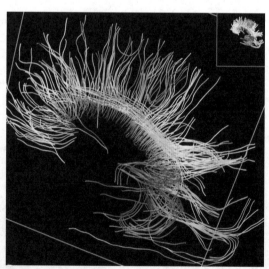

图 7-17　纤维示踪法获得的纤维丛可视化结果

3. 纹理法　由于张量场数据所包含的信息丰富,可将张量的全部或部分属性映射为颜色,进而将张量场表达为一张三维影像(纹理),并进行可视化。常用方法有直接体可视化和适用于张量场的纹理法等。

第四节　医学影像可视化工具

临床和科研上的可视化工具主要有 VTK、3D Slicer、3D QI 等。

一、VTK

Visualization Toolkit,简称 VTK,是一个开源、跨平台的三维可视化引擎,同时提供了脚本型接口,方便用户程序设计的方式调用。它的主要特点如下。

1. 支持各类医学影像可视化算法,如二维切片显示、多平面重建、三维体绘制和面绘制、三维交互。

2. 具有设备无关性,使其代码具有良好的可移植性。

3. 支持并行地处理超大规模数据,支持多种数据类型的处理。

4. 支持跨平台应用。

5. 技术文档和实例代码丰富,开发社区活跃。

VTK 被广泛应用于科学计算数据(特别是医学影像数据)的可视化。3D Slicer、Osirix、BioImageXD 等著名医学影像分析软件都大量调用了 VTK 的功能函数。

二、3D Slicer

3D Slicer 是一个免费的、开源的、跨平台的医学图像分析与可视化软件,支持多种平台。3D Slicer 支持包括分割、配准在内的很多医学图像功能,同时支持 GPU 硬件加速的体绘制。主要功能包括以下方面。

1. 支持三维医学影像数据的可视化与交互分析。

2. 支持三维医学影像的配准、融合与分割。

3. 支持弥散张量成像数据的分析与可视化。

4. 支持跟踪图像引导手术设备。

3D Slicer 面向的用户主要为医学领域和科学可视化领域的研究人员,而不是临床医生。3D Slicer 的实现全部基于开源工具包:可视化使用 VTK;图像处理使用 ITK;手术引导使用 IGSTK;数据管理使用 MRML。

三、3D QI

3D QI 是某医院放射科影像量化实验室开发的一款用于临床科研的医学影像量化分析软件。它由 3D QI Console 与 3D QI Imaging 两个模块组成:前者负责医学影像数据的管理、预处理及后处理;后者负责医学影像的显示、分割及量化分析。主要功能包括以下方面。

1. 支持从 PACS 及本地硬盘读取 DICOM 格式的医学影像数据并进行数据管理。

2. 根据数据类型自动对影像数据进行预处理,如不同相位间的配准、数据格式的转换等。

3. 对数据进行后处理,如感兴趣区域的纹理计算及分析等。

4. 支持医学影像数据的多视图可视化,包括三维体绘制和任意角度的二维切面;提供针对不同器官(肝、肺、骨头等)的体分类方法。

5. 提供各种交互、半自动及全自动的二维/三维医学影像分割方法。

6. 对分割获得的目标区域进行量化分析,包括计算体积、面积、直径;提取各种纹理特征;分析肿瘤区域的活性、种类、分期、分级等。

基于此类量化技术,可开发各类面向肿瘤诊疗的分析平台,例如,已在国内临床落地的 RECIST. AI 肿瘤智能评估技术。

四、其他可视化工具

Osirix 是对 DICOM 影像进行分析与可视化的知名软件。Osirix 针对多模态、多维医学影像的分析和可视化进行了优化设计，支持二维、三维、四维数据的管理与交互分析，支持三维影像的各种可视化等方法，支持多模态数据的融合绘制。Osirix 所使用的编程语言为 Objective-C，在跨平台性上先天受限。

血管建模工具包 VMTK 是一个针对血管图像数据，用于三维重建、几何分析、网格生成、表面数据分析以及基于图像建模的可视化工具包。其中用于医学图像中血管段（或其他解剖结构）分割的算法主要有基于梯度的三维水平集分割和基于快速行进法的交互式水平集分割。VMTK 集成了 ITK 和 VTK 工具包，拥有大量的算法插件，可以实现用户多种需求。

RadiAnt 是一款快速、轻便、高效的 DICOM 影像数据查看器，支持交互的浏览、测量、分析等功能，也具备三维可视化、像融合等基本功能。

第五节　医学影像数据可视化应用

本节简介医学影像数据可视化的两个应用：虚拟内镜和手术导航。

一、虚拟内镜

内镜是一种光学仪器，由体外送入体内，对体内疾病进行检查，可以直接观察到脏器内腔病变，确定其部位、范围，并可进行照相、活检或刷片，大大提高了肿瘤的诊断准确率，并可进行某些治疗。光导纤维内镜系利用光导纤维传送冷光源，管径小，且可弯曲，检查时患者痛苦少。内镜目前应用广泛，如胃镜检查胃癌，支气管镜检查肺癌、气管癌，食管镜检查食管癌，乙状结肠镜检查直肠癌、乙状结肠癌，膀胱镜检查膀胱癌，喉镜检查喉癌，鼻咽镜检查鼻咽癌，阴道镜检查宫颈癌、阴道癌等。然而，内镜的实施需要在患者体内插入内镜体，给患者带来痛苦，且个别具有敏感体质的人甚至因为身体不适反应而无法进行内镜检查。

虚拟内镜技术的研究与应用为克服上述问题带来了曙光，其是计算机辅助临床检查和手术的关键技术。医学图像三维可视化、人体三维体数据浏览导航技术是虚拟内镜技术实现的必要条件。在虚拟内镜的技术应用过程中，首先对患者进行 MRI、CT 或超声等扫描，生成人体组织结构的序列断层扫描数据，对这些数据进行三维可视化处理后，在计算机屏幕上生成有内镜视觉效果的患者组织结构序列三维可视化图像，以帮助医生对患者的病变器官进行观察，制订手术计划及引导手术进程。图 7-18 显示了虚拟结肠镜导航系统界面。

二、手术导航

MRI 和 CT 等医学影像扫描技术通过磁共振和 X 线扫描等方式获取人体结构和组织的断层影像，在医学检查、脑部手术、心血管和神经手术、腔内照射症放疗中有着广泛的应用。通过上述成像技术获得的图像，可基于定位系统与三维医学影像可视化系统融合合成手术导航图像，并显示在显示设备中。这种基于增强现实的手术导航模式，可有效将病灶和手术工具的位置和边界信息实时提供给用户，辅助定位和观察，提高诊疗的效率和安全性。在此需要特别强调的是，手术导航对于安全性和特征跟踪的准确性要求极高，这对基于各种外接显示器、头戴式显示设备或分光镜等硬件实现的增强现实手术导航的可视化系统提出了更高的要求。

近年来研发的有代表性的基于增强现实技术的手术导航系统有以下几种。

1. 基于增强现实的内镜肿瘤导航系统　使用基于光学跟踪的增强现实方法，将术前获取的肿瘤及重要器官和组织投影到真实的手术位置，支持以头盔显示器的方式观察增强效果。

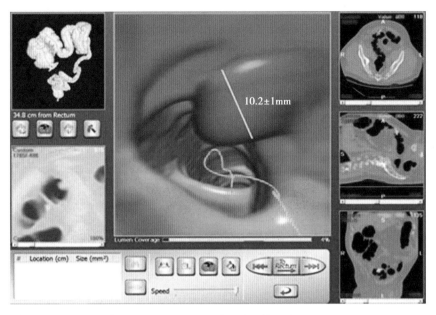

图 7-18　虚拟结肠镜导航系统

2. 基于红外光跟踪方法的颅底手术导航系统　利用马蹄形的面罩解决了手术器械相对人体面部的精确定位,并在鼻内镜微创手术中验证了该方法的有效性。

3. 基于增强现实的内镜手术导航系统　利用光学跟踪装置实现对手术器械上标志点的跟踪,并通过标志点间的手动配对实现对手术器械与三维影像的匹配,最终实现三维医学影像可视化结果与内镜图像的融合呈现。

(陈为　周志光)

思考题

1. 常用的医学影像可视化方法有哪些? 简单论述各自的特点和优势。
2. 医学影像数据类型有哪些? 对其进行可视化的难点和要点是什么?
3. 业界常用的医学影像可视化工具有哪些? 简单列举接触过的医学影像可视化的工具和案例。

医学图像计算机辅助诊断技术 | 第八章

自 1895 年伦琴发现 X 线以来,医学影像学发展至今已有 100 多年的历史。在百年发展史中,各医学影像设备逐渐诞生,不断地丰富医学诊断的手段。近年来,随着计算机软件和硬件技术的高速发展,精度高、成像快的数字医学影像设备不断涌现,从普通 X 线到计算机 X 线摄影(CR)、数字 X 线摄影(DR)、多层螺旋 CT(MSCT)、磁共振成像(MRI)、影像存储与传输系统(PACS)、经颅磁刺激(TMS)等。在影像学设备发展的同时,计算机技术也不断得到发展,特别是解决医学领域问题的相关模型算法的产生,例如深度学习,更加有效地促进了计算机辅助诊断技术的发展。新的计算机软硬件技术的产生使得计算机辅助诊断(computer-aided diagnosis,CAD)系统得到了更广泛的普及,特别在临床诊断上被广泛地应用。在高速硬件设备和高效算法的基础上,CAD 在医学图像领域有效地提高了诊断的准确率,减少了漏诊的可能性,提高了医务人员的工作效率。

第一节　CAD 概述

CAD 技术,即通过计算机技术对医学诊断结果进行处理和分析,为医师的诊断和治疗提供辅助作用。本节主要介绍 CAD 的基本概念、发展历史,以及在医学中的典型应用。

一、CAD 概念

计算机辅助诊断是指利用计算机软件和硬件对医学图像进行处理和分析,辅助医生发现病灶所在位置,提高医生对病症诊断的准确率。计算机辅助诊断一般包含检测和诊断两方面。在标准的辅助诊断的过程中,首先利用相关检测方法对医学图像所具有的异常信息进行标注,对标注的异常信息进行处理,找出病灶所在位置(辅助检测),然后对病灶处的病变进行判断,分析病变程度,最终给出诊断结果(辅助诊断)。计算机辅助诊断常用的医学影像诊断手段有 CT、MRI 等。

通常计算机辅助诊断的结果只是作为医生诊断病情时的一个参考,最终的诊断结果仍然由医生决定。计算机辅助诊断的优势在于计算机处理的结果是由定量分析相关医学图像特点而获得的,不因人的情感等主观事物而受到影响。和计算机诊断系统相比,医生的诊断结果有时不够客观和准确,其原因有三个方面。第一个方面是主观判断的限制,医生的诊断过程往往是一个主观判断过程,对诊断结果的分析很大程度上依赖于医生自身的经验和知识水平,因此诊断结果在一定程度上会受到影响。第二个方面是细节的忽视,医生在诊断过程中容易遗漏或忽视某些病灶细微的变化,如肺结节、乳腺内的细微钙化等。第三方面是判断不一致,不同医生及同一医生在不同时刻对医学图像的结果评判存在差异。基于以上的三个原因,计算机辅助诊断的优势得以很好地发挥,帮助医生提高诊断的准确性及对医学图像、疾病解释的一致性。

二、CAD 发展历史

计算机辅助诊断技术从 19 世纪 50 年代起到现在,已经历了数十年的发展。在这数十年的发展过程中,随着计算机软硬件的升级、新方法的提出,计算机辅助诊断在方法上从最初的简单统计分析逐步向智能化分析迈进。高性能设备和先进处理方法的诞生使得计算机辅助诊断的准确率不断得到提高。

(一)计算机辅助诊断早期阶段

计算机辅助诊断最早开始出现并被用于医疗领域是在 19 世纪 50 年代到 70 年代。早期的代表人物有钱家其、Ledley 等。钱家其率先将计算机软硬件作为辅助工具应用于医学诊断,在放射治疗的过程中,利用计算机软件计算药剂的剂量分布并根据计算得到的结果制订相应的治疗计划。1959 年,Ledley 等使用布尔代数和贝叶斯定理建立了一个用于诊断肺癌的数学模型,并将该模型应用于病例的诊断分析。这种将模型方法应用到医疗诊断的做法成为了计算机辅助诊断的早期雏形,使计算机辅助诊断成为可能。随着科学技术的发展,1967 年诞生了第一个具有临床应用价值的计算机辅助诊断方法。利用该方法对乳腺 X 线结果进行诊断分析,得到了较好的诊断结果,这一里程碑式的应用确立了计算机辅助诊断在医疗诊断领域的地位。在这一时期,计算机辅助诊断也相应地确立了相关研究和应用的早期方向,但由于当时计算机硬件、算法模型的限制以及医学数据的匮乏,计算机辅助诊断系统仅仅能够对病理特征比较明显的疾病进行诊断。

(二)计算机辅助诊断中期阶段

19 世纪 80 年代到 90 年代,随着 X 线机等一系列与医学影像相关的仪器进入数字化阶段,相应的数字化医学影像数据的产生使得计算机辅助诊断有了更加丰富的数据资源。1996 年,Reiman 等进行了正常老年人向阿尔茨海默病患者转变的试验,在正常被试者向阿尔茨海默病患者转变的过程中,PET 代谢显像显示存在着明显的异常。这一研究成果在一定程度上有助于预测正常老年人发展为阿尔茨海默病患者的可能性。1997 年,Tom Brady 等将 fMRI 技术应用于人脑的临床研究领域。fMRI 技术的引入丰富了计算机辅助诊断的研究,使得计算机辅助诊断在人脑的研究领域更加精准化。1998 年,美国某科技公司运用芝加哥大学的计算机辅助诊断技术成功开发了基于乳腺的计算机辅助诊断系统,该系统最早通过美国食品与药物管理局(FDA)的认证,使得计算机辅助诊断系统进入了实用化的新阶段。这一时期计算机辅助诊断的主要特点是以数字化影像数据为研究基础,并在其基础上应用传统的数据处理和分析方法。这在一定程度上使得从业医生的诊断速率和正确率得到提高,但受当时的科学技术和数据处理分析技术限制,例如计算机视觉和人工智能应用的不成熟,数据获取、处理及分析方法往往比较有限,无法提供更加精确和智能的辅助诊断。

(三)计算机辅助诊断现代化阶段

从 21 世纪到现在,深度学习、强化学习等先进的数据处理分析算法从无到强,不断在图像处理领域产生重大突破和影响,使得图像处理方面的很多基本问题得到了有效的解决,大大地增强了计算机辅助诊断系统的诊断能力。深度学习在计算机辅助诊断领域具有很大的优势:一方面,深度学习具有很强的数据处理分析能力,使得计算机辅助诊断系统能够更好、更精确地得到影像数据的诊断结果;另一方面,大数据医疗、智能化医疗方面的巨大挑战深深地吸引了深度学习、强化学习方面的研究者,促使他们研究更加优秀、高效的算法去解决医学领域存在的问题。2011 年,张道强等将多模态分类算法应用于阿尔茨海默病和轻度认知障碍的分类研究中。该算法能够准确地对健康被试者和阿尔茨海默病患者及中度认知障碍患者进行分类,准确率高达 93.3%。2017 年,斯坦福大学 Sebastian Thrun 等利用深度学习算法对皮肤照片数据进行处理识别,该系统能够有效识别皮肤癌图片,且准确率在 91% 左右。

现如今,越来越多的智能化研究小组和企业进入计算机辅助诊断领域,各种新的思想、方法和技术不断涌现,使得计算机辅助诊断领域极具发展潜力。

三、CAD 典型应用

(一)肺结节 CAD

肺结节是一种常见的肺部组织器官病变的表现形式,可以作为判断肺部疾病病变的重要特征。

肺部病变类型可能是良性的,此种类型的病变对健康基本没有影响;病变的类型也可能是恶性的,恶性的病变通常称为肺部恶性肿瘤,即肺癌。相关研究表明,如果对肺部病变能够及早地发现并进行相关治疗,在一定程度上可以避免良性病变转变为肺癌。

肺结节是肺内部的病变区域直径小于 3cm 的圆形病灶。由于肺内部的生理环境差异,肺结节的外部形状也各不相同,同时肺部不同区域在 CT 值和肺结节的差异并不明显,所以单纯地用肉眼观察并检测结节非常困难。

CT 具有高穿透性、高能量,同时肺内部空气较多,将 CT 技术应用于肺内部成像能够很好地反映其内部的结构,所以 CT 图像在肺部疾病检测中得到了广泛的应用。肺结节的 CT 辅助诊断过程分为检测和诊断两个步骤。

肺结节 CT 的计算机辅助检测主要包括肺结节 CT 图像分割、感兴趣区域选择与特征提取、感兴趣区域的鉴别、病灶的标记。从 CT 图像中检测出肺结节后,需要进一步地对所检测出的结果进行鉴别,主要鉴别其是良性还是恶性。目前,对肺结节 CT 图像进行良/恶性诊断鉴别所采用的计算机辅助诊断方法有整体训练人工神经网络、三维容积对比增强、测量结节倍增时间等。

肺结节 CT 辅助诊断能够帮助医生更准确地进行诊断,减少漏诊和误诊的概率,同时由于整个过程是计算机系统进行处理,其出具诊断结果的速度会非常快,在一定程度上缩短了医生对单个病体结果的诊断分析时间。肺结节计算机辅助诊断处理前、后图像如图 8-1 所示。

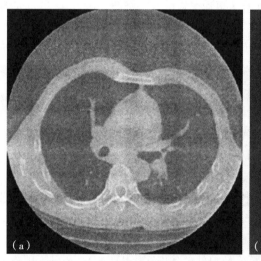
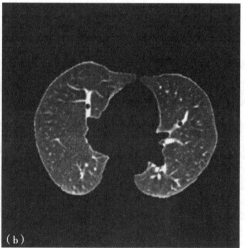

图 8-1　肺结节 CAD
(a)原始图像;(b)自动分割后的图像。

(二)皮肤癌 CAD

皮肤癌指皮肤恶性肿瘤。根据肿瘤细胞的来源不同,皮肤癌又有不同的类型,如黑素细胞癌、皮肤软组织细胞癌等。皮肤癌在我国发病率较低,而在欧美地区发病率却较高。美国每年约有 540 万新增的皮肤癌患者。皮肤癌的致死率很高,因此对于有潜在皮肤癌概率的患者来说,早期的诊断至关重要。2017 年国际最具学术权威的刊物之一——Nature 发表了一篇计算机辅助诊断皮肤癌的论文。在该论文提到的辅助诊断方法中,用户仅仅使用手机对皮肤进行拍照就可以辅助检测皮肤的健康状况,对于潜在的皮肤癌患者,可以及早地诊断自己皮肤的病变情况。

计算机辅助诊断皮肤癌包含以下步骤。第一步是数据收集,需要采集大量的图片数据。在计算机辅助诊断皮肤癌的研究论文中,研究人员使用了斯坦福大学医药中心和 18 名医生的在线数据处理库中的图片数据,共 129 450 张。第二步是学习诊断,利用收集到的图片数据让计算机辅助诊断系统"学会"对其他不在收集范围内的图片数据进行识别诊断。如何让计算机辅助诊断系统学会识别诊断是整个辅助诊断系统中最重要的一个环节,此环节的好坏直接决定了后续诊断结果的好坏。最后一步是将"学习"好后的计算机辅助诊断系统部署到手机可以访问的服务器上,从而实现对皮肤癌的实时实地辅助诊断。皮肤癌计算机辅助诊断系统进行皮肤癌诊断的结果展示如图 8-2 所示。

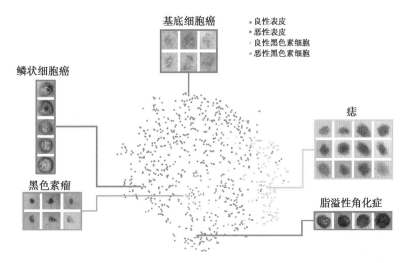

图 8-2　皮肤癌 CAD

(三)阿尔茨海默病 CAD

阿尔茨海默病(Alzheimer's disease,AD)是一种常见的老年性疾病。它是一种神经系统退化性疾病,患有阿尔茨海默病的患者通常会表现出记忆障碍、失语、视觉空间能力丧失等。阿尔茨海默病属于高发性老年性疾病,通常发病于 65 岁左右,70 岁以上老人发病率较高。目前全世界有两千多万阿尔茨海默病患者。

阿尔茨海默病早期诊断有助于早期治疗,可以避免患者病情加重的可能性,因此,轻度认知障碍(mild cognitive impairment,MCI)的准确诊断对阿尔茨海默病的治疗具有十分重要的意义。

阿尔茨海默病的产生是一个缓慢、持续的过程。其往往由轻度认知障碍发展而来。在轻度认知障碍诊断阶段,通常采用医学影像的方法进行数据采集。计算机辅助系统通过对 MCI 患者、AD 患者、健康被试(healthy control,HC)者的 MRI、PET、CSF(非成像数据)数据进行预处理、特征选择,然后分别在这些数据上应用多核支持向量机方法对单模态(一种数据类型,如 MRI 数据)和多模态数据(多种类型数据组合在一起)进行分类。阿尔茨海默病计算机辅助诊断疾病相关脑区与 MRI 原始图像如图 8-3 所示。

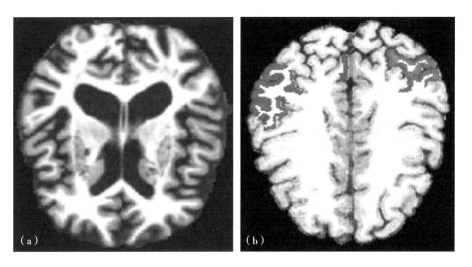

图 8-3　阿尔茨海默病 CAD
(a)MRI 图像;(b)相关脑区图像。

第二节　CAD 技术基本步骤

CAD 技术处理步骤为：计算机辅助系统首先对医学图像等原始数据进行处理，即预处理（包括校正、去噪、分割等）；在预处理后，计算机辅助系统对得到的预处理结果进行特征提取；然后系统对所提取的特征进行特征选择；最后计算机辅助系统利用所选择的特征构建分类模型，使计算机系统具有相应的诊断能力，例如利用计算机系统学到的知识对皮肤图片进行诊断，判断其是否为皮肤癌图片。预处理的方法和特征提取等内容在前面章节已进行过详细的介绍，此处不再详细赘述。本节主要讲述利用机器学习算法对医学图像提取到的特征进行选择，并对所选择的特征进行学习，让计算机系统能够对新给定的医学图像进行识别诊断。计算机辅助诊断系统处理流程如图8-4 所示。

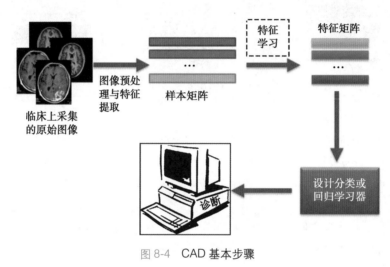

图 8-4　CAD 基本步骤

一、医学图像的处理与特征选择

计算机辅助系统在进行诊断前需要对临床采集的原始医学图像数据进行相关处理，处理步骤包括校正、去噪、分割等。校正的目的是去除设备和检查环境所致灰度值的不均匀性，起到对数据进行清洗（去除干扰因素）的作用。计算机系统对清洗过的数据进行重新抽取和整合，使其变成辅助诊断系统能够使用的数据。图像去噪方法有小波变换、中值滤波、高斯低通滤波等；图像分割技术有灰度阈值、边缘检测、区域生长、形态学操作、分水岭算法等；感兴趣区域的特征提取方法有多灰度阈值分割、数学形态算法、模板匹配、聚类算法、灰度距离变换、滤波增强结构等。

特征选择是医学图像分类中一项重要的过程。在计算机辅助诊断中，系统在数据预处理后，需对所提取的特征进行选择，然后用相应的分类模型对所选择的特征进行训练。

对预处理后的数据进行特征选择主要有两个重要的原因。首先，医学图像数据中提取的特征维数很高（特征数量很多），从而造成了维数灾难，同时处理的医学图像数据量较少，使得计算机辅助诊断系统在学习分类能力时容易过多地学习已有图像数据的特征，而在对新的图像数据进行分类时，会产生误分类的现象（此现象在机器学习中称为"过拟合"）。如果能从提取的特征中选择出重要的特征，使得后续学习过程仅在部分特征上进行模型的构建，就能减少维数灾难带来的问题。其次，一定量具有代表性的重要特征可以使得计算机系统在进行后续的学习任务时更加高效，降低了系统学习任务的难度。

特征选择按照不同的选择方式可以分为子集搜索与评价、过滤式特征选择、包裹式特征选择和嵌入式特征选择。每一种特征选择方法都有其不同的优势，对于不同问题选择合适的特征选择方法是训练一个合适分类器至关重要的一步。

　　计算机辅助系统在进行特征选择时一般需要可解释的特征，所以使用特征学习的方法进行重要特征的筛选较为合理。特征学习是当今比较流行的一种特征选择的方法，是嵌入式特征选择的一种。计算机辅助系统从图像数据的特征集合中学习并得到一个与数据特征相关联的模型方法。该模型方法能够按一定的需求去选择特征，在进行特征选择时灵活性较好且拥有一定的解释性。

　　给定数据集 $D = \{(x_1, y_1), (x_2, y_2), \cdots, (x_m, y_m)\}$，其中 $x \in \mathbf{R}^d, y \in \mathbf{R}$，$x$ 表示图像数据的特征向量，y 表示图像数据所属类别。例如 1 表示有病，−1 表示无病，则 $y \in \{1, -1\}$，按以下优化公式进行特征选择。

$$\min_w \sum_{i-1}^m \left(y_i - w^{\mathrm{T}} x_i\right)^2 + \lambda \parallel W \parallel_1 \tag{8-1}$$

式中 $\lambda > 0$ 表示正则化参数，w 表示模型参数。公式（8-1）中对模型参数施加 L1 正则，该正则也被称为 Lasso，会使得参数 w 稀疏化。正则化参数越大，选择的特征就越稀疏。L1 正则能够让选出的图像数据的特征相关性更好，使辅助系统在对图像数据进行分类时具有更好的分类性能。$w \neq 0$，因为 w 为 0 值时对应的特征是不相关的。特征选择过程如图 8-5 所示。

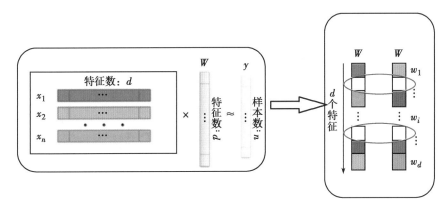

图 8-5　特征选择

二、医学图像典型分析模型

　　机器学习模型的选取与训练是计算机辅助诊断过程中最关键的一步，利用特征选择选取的特征进行模型训练。此步骤让计算机辅助系统获得诊断的能力。不同的机器学习模型决定了计算机辅助系统诊断性能所能够达到的高度，好的模型可以让系统诊断的准确率非常高。目前主流的机器学习模型有支持向量机、AdaBoost、深度学习等，这些模型在计算机辅助诊断领域都有着非常广泛的应用。

（一）支持向量机

　　给定样本数据集 $D = \{(x_1, y_1), (x_2, y_2), \cdots, (x_m, y_m)\}$，其中 $x \in \mathbf{R}^d, y \in \{-1, 1\}$，分类学习的基本思想是在数据集 D 中找到一个划分超平面，使得其能将数据集中的数据进行类别划分。在样本数据集空间中，划分超平面通过公式（8-2）进行描述。

$$w^{\mathrm{T}} x + b = 0 \tag{8-2}$$

$$\begin{cases} w^{\mathrm{T}} x_i + b \geqslant +1, & y_i = 1 \\ w^{\mathrm{T}} x_i + b \leqslant -1, & y_i = -1 \end{cases} \tag{8-3}$$

　　支持向量机最核心的思想是找到具有最大间隔的划分超平面。想要找到具有最大间隔的划分超

平面,也就是要找能满足公式(8-3)中约束的参数 w 和 b,使得 $\dfrac{2}{\|w\|}$ 最大,等价于最小化 $\|w\|^2$,即

$$\min_{w,b} \frac{1}{2}\|w\|^2$$

$$s.t \; y_i(w^{\mathrm{T}}x_i+b) \geqslant 1, \quad i=1,2,\ldots,m \tag{8-4}$$

优化损失函数会得到一个分类器,将此分类器应用于计算机辅助诊断系统,可以实现对医学图像的识别诊断。支持向量与间隔如图 8-6 所示。

(二)AdaBoost

计算机辅助系统在对医学影像数据进行诊断分析时,其采用的机器学习分析方法种类繁多,有基于单个分类器而进行分类诊断的方法,也有多个分类器集成的分类诊断方法。而对于一个复杂的机器学习诊断问题而言,综合多个分类器所得到的分类结果往往比单个分类器得到的结果更好。常见的集成方法有套袋法(bagging)、简单平均法、加权平均法、投票法和学习法等。其中一种备受关注的集成方法是 Boosting,这是一类将弱分类器提升为强分类器的方法。

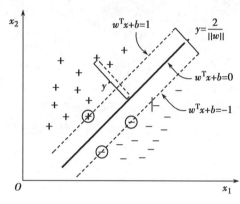

图 8-6 支持向量与间隔

就分类问题而言,给定一个训练样本集,求得一个弱分类器比求得一个强分类器容易得多。Boosting 串行地生成弱分类器,然后提升为强分类器。AdaBoost 是 Boosting 的最典型代表,巧妙地将弱分类器提升为强分类器。

AdaBoost 算法的推导方式有很多,基于基学习器的线性组合方法容易理解,如公式(8-5)所示。

$$H(x) = \sum_{t=1}^{T} \alpha_t h_t(x) \tag{8-5}$$

式中 $h_t(x)$ 是第 t 个基分类器,共有 T 个基分类器。AdaBoost 的损失函数为

$$L_{\exp}(H \mid D) = E_{x \sim D}\left[e^{-f(x)H(x)} \right] \tag{8-6}$$

式中 $f(x)$ 为样本的真实标签。通过优化这个目标函数便可得到一个并行集成的 AdaBoost 分类器。

(三)深度学习

目前,深度学习模型在人工智能和医疗领域中均被广泛使用。自 AlphaGo 引起热潮以来,深度学习的火热程度一直没有衰减。深度学习强大的性能使得其能够处理大规模的图像数据,其中卷积神经网络早已被广泛地应用于图像识别、降噪、分割等领域。深度学习本质上是用非线性函数拟合未知数学模型的数据。该模型的目标函数为

$$\min_w \sum_{i=1}^{m} \left(y_i - f_w(x_i) \right)^2 \tag{8-7}$$

式中 $f_w(x_i)$ 是一个非线性的函数,其作用是将数据非线性映射到标签域。在神经网络中,隐层神经元个数足够多时就能够得到很好的分类效果,但神经元过多又容易导致过拟合问题的产生,因此需采用一些正则化方式进行约束,以避免过拟合。深度学习中常用的正则化有丢弃(Dropout)、L1-norm 等。深度学习在医学影像数据中的分类过程如图 8-7 所示。

医学图像数据作为神经网络输入,经过神经网络处理后,输出图像的诊断结果。

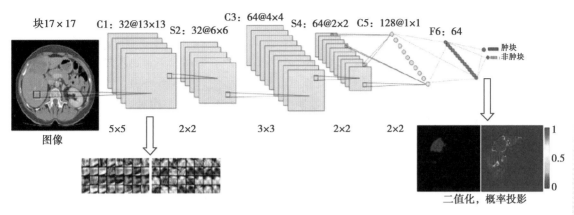

图 8-7　深度卷积神经网络医学图像分析

第三节　CAD 技术的评估方法

医学领域的 CAD 技术评估方法通常是采用机器学习的模型评估方法对计算机辅助诊断得到的结果进行评估分析,结果的好坏通常也采用机器学习中的指标进行衡量,因此评估方法也是沿用机器学习的技术评估方法。采用比较多的评估方法有留出法、交叉验证法、自助法。

一、留出法

在计算机辅助诊断系统中,模型泛化性能的好坏直接决定了计算机辅助系统诊断的性能。泛化性能是指计算机系统从已有图像数据学习得到模型,将此模型应用于新的图像数据的识别诊断,如果在新的数据中诊断准确率高,则此模型的泛化性能好。在机器学习领域中通常用泛化误差来衡量模型的泛化性能。计算机辅助诊断系统在对医学图像数据进行识别诊断时很难得到数据的精准分布,因而泛化误差一般通过实验的方法进行获取。留出法便是最常用的方法之一。

留出法将数据集 D 划分成两个互斥的集合,训练集 S 和测试集 T,其中 $S \cup T = D, S \cap T = \emptyset$。计算机辅助系统在训练集 S 上训练出模型后,用测试集 T 来评估其测试误差,并将其作为泛化误差的估计。需要注意的是在进行数据划分时,需要尽可能地保证训练集和测试集与原数据集服从同一分布,否则会引入额外的偏差,从而影响计算机系统最终的诊断结果。留出法一般选取 2/3 的样本数作为训练集,剩下的样本作为测试集,若测试集选取的样本较少则会使模型的评估不够客观。

以二分类任务为例,假设医学图像数据集 D 有 1 000 个样本,将其划分为训练集 S 和测试集 T,S 中包含 700 个图像数据样本,T 中包含 300 个图像数据样本。用测试集 S 进行训练,计算机辅助系统学到一个模型 M。如果模型 M 在测试集 T 上有 90 个图像数据样本发生了分类错误,则其错误率为 $(90/300) \times 100\% = 30\%$,其精度为 $100\% - 30\% = 70\%$。

二、交叉验证法

Larson 等认为在相同的数据上训练和评价模型无法展现出模型在未知数据上的泛化能力,交叉验证的提出正好解决了在一个数据集上进行训练和评价的问题。它通过将数据集切分成不同部分,可以在新的未见的数据中完成模型的评估,大大地改进了之前的评估方法。

交叉验证法在留出法的基础上进行了改进,通常也称为"K-折交叉验证"。K-折交叉验证将样本集随机划分为 K 份,$K-1$ 份作为训练集,1 份作为验证集,依次轮换训练集和验证集 K 次,验证误差最小的模型为所求模型。

与留出法所遇问题相似,在划分数据集时需要保证所划分的各个子集与原数据集服从相同的分布。K-折交叉验证方法,每次留作验证的为总样本量的 1/k,通常取 K 值为 10,此时称之为 10-折交叉验证法。

计算机辅助系统每次对图像数据进行训练时,相应的图像数据的样本量也随之增加。K-折交叉验证对于每个模型仅需要运行 K 次,不会随着样本量的增加而使运行次数增加。虽然系统运行的次数为 K 次,但随着问题的规模变大,系统计算数据量的成本也相应较高。相对于自助法,交叉验证法的优点是将所有的样本都进行使用。但对于 K 值的选取没有唯一的准则,需要在使用时根据问题本身的规模进行相应调整。交叉验证法相对客观地评估了模型的泛化能力,在现有的模型验证方法中,交叉验证法作为一个非常重要的评估手段被广泛应用。

三、自助法

计算机辅助系统中图像数据集 D 应作为整个模型的训练集,因为足够数量的训练集可以更好地训练模型,让模型具有更好的泛化能力。但是在留出法和交叉验证法中,由于保留了部分图像数据样本作为测试集,所以在实际的模型评估中,所使用的图像数据训练集往往比 D 小,这必然会导致模型在训练时引入估计偏差。

在模型评估中采用自助法通常是一个比较好的解决方案,因为自助法是以直接自主采样法为基础的。在 m 个样本的图像数据集 D 中,对其进行采样产生数据集 D':每次随机地从图像数据集 D 中挑选一个样本,并将其复制到 D',然后再将其放回到初始数据集 D 中,因此,在下次采样时依然有可能采集到该样本。上述采样过程重复执行 m 次后,得到了一个包含 m 个图像样本数据的数据集 D',这种方法的结果就是自助法采样的结果。

自助法是一个很通用的算法,常用于估计标准误差、置信区间和偏差。自助法的基本思想是在原始数据的范围内作有放回的再抽样,样本容量仍为 n,原始数据中每个观察单位每次被抽到的概率相等,为 1/n,所得样本称为自助(bootstrap)样本。这些样本组成的集合就是产生的训练集和测试集。

自助法在样本集较小,且难以有效划分时很有用。自助法常用于一些集成学习的方法中,有助于增加样本的多样性。自助法产生的数据集与初始数据集不同,会引入估计偏差。当样本的数据集足够大时,留出法和交叉验证法比较常用。

第四节 CAD 应用实例

一、皮肤癌应用实例

(一)实验概述

第一节简要地介绍了皮肤癌 CAD 的应用,下面详细介绍皮肤癌应用的具体实现过程。皮肤癌是表皮角质形成细胞恶性增生的结果,是人类最常见的恶性肿瘤,主要包括基底细胞癌和鳞状细胞癌。一般来说,中波紫外线是诱发皮肤癌的主要原因:中波紫外线对角质形成细胞的 DNA 具有损伤作用,是诱发皮肤癌的基础。

近年来,随着户外运动人数的增多,中国皮肤癌的人数也相应地增多。皮肤癌一般多发于身体表层皮肤组织,但如果在早期阶段进行相应的诊断和治疗,近 90% 的皮肤癌相关病情能得到有效控制。在对皮肤癌进行诊断时,通常采用非侵入性的光学方法。此类方法具备无损、高灵敏性等特点,在临床上具有大量的应用,包括光学相干层析术、荧光光谱、漫反射光谱、拉曼光谱、激光扫描共聚焦显微术。

2017 年 *Nature* 杂志刊登了一篇皮肤癌智能诊断相关文章。文章使用人工智能分析技术对早期皮肤癌进行诊断。相比较之前的皮肤癌人工智能检测方法,该方法将大量病灶部位的图片作为训练集对分类模型进行训练,用训练得到的模型对测试集数据进行检测。相比于其他皮肤癌检测方法(例如,皮肤科专家人工检测),检测精度得到了很大的提高。实验方法还使用了卷积神经网络作为分类器,该分类器具有非常优秀的图像数据处理能力,使得皮肤癌检测的准确率得到很大的提高,同时还能挖掘出非常有效的图像识别模式。实验流程如图8-8所示。

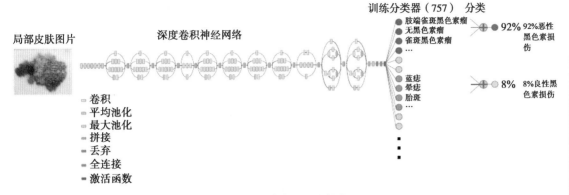

图 8-8　皮肤癌分类诊断流程

（二）实验方法介绍

对皮肤癌进行诊断前,首先将皮肤图片样本按照不同的病变类型进行分类,根据所分类别,分别加入相应标签。在划分过程中,通常根据总体样本数量大小来决定划分类别的粒度。当样本比较多时,可以适量地按照病变程度对样本类别进行细分;而样本较少时,一般只进行粗略分类。

实验在有标记的皮肤图片数据上训练一个人工智能模型。该模型是基于 Google Inception v3 架构的 CNN 网络,将该网络模型应用于具有 1 000 多个目标类的 1 280 万张图片分类上,获得了 93.3% 的分类准确率。实验案例在预训练模型基础上,移除最后一层的输出层,换成皮肤癌分类的个数,然后用得到的皮肤癌分类图片微调模型参数,最终获得一个皮肤癌诊断分类模型。

神经网络的参数一般使用随机梯度下降进行优化。在深度学习中,因为参数个数极多,二阶导数方法计算量过大,因此广泛采用一阶梯度方法。在求解模型参数的梯度时,使用反向传播算法进行求解。反向算法适合于求解大规模、多层数神经网络的导数,因此该算法得到了广泛的应用。

在推断方面,取分类器节点最大输出值作为预测标签。为了测试分类的精确度,将测试集的输出标签与真实标签进行对比,以此进行模型的评估。敏感性定义为模型分类正确正样本个数与真实正样本个数的比值;特异度定义为模型分类正确负样本个数与真实负样本个数的比值;正样本数表示健康皮肤图片数据个数总和;负样本数表示病变皮肤图片数据个数总和。

（三）实验材料

1. **数据**　实验数据来源于在线皮肤数据库和斯坦福大学医学院,其中在线数据库由国际皮肤成像合作组织（ISIC）皮肤镜数据库和爱丁堡数据库组成,在线数据库的照片通过皮肤病专家进行标记。ISIC 皮肤镜数据库中的数据主要为黑色素细胞损伤类图片,这类图片主要是对恶性和良性黑色素瘤进行切片检测并标注。爱丁堡数据库和斯坦福大学医学院的数据是通过每个个体疾病本身特性进行标注。在实验的测试集中,数据主要由黑色素细胞损伤图片和表皮损伤图像数据组成:黑色素细胞损伤中包含了恶性黑色瘤;表皮损伤包含恶性基底鳞状细胞癌、上表皮癌、早期恶性日光角化病、良性溢脂性角化病。

2. **数据分类**　将 2 032 个个体疾病数据按树状结构进行划分,树状结构中有三个根节点,代表了一般类型的皮肤病,它们包括良性病灶、恶性病灶、非肿瘤病灶。这些树状结构是由皮肤科专家采用自底向上的方法进行标记产生的,例如将个体病症初始化为叶子节点。这种分类数据的方法在训练机器学习分类器和进行医学上的相关性分析时很有帮助。根节点在第一个验证策略中使用,代表最一般的分区。根节点的孩子节点在第二个验证策略中使用,代表了疾病的类型。

按上述树形结构对皮肤病数据进行良/恶性判断,通过肉眼判断往往很困难,良/恶性的皮肤病图像如图8-9所示。

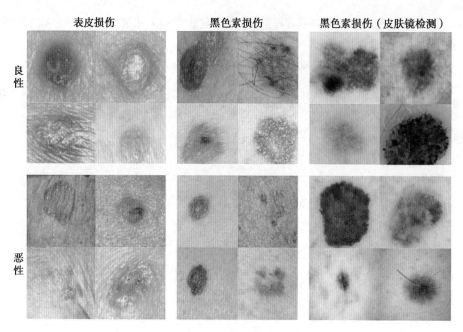

图 8-9 皮肤损伤

3. 数据预处理 模糊图片和差别很大的图片数据会从测试集和验证集中移除,但是在训练时依然保留这些数据。图像数据集来源于多个不同个体的同类型损伤,或者同一个个体身上相似的损伤。这些训练数据很有用,但得确保它们在训练集和测试集上不可分。本实验用带有 CNN 特征的图像元数据、信息库的具体信息以及最近邻图片检索创建无向图。无向图由具有相似特征的图片间的连接构成。无向图中的连接部分不允许在训练集和验证集上出现,它们被随机地分配到训练集和验证集中的一个。

4. 样本选择 表皮图像、黑色素瘤图像以及由皮肤镜检测的黑色素瘤图像分别是 135 张(65 个恶性、70 个良性)、130 张(33 个恶性、97 个良性)和 110 张(70 个恶性、40 个良性),它们的迭代效果如图 8-10(a)所示。图 8-10(b)是更多数据下三种类型图片的识别效果,分别为 707 张(550 个恶性、157 个良性)、225 张(58 个恶性、167 个良性)、1 010 张(88 个恶性、922 个良性)。图 8-10(b)中的图片数据是在进行活体检测后加入相应标记而进行分类的。

图 8-10 中,每个红点表示每个皮肤科专家对每张图片进行预测的结果,绿点表示每次任务中专家平均的预测结果。深度神经网络通过分类算法来对皮肤癌进行分类,而皮肤科专家通过皮肤镜、感光图片来对皮肤癌进行分类。对图 8-10 进行分析可以看出,深度神经网络的分类效果要优于皮肤科专家。

(四)实验结果分析

如图 8-2 所示,使用 t 分布随机近邻嵌入(t-SNE)技术,可以将 CNN(CNN 具有强大的拟合能力,能够正确地对相似样本进行分类)最后一个隐藏层提取的特征进行可视化。图 8-2 表示 932 个样本的特征的分布,图中每个点代表皮肤局部区域特征,不同的颜色代表不同病变特征。分析图 8-2 可以发现皮肤病变特征的分布不是很稀疏,不同病变类型的图片互相之间有一定的交融。

从图 8-11 分析得出,在第二种验证策略的九种分类任务中,人类专家和 CNN 具有相同的误分类结果。混合矩阵中每个元素(i,j)代表了正确标签与预测标签之间的相关性,颜色越深表示对应标签越相关。例如在 CNN 中,正确标签为 1 和模型预测标签为 1 的色块颜色较深,其表示 CNN 把标签为 1 的样本分类正确的概率较大,而正确标签 1 的样本被预测为标签 6 的方块颜色较浅,表示把正确标签 1 的样本误分为标签 6 的概率较小。分析图 8-11 得出,在对类别 7 和 8 进行分类时,CNN 和皮肤病专家对良性和恶性黑色素瘤分类效果都不明显,皮肤病专家在预测恶性黑色素瘤时错误率更高。从图中还可以发现许多损伤区域在某一类别下很容易被分类错误。

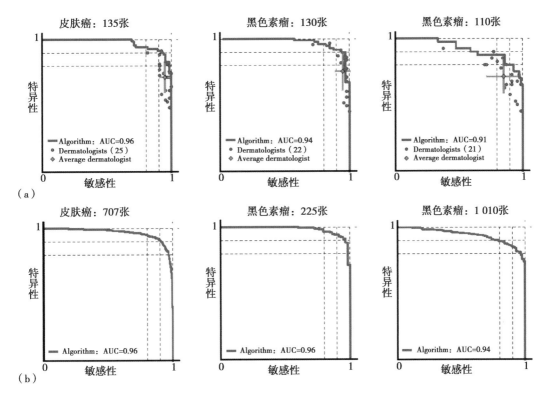

（a）

（b）

图 8-10　基于皮肤图片的分类性能，用特异性、敏感性、AUC 来度量分类性能

AUC 为 ROC 曲线下面积；Dermatologists 为皮肤专家诊断结果；Average dermatologist 为皮肤科专家诊断结果平均值；Algorithm 为算法。

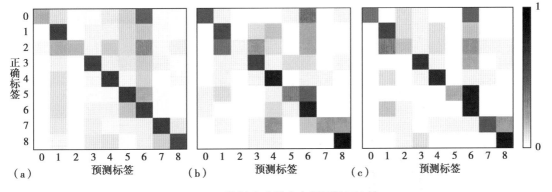

（a）　　　　　　　　　　　（b）　　　　　　　　　　　（c）

图 8-11　CNN 和皮肤专家预测结果比较

（a）CNN；（b）皮肤病专家 1；（c）皮肤病专家 2。

二、阿尔茨海默病应用实例

（一）实验概述

阿尔茨海默病（AD）是一种老年人群中常见的神经系统退行性疾病，在当代社会生活中，阿尔茨海默病已对老年人的健康构成严重的威胁。该类疾病的临床主要表现特征有认知功能障碍、记忆力衰退等。随着经济的发展，人口老龄化问题越来越严重，在未来 20 年中，老年人患 AD 的概率可能增加一倍，到 2050 年，每 85 个人中就可能有一位老年人患 AD。

轻度认知障碍也是常见的认知功能衰退疾病之一，其特性通常介于正常衰老和痴呆之间。在日常生活中，患者表现为轻度的认知功能减退，但生活自理能力暂时没有受到明显影响。MCI 患者与正常人相比，其病情转变为 AD 的概率要比正常人高数倍，MCI 往往被认为是 AD 的一个早期阶段。相关研究表明每年会有 10%~15% 的 MCI 转化成 AD,当 MCI 患者具有明显的 AD 症状时,其病情几乎已经处于中晚期阶段。MCI 阶段通常被认为是预防和治疗 AD 最合适的阶段,因此,MCI 的诊断对于 AD 的早期分类和预测变得尤为重要。

在患 AD 的过程中,患者大脑结构会有显著的特征变化,脑内部会出现 β-淀粉样斑块,同时,脑内部的代谢速率减慢。目前,相关研究表明多种模态生物标记法能够有效地鉴别 AD 和 MCI。常见的标记物方法有:利用结构磁共振成像(structural magnetic resonance imaging,sMRI)技术测量大脑结构的变化、功能磁共振成像技术测量跟踪脑部代谢速率的变化、通过脑脊液中测定特定蛋白的含量变化。

目前,相关的分类研究往往利用一种模态的生物标记物对 AD 和 MCI 进行诊断。单一模态的数据提供的信息通常比较有限,而多模态数据能够提供更加全面的脑部变化的互补信息,有利于提高分类器的性能,因此将不同模态的生物指标进行联合分析成为了研究的热点。本实例利用一种线性的支持向量机分类方法,联合多模态的生物指标对 AD、MCI 和正常老年人进行分类和预测。

(二)实验方法介绍

首先对不同模态的医学图像数据进行相应的预处理,将 MRI、PET、CSF 三种模态数据按照相关模板划分成不同的脑区,然后针对不同的脑区按照灰度均值提取特征,从脑脊液图片中提取出 3 个特征。使用特征选择的方法对每个模态分别选出 93 维的特征,将三个模态的特征构建三个核矩阵,最后使用支持向量机的多核方法将三个核矩阵进行融合,训练一个多核的分类器,实现最终的分类决策(图 8-12)。

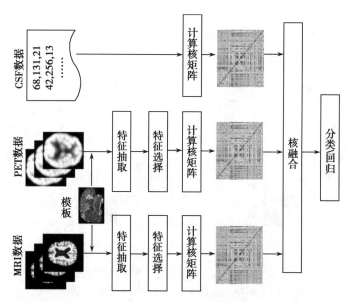

图 8-12 AD 和 MCI 多模态分类流程

预测标签的决策函数定义如公式(8-8)。

$$f(x^1,x^2,\cdots,x^m) = sign\left(\sum_{i=1}^{n} y_i\alpha_i \sum_{m=1}^{M} \beta_m k^{(m)}(x_i^{(m)},x^{(m)}) + b\right) \qquad (8\text{-}8)$$

对于新样本,进行脑区划分和特征提取之后,将不同模态的数据分别构成新的核矩阵,然后使用新的核矩阵进行分类或回归。

(三)实验材料

本实例中被试的图像数据均具有三种模态(分别为 sMRI、CSF 和 PET)。实验被试共 202 人,其中:AD 组有被试 51 人,男/女 = 33/18,简易智力状态检查量表(MMSE)得分为 20~26 分,临床评定量表（CDR）得分为 0.5~1 分，满足美国国立神经病学及语言障碍和卒中研究会与阿尔茨海默病及相关疾病协会（National Institute of Neurological and Communicative Disorders and Stroke/Alzheimer's Disease and Related Disorders Association，NINCDS/ADRDA）对 AD 的评定标准；MCI 组被试有 99 人［其中：43 人在 18 个月之后转化成 AD 患者，称为 MCI converter（MCI-c）；56 个人在 18 个月之后未转化成 AD 患者，称为 MCI non-converter（MCI-n）］，男/女 = 67/32，MMSE 得分为 24~30 分，CDR 得分为 0.5 分，但日常能力暂时没有受到明显影响，通过韦氏记忆量表对其逻辑记忆检测判定其认知功能（校正了受教育程度因素）；HC 组（健康受试者）52 人，男/女 = 34/18，MMSE 得分为 24~30 分，CDR 得分为 0 分，没有抑郁，没有痴呆。具体被试信息见表 8-1。

表 8-1　受试者信息列表

	阿尔茨海默病（样本量=51；18 女/33 男）			轻度认知障碍（样本量=99；32 女/67 男）			正常被试（样本量=52；18 女/34 男）		
	均值	方差	得分范围	均值	方差	得分范围	均值	方差	得分范围
年龄/岁	75.2	7.4	59~88	75.3	7.0	55~89	75.3	5.2	62~85
教育年限/年	14.7	3.6	4~20	15.9	2.9	8~20	15.8	3.2	8~20
简易智力状态检查量表得分/分	23.8	2.0	20~26	27.1	1.7	24~30	29	1.2	24~30
临床评定量表得分/分	0.7	0.3	0.5~1	0.5	0.0	0.5~0.5	0	0.0	0~0

（四）实验结果分析

本实例通过多核支持向量机的分类方法，分别从三种模态中提取若干个特征作为分类指标，对 AD 患者、MCI 患者和正常人特征进行分类和预测，结果显示，无论是在 AD 和 HC 组对比中，还是 MCI 和 HC 组对比中，使用多模态数据融合的方法进行分类得到的结果均优于所有只使用单模态数据进行分类得到的结果。

本实例利用多核支持向量机对两组多模态融合数据进行分类，结果如下：AD vs. HC 组，分类准确率为 93.2%，敏感性为 93%，特异性为 93.3%（单模态最好的分类准确率为 86.5%）。MCI vs. HC 组，分类准确率为 76.4%，敏感性为 81.8%，特异性为 66%（单模态最好的分类准确率为 72%）。其中，关于 MCI-c 受试者的分类准确率为 91.5%，MCI-n 受试者的分类准确率为 73.4%。

为了研究多模态分类方法下不同组合权重的影响，本实例在约束条件 $\beta_{MRI}+\beta_{CSF}+\beta_{PET}=1$ 下测试 0 到 1 范围内每一种可能的值。图 8-14 展示了三种融合模态下分类结果的准确率。每个图中，左上角、右上角、左下角分别表示单个模态下的分类结果。AD 和 MCI 多模态融合分类效果如图 8-13 所示。

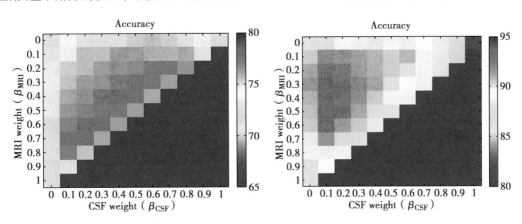

图 8-13　多模态融合下的 AD 和 MCI 分类

Weight 表示权重，Accuracy 表示准确率。CSF 表示脑脊液，MRI 表示磁共振成像。

从图 8-13 可以发现,上三角形中间的值要比三个顶点的值大,表明多模态融合要比单模态具有更高的分类准确性。从图中可以发现,上三角形中部矩形比其边界矩形具有较高的分类准确性,且准确率高的矩形数量比边界矩形数量多,表明每一种模态对获得好的分类性能都是不可或缺的。

（张道强）

思考题

1. 医学图像的特征选择一定要有吗？为什么？
2. 留出法、交叉验证法和自助法三者有什么异同？
3. 计算机辅助诊断应用实例中包含了 CAD 技术的哪些评估方法？

第九章	医学图像引导的手术规划与治疗

医学图像引导手术是利用患者术前或术中影像信息,辅助医生进行精准手术规划和微创手术治疗的新技术。该技术借助成像系统提供的患者病灶图像序列以及图像处理中的分割、配准、三维建模与可视化技术,将患者的病灶和病灶周围组织结构信息精准且形象地展示给医生,从而可以准确地确定手术路径和手术区域。在此基础上利用空间注册技术以及定位引导系统,将计算机中患者影像信息与手术器械以及术中患者坐标系统一。医生通过计算机实时提供的手术器械与患者手术区域三维影像结构信息,可观察到患者体内的手术情况。图像引导的手术技术与传统手术相比,允许更小的切口,减少手术对患者的创伤,使手术切除更加精准。由于术后的恢复时间短,预后好,所以图像引导手术规划与治疗技术得到了临床的广泛认可。

第一节　医学图像引导手术概述

一、医学图像引导手术的发展

在神经外科等复杂手术操作中,由于受到皮肤和手术区域其他器官/组织的遮挡,手术区域的三维解剖结构常常无法被医生直接观察到。在传统的手术中,医生只能通过一层一层将相关组织剥开探查,直到接近病灶区,暴露手术目标,这个过程导致手术创伤巨大。同时许多病变组织,如恶性的、浸润的肿瘤,常常无法通过肉眼将其与周围正常组织准确区分开,导致无法准确切除。

随着医学成像技术的发展,在术前和术中可获得人体内部病灶和周围组织的清晰图像,并通过计算机重构,展示其立体解剖结构,图像引导手术技术也应运而生。近 20 多年来,图像引导手术与治疗技术迅速发展。随着各种成像技术的发展,图像引导手术的概念也在不断地变化发展,产生了不同的分支技术,主要包括血管和非血管的图像引导介入治疗(image guide intervention)、腔镜下微创手术(minimally invasive surgery)和图像引导外科手术(image guide surgery)。

图像引导的微创介入手术最早用于血管内介入治疗,它是在医学影像设备(如动态 X 线影像)的引导下,将特制的导管或导丝通过人体的血管引入人体,对心脑血管系统的病变(如动脉粥样硬化、血管瘤)进行诊断和局部治疗。由于引入的动态影像可实时跟踪导管与导丝的运动,手术操作过程中导管和导丝等器械在人体内的情况可以清晰地展现给医生。在这类手术中,导管和导丝延长了医生的双手,它的切口(穿刺点)仅有几毫米,不用切开人体组织直接暴露手术目标,就可微创地治疗许多疾病。目前这类手术被大量用于心脏支架放置、房颤消融治疗、瓣膜置换、血管瘤介入以及血栓治疗等。介入治疗具有不开刀、创伤小、手术作用点准确的特点。

另一大类借助影像的微创治疗是腔镜下的微创手术。针对具有腔体的器官内病变,利用插入手术部位附近空腔的内镜(腹腔镜、胸腔镜、盆腔镜、气管镜、关节镜等),医生可以借助由图像传感器、光学镜头、光源照明、机械装置等组成的内镜手术系统,实时观察手术区域的视频影像,指导医生完成镜下的缝合、冲洗、粉碎、切割等操作。这类手术装置的特点是治疗更快速、精细、彻底,同时创伤小。

　　上述介入治疗和腔镜下微创治疗,主要利用实时影像进行手术的引导,借助手术空腔完成微创治疗。在临床上有许多手术,如深部脑肿瘤切除、肝脏病变切除、脊柱融合固定、复杂的骨盆骨折、全膝关节置换等,手术区周围存在复杂的神经和血管,手术风险极高。在切除病变的同时,还需要最大限度地保护周围组织,从而减少并发症;或者需要考虑人体更大范围的结构,从而有效重建关节的生物力学结构。这类手术需要在术前通过对患者多模态图像数据进行三维重建和可视化,获得病灶和手术区域相关组织与器官的三维模型,医生可根据模型制订出详细的手术计划,并进行术前模拟。在术中利用三维空间定位和跟踪装置,实现患者图像空间和患者物理空间的注册,把患者的实际体位、手术器械的实时空间位置映射到患者的图像空间;通过对手术器械在物理空间中的位置实时采集跟踪,医生在图像显示器上可获得手术器械与病变部位的相对位置关系;同时,根据手术需求(如手术过程中手术病灶区域变形等)进行必要的术中成像,并通过术中影像的注册,获得术中手术器械与病变部位的相对位置关系。这种利用图像进行手术规划,生成人体结构可视化场景,并实时指示手术器械在人体中位置的医学图像引导手术系统也称为手术导航系统,它扩大了外科医生的视野,提高手术定位的精度和准确性,可减少手术损伤、优化手术路径、提高手术成功率。

　　图像引导的介入手术与腔镜下微创手术的共同特点是在人体腔道内的手术,利用对视频影像实时观察进行手术决策。而基于手术导航系统开展的图像引导手术,可以解决非腔道实体复杂高风险手术的规划和引导问题。随着医学成像技术、图像处理技术、空间跟踪技术以及计算机三维图像重构、可视化、快速注册技术的发展,图像引导手术技术带动了与其相关的器械和设备以及手术方式的变化和发展。人们也在尝试着通过更多技术的融合,使手术更加精准、创伤更小、疗效更好。图像引导手术目前已经在神经外科、骨科、颌面外科、胸腹介入、心血管外科、放射肿瘤等多种外科手术治疗中得到应用。本章内容主要聚焦在图像引导手术中图像处理技术的作用和图像引导手术方法的讨论上。

二、图像处理、空间注册与可视化在图像引导手术中的作用

　　医学成像技术可以提供人体内部病灶与相关组织和器官的位置、形态、大小,甚至功能的信息,对手术方案的制订与术中正确的判断和操作都很有意义。术前成像可提供支持准确诊断与手术规划的图像数据基础,术中成像技术和器械运动的跟踪则可以提供实时的手术进程和病灶切除情况,帮助医生更干净、彻底地清除病变,同时保护周围重要组织。

　　医学图像处理技术在图像引导手术中扮演着十分重要的角色。在手术计划和手术实施阶段,医生需要一个完整的患者手术模型,展示出患者手术区域的三维解剖结构,以便进行手术路径的规划。而利用医学图像处理技术对术前的影像进行图像分割等处理,就可以提取患者的病灶(如肿瘤、异常结构)及其他与手术路径相关的器官和组织(如血管、神经、骨骼等)信息,生成三维可视化模型,从而给医生直观的解剖结构空间信息。对于需要借助多模态(如 MRI、CT 和 PET 等获得不同病灶信息)与单模多参数成像(如 MRI 中的多序列成像,获得不同的病灶组织)的患者手术模型,可利用图像配准技术进行图像空间的配准与融合。通过图像配准、分割等图像处理技术构建出内容尽可能丰富、详尽的"患者地图",从而为诊断和手术规划提供更全面和准确的信息。

　　图像空间与患者空间的注册也是一种配准技术。与图像空间配准不同之处在于:它完成术中医学图像与患者以及手术器械之间的配准,即通过空间定位系统,在手术过程中确定手术器械与患者的相对关系,将手术中的患者实体空间传递到医学图像空间,并整合显示。为与前面提到的图像配准技术进行区分,后面章节将称此技术为"注册"。通过注册,可将手术操作空间与图像空间融为一体,从而可以通过可视化技术,在显示设备上呈现包括人体内部"地图"和手术工具路径、当前位置的导航信息。因此运动跟踪系统提供手术器械与患者空间位置信息的过程,可以理解成交通导航中 GPS(全球定位系统)的定位作用,而通过图像空间与器械和患者空间的"注册",使得手术器械、手术对象与患者图像统一在一个空间展示,正像交通导航中当前位置映射到电子地图的过程。通过提供手术器

械在"患者地图"上的空间位置信息,可以实现实时的手术引导。

为了给医生提供清晰准确的"患者地图"和手术器械实时模型信息,医学图像可视化技术在图像引导手术中扮演着重要角色。"患者地图"涉及图像的二维多平面、三维体绘制与面绘制以及融合显示,而器械跟踪的实时性对显示刷新率提出较高要求,如图9-1所示。

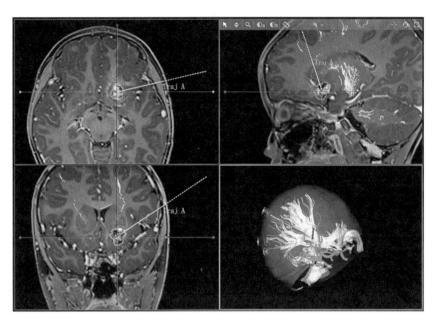

图 9-1　患者的手术治疗区域的三维模型、手术规划与引导

总之,图像引导手术充分利用医学图像处理的原理与方法构建出患者手术空间的相关解剖结构信息,从而辅助手术规划。同时在获取手术器械与患者的空间信息基础上,巧妙地采用医学图像三维建模算法、可视化技术、图像空间与物理空间的注册方法,实现微创引导手术的目的。

三、医学图像引导的计算机辅助外科手术的主要研究

从 20 世纪 80 年代起,美国和德国等发达国家率先开展了计算机辅助手术的研究,先后建立了一批国家级的研究中心,并在大学中开展了相关的研究、教育与人才培养。具有代表性的研究机构包括:计算机集成手术系统与技术(Computer-Integrated Surgical Systems and Technology, CISST)实验室,是由美国的约翰霍普金斯大学、卡耐基梅隆大学和麻省理工学院等大学组成的联合实验室,在计算机辅助手术方面做了一系列开创性的工作,在基于主动轮廓的图像分割算法、神经外科导航手术、脑组织变形预测等图像处理问题上有深入的研究;国家图像引导治疗研究中心(National Center for Image-Guided Therapy, NCIGT)是由布里格姆妇女医院与哈佛大学医学院组成的研究中心,在神经外科手术导航技术方面针对基于图谱的半自动图像分割算法开展了系统的研究;瑞士多所高校与临床医学团队组成的 CO-ME 联合实验室,在手术机器人和计算机视觉等领域对神经外科手术导航、骨科手术导航等进行了系统研究与开发。这些机构针对图像引导手术中的关键技术和问题开展深入研究,同时也开发了自己的手术引导系统。

随着手术导航研究开发的深入,手术导航系统逐渐商业化。这些产品还覆盖了神经外科、矫形骨科、耳鼻喉科和脊柱外科等各个手术领域。一个基本的图像引导手术系统通常由三维定位装置和医学图像处理工作站组成,可以是分体,也可以一体化集成。近 10 年来,国内的手术导航领域研究发展迅速,有十多所高校开展了相关的研究工作,相继推出满足不同临床需求的手术导航产品。

本章将介绍医学图像引导外科手术系统构成与功能,在此基础上围绕手术导航需求,介绍医学图像建模、图像配准与多模融合、空间跟踪、图像空间到物理空间的注册、三维可视化和增强现实等关键技术在图像引导外科手术中的需求与应用,同时给出一个头部导航手术的示例。

第二节　图像引导手术的工作流程与系统构成

一、图像引导手术的基本工作流程

图像引导手术系统工作流程主要由四个操作步骤组成,即:获取患者的影像数据;创建患者手术模型;手术规划;术中注册与跟踪引导。尽管不同的图像引导手术系统的工作流程存在差别,但主要流程基本相同,如图9-2所示。

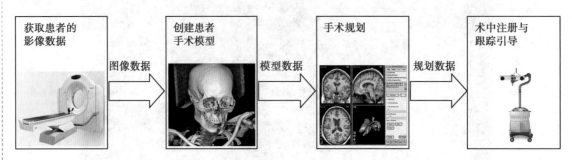

图 9-2　图像导航工作流程图

第一步,获取患者的影像数据。该部分是通过医学成像系统(如CT、MRI等)获得患者的高分辨力的切片序列图像,在帮助医生准确诊断的同时,定位患者的病灶空间位置信息,为手术规划提供数据支持。

第二步,创建患者手术模型。该部分由手术导航软件完成,利用第一步获得的患者切片序列图像数据,构建患者手术区域的解剖三维模型。

第三步,手术规划。医生可以在计算机中针对患者的情况,规划手术路径,制订手术方案,并完成一定的手术模拟。部分导航软件也可以实现自动的手术路径规划。

第四步,术中注册与跟踪引导。这是利用空间位置跟踪装置将患者的影像模型空间的位置与实际患者空间中的位置一一对应的过程,使得手术导航系统中各个设备相对独立的坐标系统一起来,并将手术规划的模型与路径数据映射到该坐标系下进行显示;在完成注册后,开始跟踪导航,即通过三维定位系统采集手术器械在空间中的位置,并与之前的规划一起实时显示在统一的图像空间中,实现引导手术器械的目的。

二、图像引导手术系统的构成与核心装置

(一)图像引导手术系统的硬件组成

一个典型的图像引导手术系统主要由获取患者影像信息的图像数据源、医学图像处理工作站、三维跟踪系统、可跟踪的手术器械与相关的附件组成。图像数据源可以是通过网络或光盘等介质传递来的术前影像数据,也可能是术中采集的图像设备装置(如术中CT、术中MRI、术中C形臂等);医学图像处理工作站用于图像数据三维建模等处理、术前的手术规划方案制订和术中的跟踪显示计算;三维跟踪系统用于实时跟踪手术器械上标志点的空间位置。同时,图像引导系统在使用中,还需要有用于注册和跟踪使用的探针、标志点或标志架,即能够被三维定位装置采集到的手术器械上的标志物,以及能够在CT/MRI中成像的患者标记物。图9-3给出一种利用光学手术导航跟踪的手术

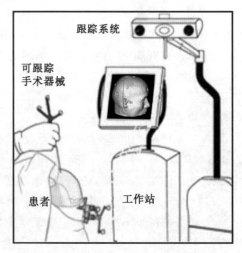

图 9-3　手术导航系统组成

器械进行注册的场景。

（二）图像引导手术软件

在图像引导手术的研究和发展中,许多研究机构将处理的基础功能模块开源共享,促进了这一领域的发展。目前主要的开源软件有美国乔治敦大学开发的影像导引手术工具包(the Image-Guided Surgery Toolkit,IGSTK)、医学图像交互工具包(the Medical Imaging Interaction Toolkit,MITK)、哈佛大学医学院与布里格姆妇女医院开发的医学图像计算平台 3D Slicer 等。IGSTK 包含了用于开发手术导航系统所必需的基本组件,如图像引导手术系统的软件框架、DICOM 图像读取模块、不同类型定位跟踪系统的通信与传输接口、基于标记点的刚体配准及可视化窗体等。MITK 是一个开源的跨平台医学图像处理软件,提供了图像引导治疗中主要的医学图像处理模块、用户的交互功能模块以及手术导航功能模块,在此基础上可以快速构建面向不同应用的图像引导系统。而 3D Slice 是面向医学图像处理的开源软件平台,提供了图像引导与治疗软件的快速开发支持环境。

具体地,图像引导手术软件主要功能模块包括患者的数据管理模块(包括术前与术中的数据)、患者手术区域解剖结构的三维建模及可视化模块、术前手术路径设计规划、图像及手术工具位置实时显示模块等。另外,如果有其他的外接手术装置(如手术机器人、手术显微镜、内镜等),还需要实时通信模块与手术规划路径的映射模块等。其中患者手术区域解剖结构的三维建模通常需要采用图像分割技术提取病灶和周围关键组织;对于不同模态的图像,需要进行影像的配准和融合;为展示手术方案和术中跟踪情况,需要利用计算机图形学和三维数据场可视化技术,把建立的三维模型显示出来,并完成测量、切割及三维模型中任意对象的提取等人机交互功能。

三、图像引导手术中的成像

（一）成像模式

目前图像引导手术中所使用的成像技术是诊断性医学成像技术的延伸。从成像模式上看,图像引导手术中的图像与常用的诊断成像模式是一致的,包括 CT、MRI、超声、X 线和 PET-CT 等,具体手术成像模式的选择需要根据患者的病变特点和手术方式来确定。

CT 图像反映器官和组织对 X 线的衰减程度,具有空间分辨力高、变形小和成像速度快的特点,对骨骼与软组织有很好的成像对比度,因此,在手术导航中是一种主要的图像获取模式。为了获得手术病灶与周围器官的三维结构,在 CT 图像扫描中通常需要获取整个区域的多个连续的层面图像,利用三维重建算法将该区域相关组织和器官重建出来,因此在 CT 扫描中通常根据手术区域对精度的要求来决定扫描层间的距离与层面内的分辨力。CT 扫描又分为平扫和增强扫描:平扫是指不用造影增强的普通 CT 扫描;增强扫描则是用高压注射器经静脉注入水溶性有机碘剂的扫描方式,使血管和血流丰富的组织产生增强的对比度。血管造影扫描可以呈现清晰的血管像。

磁共振成像(MRI)根据在强磁场中电磁波和氢核的相互作用而获得人体不同组织的成像对比。磁共振成像速度较慢,空间分辨力低,但对软组织成像的对比度明显好于 CT 成像,且成像的方法更多。利用 MRI 的多种成像模式可以针对不同的组织特性进行多对比(multi-contrast)成像,如:在神经外科手术规划中可以利用 T_1 和 T_2 像获得颅内软组织(灰质、白质、脑干和肿瘤等)结构;利用磁共振血管成像(MR angiography,MRA)获得颅内血管的空间结构;通过扩散加权成像(DWI)和弥散张量成像(DTI)获得脑神经纤维束的取向和空间分布的信息。

超声成像是利用超声波束扫描人体,通过对反射超声信号的接收、处理,获得体内器官的散射回波图像。超声成像具有实时性和操作方便的优点,但通常成像范围有限,信噪比低。目前常用的超声图像引导手术可将术前的 CT 或 MRI 的三维高分辨图像融合,在肝脏、前列腺的经皮穿刺手术引导中得到很好的应用。另外,动态 X 线成像具有实时性强和穿透性强的特点,也是图像引导手术重要的成像模式。

（二）术前成像与术中成像

图像引导手术中对患者病灶区的成像时间点主要包括术前的成像和手术中的成像。在图像引导手术系统中利用术前成像可获得患者的病灶空间位置，同时通过术前影像可构建患者手术区的三维解剖结构，指导手术计划与路径的制订。高空间分辨和多模态、多参数成像对获得精准的三维解剖结构与病灶位置起到重要作用。并不是所有的图像引导手术都需要术中成像，由于术中成像的技术和设备都很复杂，其主要用于解决术前成像体位与术中体位差异、术中病灶及周边组织变形大以及术中残留病变组织的定位等问题。如开颅手术中，由于颅骨开放会造成脑脊液的流失，颅内软组织发生漂移，术前的图像信息已经不能准确表达病灶与相关组织的位置和形态；又如，在腹部手术中由人体的呼吸或心脏搏动引起的病灶和相关组织的位置、形态变化，通常需要术中的再次成像获得准确信息。由于手术时间的限制，术中成像系统的高时间分辨是成像系统的重要指标。目前用于术中成像的设备有术中 CT、术中 MRI、术中 C 形臂和超声成像等。

（三）单模成像与多模成像

每种成像模态都有其优点和缺点，选择正确的成像模式是手术规划和引导的关键。单模成像是图像引导手术的首选方式，可以减少患者的扫描次数和信息处理的复杂度。但在一些情况下，单模成像难以获得全面、准确的手术决策信息，而多模态、多参数融合成像技术可以充分利用不同成像模态（如 CT 和 MRI）和不同成像参数（MRI 不同成像序列）对不同组织特征的成像进行对比，通过图像信息的融合强化各模态的优势，弱化各模态劣势，从而达到信息的优化与补偿目的。例如 X 线和超声是实时的成像模态，但表现为投影或单层片的图像，而多层面的成像设备如 CT 和 MRI 可以提供具有高空间和高时间分辨力的三维体素信息，通过图像融合可以发挥各自特点。另外，CT 提供清晰的解剖结构，而 PET 可提供代谢功能的数据，将二者结合的 PET-CT 既提供了代谢变化的信息，也提供了相应的解剖结构，可以做出综合的判断。

四、术中跟踪系统

（一）定位跟踪系统分类

定位跟踪系统是图像引导手术系统的重要组成部分，用于跟踪手术器械与患者的空间位置，并可实时获得两者之间的相对位置关系。早期的跟踪系统采用机械设备，随后光学跟踪系统凭借其高精度、大工作空间的优点很快替代了机械跟踪系统。然而，光学跟踪系统需要被跟踪的目标物始终在跟踪仪器的视线内，而仪器在手中不可避免地存在遮挡问题，且这种模式难以跟踪身体内部非刚性的器械位置。为此，产生了针对无视线跟踪需求的电磁跟踪系统，它可以跟踪医用导管、针尖等位于身体内部的器械。跟踪系统的选用高度依赖于实际应用，需要考虑所需的工作空间、精度要求以及工作环境。

（二）光学跟踪系统

用于临床的光学跟踪系统主要分为红外光学定位和自然光学定位两种。

1. 基于自然光的跟踪系统　主要使用视频摄像系统获取一系列视频图像，通过目标识别算法解算视频图像的标记点（如黑白棋盘格）的坐标位置，从而对目标物空间位置进行跟踪测量。该系统通常使用一个或多个经过校准的摄像机，实时识别视频图像序列中的标记点，完成位置解算。目前应用的主要有 MicoTracker 跟踪系统，精度可达 0.2mm，但其刷新率较低。

2. 基于红外光的跟踪系统　是目前手术导航系统的主流定位方法。该系统使用光学带通滤波器消除了其他波长的背景光，使得系统简单、可靠地识别固结在器械上的发光或反光标志物。目前在临床上广泛应用的包括有源和无源两种红外跟踪系统。

（1）有源光学跟踪系统：使用多个近红外光（波长约 900nm）可消毒的 LED（发光二极管）作为标志点，由两个平面 CCD 相机或者三个直线 CCD 相机模块进行跟踪。LED 按顺序点亮，并由 CCD 单元进行测量。中央处理器单元基于已知的每个 LED 间的几何关系、点亮顺序以及 CCD 器件之间的固定距离,通过三角测量关系获得空间位置信息。要获得六个自由度的刚体位置信息,至少需要三个非共线的 LED 标志。应用最广泛的主动红外光定位系统为 Optotrack,其定位精度可达 0.1mm。

（2）无源光学跟踪系统:采用特制的反光球替代有源标志点,通过外部红外光照射使反光球被照亮。由于全体反光球是一同被照亮的,所以每一个工具上的标志点的空间关系必须是唯一的,以便从二维图像中准确识别出每个特定工具。该类系统的优点在于跟踪系统和被跟踪探针之间无须线缆连接,使用方便。

光学跟踪技术在临床环境中取得成功的一个关键原因是其便利性、高精度和可靠性。尽管受直线视线限制,光学跟踪系统仍然是当前临床应用的标准系统。

（三）电磁跟踪系统

电磁跟踪系统由电磁发生器与位于磁场中的跟踪器组成。电磁发生器由三个相互垂直的线圈组成,发射低频电磁场信号,每个线圈定义一个空间方向。跟踪器线圈检测低频磁场,由发生器的相对位置关系可以确定跟踪器的空间位置,从而对目标进行定位。在使用中将跟踪器固定在待跟踪的物体上(如成像探头、手术器械),通过解算可获得被跟踪物体的空间位置。

电磁追踪系统根据发射磁场使用的驱动电流的种类不同,可分为直流电磁位置追踪系统和交流电磁位置追踪系统。电磁跟踪系统的主要优点是没有视线限制,缺点在于其磁场易受周围金属源的影响而产生畸变,且其定位精度不如光学跟踪系统,一般在 0.5mm 以上。根据电磁定位系统的特点,其主要用于穿刺针、介入导管和腹部外科手术器械的定位跟踪等。

第三节　图像引导手术中的图像处理与空间注册

一、患者三维解剖结构模型创建

（一）图像的分割——手术病灶与相关组织、器官的提取

创建患者三维解剖结构模型,首先需要利用医学图像分割算法提取病灶(如肿瘤)和相关的组织、器官(如皮肤、骨骼、血管等)。医学图像处理提供了丰富的图像分割算法,在第五章中已经详细介绍了分割算法原理。根据成像模式、成像参数、提取组织的不同,需要选择不同的分割算法工具。在图像引导手术中,图像分割的需求不仅仅是病灶本身,通常还需要将手术路径上相关器官和组织等结构都提取出来用于建模,以便医生规划最优的手术路径。同时,图像引导手术常需要分割出患者的外轮廓或标志点,用于图像空间与患者实体空间的注册。例如在神经外科手术前通常需要分出皮肤、颅骨和脑实质,同时可能需要分割出对手术影响比较大的重要组织,如重要的脑功能区、手术路径上的血管和病灶周围的神经束(图 9-4)。

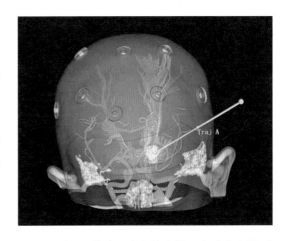

图 9-4　利用图像处理分割算法提取出肿瘤病灶、病灶周围大血管、神经束

在脑外科手术中,脑组织三维模型创建通常包括血管、脑实质、脑室等。高场强的 MRI 可以提供脑部组织的优质图像,获得颅内灰质、白质、脑室、脑脊液和颅骨的结构信息。而颅内血管通常可以采用磁共振血管造影(MRA)或者 CT 血管造影技术来完成。磁共振成像中提取精细的皮肤和颅骨形态的难度高于 CT 成像,针对实际的临床需求及不同成像技术的特点,根据需要来选择合适的成像方法,或通过多模态成像的融合,得到所需要的信息。

（二）图像的配准——多模态、多参数图像信息增强

医学成像手段的不断发展，为医生提供了更多模式的解剖结构像、功能像、代谢活动成像，乃至分子影像。将这些图像信息有效地整合在一起，可以增加医生所能获取的信息量，使临床诊断、术前规划、外科手术和疗效评估更加全面、准确。同时，术前图像与术中图像的对比，对术中有效的定位和引导有重要作用。但由于不同的影像来自不同设备和不同时间，为有效实现图像的融合，首先需要实现图像的配准。第六章所讲述的医学图像配准算法提供了有力的算法工具。

在图像引导手术中的配准问题包括术前不同成像设备产生图像的配准，以及同一设备采用多种成像参数的多次采集的多对比图像间的配准。如神经外科术前患者的 CT 扫描图像可以提供清晰的皮肤和颅骨结构图像，而 MRI 的 T_1 像可获得更高质量的颅内灰质、白质和脑室等软组织图像，同时，MRA 和 CT 血管造影成像（CT angiography，CTA）可以获得患者的血管分布信息。针对头部MRI 与 CT 图像的配准，采用基于互信息的配准测度在仿射变换条件下进行配准，可以获得良好效果。

图 9-5 给出了一例基于归一化互信息实现的脑部 CT 和 MRI 图像的配准结果。通过配准，将颅内脑组织的清晰结构与 CT 中清晰的骨骼结构配准在一起。另外，在图像引导手术中，术前影像与术中影像实时配准的临床需求也十分突出。例如，在超声引导穿刺手术中，通过有效的配准，可以实时叠加融合显示术前的高分辨的 MRI 或 CT 图像，提高了医生在术中判断的精确性。

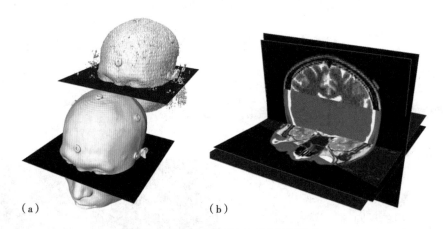

（a）　　　　　　　　　　　（b）

图 9-5　患者头部 MRI 和 CT 图像配准

（a）患者头部的 MRI 和 CT 配准前三维重建模型，按照设备坐标系进行重建的空间位置；（b）配准后，MRI 和 CT 融合显示。

在图像引导手术中，术前多模或多参数影像可以借助图像的外部特征实现配准，也可以基于图像内部特征进行配准。基于图像外部特征配准，是指在采集用于手术导航的图像时，事先在患者身上（皮肤或骨骼表面）固定特殊形状的标记物，标记物在所有模态图像中都能清晰可视和精确检测，因此可以借助这些标志物的对齐，求解图像之间的空间变换。这种情况下标志物易于识别，算法简单，只要确定两个坐标系中几个不共线点的坐标就可以完成配准，目前临床上使用的很多图像引导系统都采用这种方法。但如果几次成像中标志物有变动，就无法保证配准结果的准确性。同时，难以将未做标记的图像与有标记的图像配准。基于内部特征的配准是指利用人体图像自身的特征进行配准，这种方法对人体比较友好，通过对准不同图像数据集中的同一解剖特征实现配准，具体方法包括：点法，利用人体解剖标志点，如眼角、耳蜗尖端拐点或图像中的特定解剖结构，将多幅图像对准；曲线或表面轮廓法，通过在图像中找到同一组织/器官的曲线或表面，再将对应曲线做局部最佳拟合，从而配准图像。

术中图像与术前图像的实时配准，通常需要借助术中成像系统的位置信息以及患者的位置信息，通过注册和坐标变换，将患者的图像空间位置信息、术中的成像装置与患者的位置坐标信息统一在一个坐标系下,同时再基于图像内部信息进行精确的配准。

图像引导手术对配准算法提出了方便、快捷、稳定、精准的要求,选用的图像间配准算法不宜烦琐,而应具有较强的针对性。

二、图像引导中的可视化

(一)二维多平面显示技术

图像引导手术中可视化的目的是给医生提供直观、准确的关于患者、病灶和手术器械的空间结构与位置信息,引导医生操作手术器械准确到达病灶区。由于手术过程中医生、手术器械、患者在不同程度上都是动态变化的,所以图像引导系统在引导过程中对可视化的实时性和准确性提出较高的要求。针对不同的临床需求,在可视化方面可以有多种选择。任意二维图像多平面的重构技术可以给出任意方向和切面的二维图像信息,在手术引导过程中可以准确显示手术器械的空间位置,显示的计算量小,有较好的实时性。

二维多平面显示目前还是主流的医学图像显示方式,在图像引导的手术系统中通常使用与坐标方向对应的三个正交平面显示多平面图像。图 9-6 所示为最常用的多平面图像显示方式。由于医学图像数据本身就是按照线性或者平面二维切片的方式存储,二维的切片图像数据可以在计算机中快速渲染。在多平面显示中,所有平面图像的尺度应保持一致,当体数据不是各向同性时,可能需要在图像帧之间进行插值。

在手术引导中任意斜切图像(oblique image)的显示对于提供 2D 层片与采集方向不正交的数据非常重要。有几种定义和计算倾斜图片的方法。个体数据中的三个点可以唯一确定一个平面,一个点和一个向量也可以定义一个平面。斜切显示方法对于创建沿特定平面切割的图像很有用,例如当外科医生想要产生垂直于外科器械尖端的图像平面时,斜切面显示可以提供周边组织的视觉提示。同时,在显示程序中嵌入视觉提示以提供图像间和图像内部的联系是非常有用的。常用的视觉提示包括解剖学方向、切片位置以及链接光标,如图 9-6 所示。

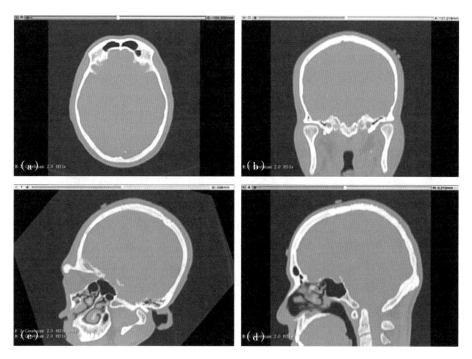

图 9-6　一个四屏的多平面显示,包括三个正交的图像和斜剖图像
(a)、(b)、(d)为正交图像;(c)为斜剖图像。

（二）三维数据渲染

三维患者手术模型能为医生提供更为直观的显示效果，可以更为形象地反映病灶的三维空间状态，但需要消耗大量的计算资源，有可能显著降低图像刷新速率。

为在二维的屏幕上显示三维结构形态，并可以获得手术中的实时效果，通常使用表面渲染来生成三维可视化对象，如图 9-7(a)所示，因为渲染由顶点和多边形小平面组成的表面对象所需的计算量相对较少。在图像分割和表面提取完成之后，对象表面的多边形模型可以用图形硬件快速处理，实现动态可视化。使用标准的图形硬件，表面渲染可以达到 60 帧/s 的帧率。减少用于表示对象的多边形面片数量可以获得更高显示帧率。但数据减少后，模型可能没有足够的分辨力表征局部精细的解剖结构。需要在所需的刷新速率和影像质量之间做出一定的折中。

体绘制方法没有面绘制中构造几何多边形的过程，直接对所有的体数据进行明暗处理，优点是无须进行分割即可直接进行绘制，有利于三维医学图像的内部和细节信息的显示，但缺点是需对所有体素进行处理，计算量大，限制了三维模型的绘制速度，在手术引导的应用中受到一定的限制，如图 9-7(b)所示。

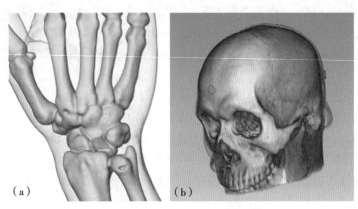

（a）　　　　　　（b）

图 9-7　患者三维模型绘制

（a）面绘制，腕部和手掌骨骼表面渲染的示例；（b）体绘制，颅骨的体绘制示例。

（三）融合、参数映射和多对象渲染

由于不同的成像模式提供不同的解剖、病理以及功能信息，通过融合影像辅助手术有重要作用。对于某些病例，灰度级别的混合已经足够。例如头部的 CT 扫描图像可以与相同位置的 MRI 扫描图像融合，实现骨性结构和周围软组织的同时显示，如图 9-8 所示。

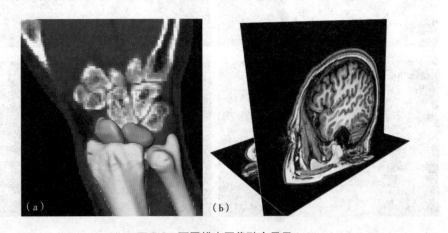

（a）　　　　　　（b）

图 9-8　不同模态图像融合显示

（a）手腕 CT 二维、三维融合显示；（b）脑部 CT 二维、三维融合显示。

但是，灰度级别的融合降低了图像的对比度和清晰度，会使图像质量降低。数据的彩色融合能够

在保留每个体数据的大多数信息的同时,产生用于显示的单个融合体对象。使用 24 位的 RGB 体对象,患者的每个影像体都可以分配一个颜色通道,一个彩色的体对象可以为每个数据提供 8 位的对比度。彩色融合体对象需要对色彩混合有一定的理解才能给出融合体对象的合适解释。还可以同时应用灰度融合和色彩融合,灰度融合可以与色彩映射结合起来,在保留每个数据集用途的同时增强对比度。

在图像引导手术中,多个独立对象的混合绘制也非常重要。多对象的绘制包括对手术器械的可视化,甚至是患者手术部位以及医生操作过程的可视化。

(四)增强现实技术

图像引导手术系统的核心是通过创建一个手术病灶与治疗环境的虚拟图像空间,帮助医生进行手术规划和操作。传统的手术引导系统将跟踪的手术器械映射到患者的图像空间(患者地图)上,医生在显示屏幕上观察手术器械相对于患者内部解剖结构的位置。操作空间和显示空间的分离容易造成医生操作手眼不协调的困扰。采用 AR(增强现实)技术引导,可以将需要的信息直接映射到患者身体的三维环境中,并提供对内部结构的展示。AR 可视化使医生观察的真实场景和虚拟图像保持一致,从而使医生的注意力能够集中在手术部位,而无须分散到远离手术区的显示器上,降低了医生手眼协调的难度。

根据 AR 显示技术的不同,可以分为三种类型:视频透射式增强现实(video see-through augmented reality,VAR)、光学透射式增强现实(optical see-through augmented reality,OAR)、空间增强现实(spatial augmented reality,SAR)。在医疗应用中 SAR 方法是最常用的方式,通常采用投影仪直接将体内的解剖结构投射到体表,通过直接叠加的方式为观察者提供直观的内部情况展示。同时,在神经外科等显微手术中,可以在双目手术显微镜下实现增强现实显示,在一些场合也可以采用视频 AR 头盔系统。通过半透式屏幕将图像与实体融合显示的技术也在发展中。

在基于 AR 的图像引导手术系统中需要遵循的最重要原则是位置的准确,因此同样涉及影像到实体的注册和系统的校准问题,同时对显示的时间同步性提出较高的要求。

三、图像空间与患者、器械空间的注册与跟踪

(一)图像空间与物理空间的注册

图像引导手术中的注册(registration)是把由术前患者的图像数据获得的三维模型与患者的实际体位、空间中手术器械的实时位置统一到一个固定坐标系下,即将患者在空间中的实际位置和计算机中的三维模型进行精确配准的过程。传统方法是成像前在患者手术区域周围粘贴一定数目的标记点(或通过解剖结构标志点)。定位系统可获取带有跟踪架的手术器械的空间位置,得到定位关系 T1;采用该定位工具拾取粘贴在患者身体上的标记点坐标,从而得到人体在定位系统中的空间位置 T2,同时在图像中找到其对应的图像坐标,然后利用定位跟踪探针来标识对应点的空间坐标,通过最小二乘法求解两个坐标系间的刚体变换矩阵 T3,从而将物理空间映射到图像空间(图 9-9)。随着技术发展,目前常用的方法是通过激光扫描仪或 3D 相机采集术中解剖结构表面点云信息,利用(半)自动分割提取图像中的解剖结构轮廓,通过点云的配准算法进行注册。点云获取技术和算法的改进使得这种注册方法更加精确和可靠,并可用于不适合贴标记点的情况。图像引导手术中的注册精确度直接对引导精度产生影响,因此,它是图像引导外科系统中至关重要的一个处理步骤。

(二)常用图像空间到物理空间的注册方法

1. **基于点对的注册方法**　手术导航最简单、最常用的注册方法就是利用图像中和患者身体上的一系列有序可见的点求出两者之间的变换关系,即把患者的计算机模型与患者自身准确地对应起来。从理论上讲,最少需要 3 对非共线的点就能完成刚体的注册。在实际的神经导航手术中,通常使用更多的点对进行注册,以保证注册的准确性和稳定性。这些标记点在术前影像扫描前被安装于患者手

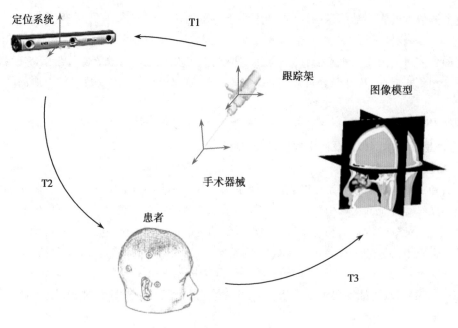

图 9-9　图像空间与物理空间注册

T1:跟踪架到定位系统的变换矩阵;T2:定位系统到患者标记的变换矩阵;T3:患者到图像空间的变换矩阵。

术部位周边。有些情况下,解剖标记点如乳突尖、眼外眦、内眦、对耳屏、鼻根等,也可用于作为注册点。首先在导航显示器上使用鼠标确定各标记点的中心位置,在手术开始时使用导航探针轻触身体上的标记点中心,从而与影像中相应的点进行配对。

在两个坐标系(图像模型和手术坐标系)中系列有序的点,通过求解刚性或仿射空间变换得到两者间的变换矩阵。常用的方法包括解析法和迭代法。前者如矩阵奇异值分解法、矩阵特征值-特征向量法或单位四元数法等。后者一般包含两个步骤:首先定义一个目标函数,计算出物理和影像空间的对应关系;然后优化该函数,通过调整变换参数使目标函数最小化,就可完成注册。

2. **基于表面的注册方法**　面注册一般是指获取术中患者的表面空间信息(比如脸部区域的表面),和从术前影像中分割得到的另一个表面进行配准,求取两者间的空间变换。在面注册中,表面的获取方式主要分成接触式和光学式两种。接触式装置指用导航棒在头皮或者脸表面采集点,一般获取的点的数量有限(几十到几百个),配准精度较低。目前最常见的是通过激光扫描获得表面点云,其原理是向被扫描表面投射激光束,利用几何关系获取表面点的空间位置。一些激光扫描设备还可以同时获取表面纹理。由于能快速采集数目更多的点,激光扫描对提高配准的精度有利。另外也有通过立体视觉、结构光或者锥光偏振仪获取表面信息进行面注册的研究。

从数学描述看,在上述使用空间点对点的注册方法中,点的排列顺序在两个坐标系中都是已知的。而表面注册法可使用一系列无序的点进行注册,求取患者头部外形轮廓与三维图像模型之间的变换关系。其典型算法是迭代最近点及其改进的方法。表面注册的优点是可以使用头部的自然结构,而非额外的术前影像。

术中注册的准确性、稳健性以及处理速度是研究和应用中关注的重点。通过不断改进算法,使注册性能不断地向更准确、更稳定的方向发展。

第四节　脑外科手术导航示例

本节以神经外科导航手术为例,介绍图像处理和相关技术的应用。该手术的目标是准确在颅内放入立体定向电极,从而观测颅内脑电信号,用来定位癫痫病灶。传统电极放置方法需要手术医生在术前记住(CT 或 MRI)影像资料中准备放置电极的位置、病灶的位置和周围结构。术中的电极定位依靠医生的记忆,常常会带来较大的定位误差,为弥补误差常采用大切口的方法进行电极植入。图像引导的手术系统基于诊断影像(如 CT、MRI),帮助医生精准地制订手术方案。下面介绍利用图像引导颅内电极植入手术中的图像处理方法和空间注册方法。

1. **术前影像获取**　在患者头部粘贴 4~10 枚可在 MRI 或 CT 中成像的标记物,要保证标记能够包围患者的病变部位。然后对患者进行 MRI 或 CT 薄层扫描(图 9-10)。CT 通过 X 线获取信息,图像不会发生扭曲变形,而由于磁场不稳定及气-水、气-脂伪影的影响,MRI 扫描图像易产生扭曲。虽然 MRI 可能存在扭曲,但 MRI 比 CT 对颅内软组织有更好的分辨力。而为避免在小骨窗下电极植入中损伤血管,需要获得患者颅内的血管像,因此采用 MRI T_1W 像,或采用液体衰减反转恢复序列成像(3D fluid attenuated inversion recovery,3D FLAIR)以及相位对比血管成像(phase contrast MRA,PC-MRA)。

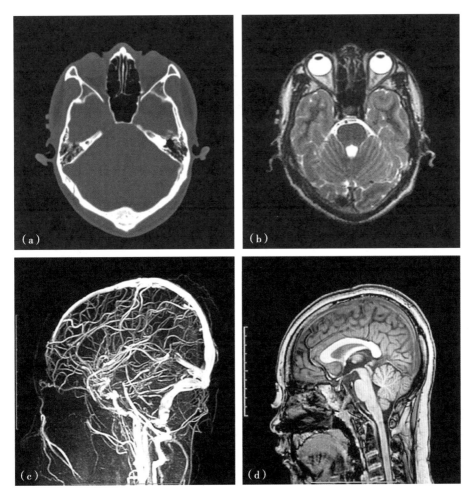

图 9-10　多模式的扫描图像
(a)头部 CT 图像;(b)头部的 3D FLAIR 像;(c)PC-MRA 像;(d)3D T_1。

2. **患者的手术模型构建**

(1)患者的皮肤模型:为精准地获得皮肤表面标志点的坐标信息,可以从 CT 图像分割重建出患者头部的三维模型。基于 CT 图像的头皮分割计算方法有多种,如第五章的阈值分割方法等,如图 9-11 所示。

(2)皮层结构和颅内血管的提取与模型构建:为构建出脑沟回结构的模型,选择在 MRI 的 T_1W

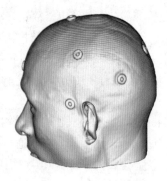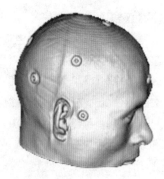

图 9-11　头部的皮肤模型

像上分割出脑实质。为提取颅内血管,选择无创的三维 PC-MRA 技术进行动静脉血管的成像。图像分割和可视化的处理流程如图 9-12 所示。

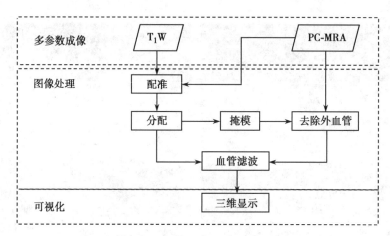

图 9-12　多模、多参数图像三维融合模型构建流程图

第一步:多模图像配准。为清晰显示颅内血管和脑结构,首先希望去除外层的颅骨,使模型中的脑沟回和皮层血管直接暴露出来。考虑到磁共振的时间较长,结构成像和血管成像中可能存在头部移动,为此首先将 T_1W 像与血管像 PC-MRA 进行配准。这里采用基于归一化互信息的方法,可以达到良好的配准效果。

$$NMI(A,B) = \frac{H(A)+H(B)}{H(A,B)} \tag{9-1}$$

其中,$H(A)$ 和 $H(B)$ 分别表示图像 A 和图像 B 的熵,$H(A,B)$ 表示两个图像的联合熵。

第二步:脑实质分割。脑实质分割又被称为"头骨剥离"技术,目前用于脑实质分割的方法可分为基于区域、基于边界以及混合方法。本例中使用模糊 C 均值(FCM)聚类算法,结合数学形态学操作来实现脑实质的分割,取得了很好的分割效果。FCM 聚类算法是一种常用于像素分类的模糊聚类算法,它允许像素同时属于多个分类,通过隶属度进行准确的聚类。为了描述每个像素相对于每个分类的关联度,引入了"隶属度"的概念来表示每一个像素属于各个分类的程度。在脑部 MRI 的 T_1W 图像分割中,考虑到脑实质的灰度与周围脑脊液有明显差异,同时,外层软组织虽然与脑组织灰度有重叠,但在空间上有明显分离,因此可以通过联合灰度和空间隶属度的聚类方法,提取出属于脑实质的体素。图 9-13 展示了采用 FCM 聚类算法提取的脑实质。

FCM 聚类算法是基于将下面的目标函数 J_m 最小化实现的。

$$J_m = \sum_{i=1}^{N} \sum_{j=1}^{C} u_{ij}^m \| x_i - c_j \|^2 \quad 1 \leqslant m \leqslant \infty \tag{9-2}$$

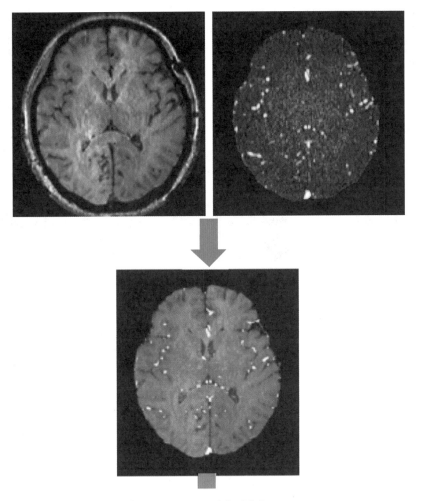

图 9-13　　脑实质分割

其中数据集 $X=\{x_1,x_2,\cdots,x_N\}$ 被分成 C 类, m 代表权重指数, 它决定了分类的模糊性。u_{ij} 代表数据 x_i 在第 j 个分类的隶属度, x_i 在各个分类的隶属度之和应为 1。c_j 表示第 j 个分类的中心, $\|*\|$ 是测量数据与分类重心的内积范数。

第三步:血管分割。血管分割是图像分割的一个特殊问题,具有一定挑战性。不同的血管分割算法依赖于图像模态、应用背景、自动化程度等多种因素。常用的血管分割算法可以分成以下六类:模式识别技术,基于模型的技术,基于跟踪的技术,基于人工智能的技术,基于神经网络的技术以及其他的血管识别技术。各种分割算法并非严格按照这些进行分类,有些算法同时应用不同的技术。由于血管分割难度高,仅使用一种算法较难得到好的结果。本案例中给出一个基于 PC-MRA 血管图像分割方法,通过多尺度的血管增强滤波器(multi-scale vessel enhancement filter)与阈值分割的方法结合,提取颅内血管的最大密度投影(maximal intensity projection, MIP)(图 9-14)。

第四步:图像分割处理后,可获得电极植入手术中涉及的相关组织对象分割图像,如血管、脑实质、颅骨与皮肤等分割后图像。利用第七章提到的三维建模与面绘制理论方法,分别针对不同组织对象进行三维建模,并对不同组织对象三维表面绘制模型进行颜色、光照、透明度等属性赋值,同时将多个组织对象三维结构显示在一个计算机可视空间里,根据手术需求进行显示区域的控制,如图 9-15 所示。

3. **手术规划**　将术前扫描的影像数据导入导航系统,医生根据需要制订手术计划。手术规划模块提供二维和三维两种规划显示模式。二维规划显示模式可提供患者的影像轴位、冠状位、矢状和任意切面的二维图像的显示,并可让医生在任意层面勾画手术路径。三维规划显示模式可提供基于患

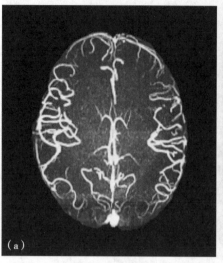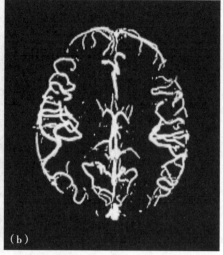

图 9-14　　分割前后 PC-MRA 血管图的 MIP 图

（a）分割前 MIP 图；（b）分割后轴位 MIP 图。

者影像数据的三维模型，为精准的预放置电极位置提供三维解剖结构数据。

4. 术中注册　利用导航探针将患者上标志点坐标与影像上的标志点坐标对应起来。患者注册是用已标定好的探针尖端轻触患者头皮标记中心处，通过定位跟踪装置采集该空间位置，并计算出该点在世界坐标系下的坐标，即患者头皮标记点在世界坐标系下的坐标。依次注册患者头皮各个标记，可以得到在世界坐标系下的一组坐标，结合图像处理中得到的对应标记在模型坐标系中的坐标，可以建立世界坐标系和模型坐标系之间的变换关系。把两个坐标系下各自独立的实体通过变换关系显示在同一个坐标系下，即完成了导航手术的注册过程。

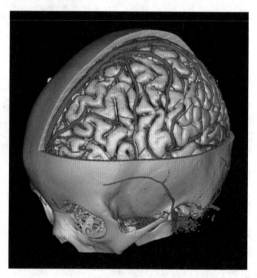

图 9-15　　脑静脉血管、脑沟回可视化模型

对于导航系统的注册过程，可以抽象出数学表述：已知一组点集在世界坐标系下的坐标 $\{W_i\}$ 和在模型坐标系下的对应坐标 $\{M_i\}$，其中 $i = 1, 2, \cdots, n$，n 为注册点集数目；寻找一个最优的变换矩阵 T_{w-m}，使得经过变换后的坐标 $T_{w-m}(W_i)$ 与 M_i 坐标最接近。根据空间变换的知识，仿射变换 T_{w-m} 可以分解为彼此独立的平移变换 T、旋转变换 R 和尺度变换 s，则该数学问题就演变成求解最优的旋转变换矩阵 R、平移变换矩阵 T 和尺度参数 s，使之满足表达式

$$\min \sum_{i=1}^{n} \| M_i - [sR(W_i) + T] \|^2 \tag{9-3}$$

对于该数学问题，Berthold 引入了齐次坐标和四元数的理论，用最小二乘方法推导出了求解两个坐标系之间最优变换矩阵的算法。此后，Paul 在该算法的基础上发展出用于非配对点云的 ICP 及其加速算法，在三维点云的配准以及运动估计等方面取得良好的效果。

算法步骤如下。

（1）求解两组点集的质心。

$$\overline{W} = \frac{1}{n} \sum_{i=1}^{n} W_i, \quad \overline{M} = \frac{1}{n} \sum_{i=1}^{n} M_i, \quad i = 1,2,\cdots,n \tag{9-4}$$

（2）把点集的绝对坐标值转换成与质心的相对坐标值。

$$W_i' = W_i - \overline{W}, \quad M_i' = M_i - \overline{M} \tag{9-5}$$

（3）对于每一个点对应的两组坐标值，计算九个乘子。

$$x_W' x_M', x_W' y_M', x_W' z_M', y_W' x_M', y_W' y_M', y_W' z_M', z_W' x_M', z_W' y_M', z_W' z_M' \tag{9-6}$$

（4）计算点集中 n 个点的乘子之和。

$$S_{xx} = \sum_{i=1}^{n} x_{W,i}' x_{M,i}', \quad S_{xy} = \sum_{i=1}^{n} x_{W,i}' y_{M,i}', \quad \cdots, \quad S_{zz} = \sum_{i=1}^{n} z_{W,i}' z_{M,i}' \tag{9-7}$$

（5）计算由乘子之和组成的对称矩阵 N。

$$N = \begin{pmatrix} S_{xx}+S_{yy}+S_{zz} & S_{yz}-S_{zy} & S_{zx}-S_{xz} & S_{xy}-S_{yx} \\ S_{yz}-S_{zy} & S_{xx}-S_{yy}-S_{zz} & S_{xy}+S_{yx} & S_{zx}+S_{xz} \\ S_{zx}-S_{xz} & S_{xy}+S_{yx} & -S_{xx}+S_{yy}-S_{zz} & S_{yz}+S_{zy} \\ S_{xy}-S_{yx} & S_{zx}+S_{xz} & S_{yz}+S_{zy} & -S_{xx}-S_{yy}+S_{zz} \end{pmatrix} \tag{9-8}$$

（6）根据 Berthold 的算法，当单位四元数 $q(q_0,q_x,q_y,q_z)$ 等于对称矩阵 N 的最大特征值对应的特征向量时，由 q 表示出的旋转变换矩阵 R 取到最优值。

$$R = \begin{pmatrix} q_0^2+q_x^2-q_y^2-q_z^2 & 2(q_x q_y+q_0 q_z) & 2(q_z q_x-q_0 q_y) \\ 2(q_x q_y-q_0 q_z) & q_0^2-q_x^2+q_y^2-q_z^2 & 2(q_y q_z+q_0 q_x) \\ 2(q_x q_z+q_0 q_y) & 2(q_y q_z-q_0 q_x) & q_0^2-q_x^2-q_y^2+q_z^2 \end{pmatrix} \tag{9-9}$$

（7）求解尺度参数 s：根据最优旋转矩阵 R、平移矩阵 T 和尺度参数 s，使下面的表达式取到最小值。

$$\sum_{i=1}^{n} \| M_i' - sR(W_i') - T' \|^2 \tag{9-10}$$

其中

$$T' = T - \overline{M} + sR(\overline{W}) \tag{9-11}$$

展开表达式（9-10），可以得到

$$\sum_{i=1}^{n} \| M_i' - sR(W_i') \|^2 - 2T' \cdot \sum_{i=1}^{n} \left[M_i' - sR(W_i') \right] + n \| T' \|^2 \tag{9-12}$$

根据质心性质 $\sum_{i=1}^{n} M_i' = \sum_{i=1}^{n} W_i' = 0$，可以推断出公式（9-12）的中间项为 0；而公式（9-12）的第一项与 T' 无关，最后一项不可能为负数，所以，可以推断出当 $T' = 0$ 时，表达式（9-12）取到最小值。则公式（9-10）可以写成

$$\sum_{i=1}^{n} \| M_i' - sR(W_i') \|^2 \tag{9-13}$$

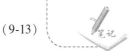

由于旋转变换 $\boldsymbol{R}$ 保持了尺度的不变性,所以有 $\|\boldsymbol{R}(W_i')\| = \|W_i'\|$,展开公式(9-13),可得

$$\sum_{i=1}^{n} \|M_i'\|^2 - 2s \cdot \sum_{i=1}^{n} \left[M_i' \cdot \boldsymbol{R}(W_i')\right] + s^2 \sum_{i=1}^{n} \|W_i'\|^2 \tag{9-14}$$

对尺度参数 s 进行配方,求得使公式(9-14)取最小值时的 s。

$$s = \sum_{i=1}^{n} M_i' \cdot \boldsymbol{R}(W_i') \bigg/ \sum_{i=1}^{n} \|W_i'\|^2 \tag{9-15}$$

(8)求解最优平移矩阵 $\boldsymbol{T}$:根据上述推导可得当 $\boldsymbol{T}' = 0$ 时,公式(9-12)取到最小值。所以,由公式(9-11)可得

$$\boldsymbol{T} = \overline{M} - s\boldsymbol{R}(\overline{W}) \tag{9-16}$$

由此可见,最优平移矩阵 $\boldsymbol{T}$ 就是模型坐标系下点集的质心坐标与经过最优旋转矩阵 $\boldsymbol{R}$ 和尺度参数 s 变换后世界坐标系下点集的质心坐标之间的差值。

由最优旋转矩阵 $\boldsymbol{R}$ 和最优平移矩阵 $\boldsymbol{T}$ 求得由齐次坐标表示的最优变换矩阵。

$$\boldsymbol{T}_{w-m} = \begin{pmatrix} \boldsymbol{R} & 0 \\ \boldsymbol{T} & 1 \end{pmatrix} \tag{9-17}$$

至此,通过患者头部的标记在世界坐标系和模型坐标系下的两组坐标值,可以得出手术导航系统中世界坐标系到模型坐标系的变换关系。

5. 跟踪引导 最后进行术中实时导航。探针尖在手术区域移动时,显示器上同步连续显示探针尖在相应图像模型上的三维空间位置,并可根据需要显示多种视角的观察(图9-16)。

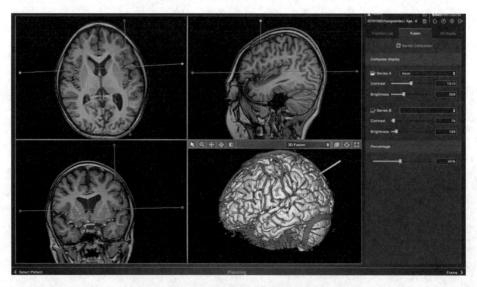

图9-16 图像导航实时跟踪

(丁 辉)

思考题

1. 医学图像引导手术规划与导航系统必不可少的硬件组成部分有哪些？分别起到什么作用？
2. 手术规划软件的主要功能模块有哪些？分别用到哪些图像处理技术？
3. 图像分割技术在医学图像引导手术规划与导航系统中的哪些环节发挥作用？
4. 图像配准算法在医学图像引导手术规划与导航系统中的哪些环节发挥作用？
5. 基于头部 MRI 的脑实质分割提取的主要方法有哪些？举例说明算法思想与算法步骤。
6. 在头部手术中，为获得准确的皮肤和颅骨结构，通常会从哪种类型的医学图像中获取相应信息？高质量的颅内灰质、白质和脑室等软组织结构信息，通常会从哪种类型的医学图像获取？
7. 针对头部 MRI 与 CT 两种模态的图像融合，通常采用什么配准方法？简述算法思想与算法步骤。
8. 脑血管分割提取的主要难点有哪些？有什么处理对策？
9. 多平面显示技术、面绘制和体绘制技术在手术规划与导航中各自的优势是什么？

脑功能磁共振影像分析及应用 第十章

　　前面几章重点介绍了图像的基础知识、分割、配准和可视化等内容。本章选取医学图像中一种特殊的成像——功能磁共振成像（functional magnetic resonance imaging，fMRI），简单介绍其基础、初步分析方法和几个应用实例。主要目的是使读者了解功能磁共振成像的基本原理、常用的基本处理方法和处理步骤、常用的脑功能度量指标以及在神经精神疾病中应用的简单实例。

　　本章内容以静息态功能磁共振成像分析为主。第一节简单介绍功能磁共振的原理，任务态功能磁共振和静息态功能磁共振成像的常用研究方法。第二节主要介绍静息态功能磁共振的处理方法，不同层次的计算指标、计算方法和应用研究方法。第三节以重大疾病阿尔茨海默病的功能磁共振研究为例，介绍如何应用功能磁共振研究其临床应用。第四节为总结与展望。

第一节　功能磁共振简介

　　随着"大数据""精准医学""早期识别"等一系列研究热点问题在临床科学的涌现，2021 年 9 月，科学技术部印发的《关于对科技创新 2030-"脑科学与类脑研究"重大项目 2021 年度项目申报指南》指出："脑科学与类脑研究重大项目 2021 年度围绕脑认知原理解析、认知障碍相关重大脑疾病发病机理与干预技术研究、类脑计算与脑机智能技术及应用、儿童青少年脑智发育研究、技术平台建设 5 个方面部署研究任务。"近年来，脑成像技术已成为脑科学、神经科学和神经精神病学研究的不可或缺的工具，特别对脑疾病的早期精准识别及预后评价有着极为重要的临床应用价值。

　　功能磁共振成像（fMRI）是 20 世纪 90 年代初随着 MRI 快速成像技术的发展而出现的成像技术，是最常用的一种非损伤性的活体脑功能检测技术。fMRI 根据神经元兴奋后局部耗氧与血流增幅不一致的原理，利用脑血氧水平依赖（blood oxygenation level dependent，BOLD）引起的磁共振信号变化来间接反映神经元活动。概括地讲，人体受到刺激后，局部脑组织产生兴奋，动脉血（含氧合血红蛋白）流入兴奋脑区，脑组织局部含氧量增加，造成局部逆磁性物质增加，而周围组织因没有神经活动，氧含量不增加，局部主要为顺磁性物质，这样就构成了信号对比。fMRI 作为检测脑功能活动的一种手段，具有一些其他功能成像技术（如之前最为常用的 PET 技术）所不具备的优势：不需注射放射性核素，是一种非侵入式检测活体脑功能的成像技术；同时具备较高的时间分辨力和空间分辨力（全脑扫描可以达到秒级，单层扫描可以达到几十到几百毫秒，层内空间分辨力可以达到 1.5mm）。最新的磁共振成像方法可以在毫秒的时间尺度上无创地跟踪大脑信号的传播。

　　而且，早期的研究已经证实 fMRI 技术所检测到的脑功能模式与已知的脑区功能是一致的。鉴于这些优势，基于 fMRI 技术进行脑活动分析研究在近 10 年得到了迅速发展，这项技术已经逐渐成为对活体脑功能研究的重要手段之一。利用 fMRI 技术研究脑功能活动已成为当今的研究热点，fMRI 技术已在神经科学及临床研究中得到广泛应用。根据设计，目前的研究大体上可以分为基于任务的功能磁共振和静息状态下的功能磁共振两种研究范式。

一、基于任务的功能磁共振研究

基于任务的功能磁共振成像(task-based fMRI)研究是功能磁共振技术中运用最早、最多以及使用最成熟的技术。任务状态 fMRI 研究的主要依据是在执行任务时对应功能脑区的血氧水平依赖性对比度增强原理,设计方式主要包括组块设计(block)和事件相关(event-related)两种方法。但是,任务设计是否合理以及被试主观态度和配合程度都会对实验产生较大影响。在外加任务的作用下,神经细胞的功能活动会引起血液含氧量的变化,而血液含氧量的变化又会引起磁场中磁信号的变化。具体地说,在外加刺激任务的作用下,与该任务有关的脑区神经元产生活动,消耗大量的能量,脑内能量供应主要来自葡萄糖的糖酵解和氧化磷酸化,因此需要消耗大量葡萄糖和氧,这主要依靠血流供应。由于血流的增加总是大于氧的消耗,所以最终供应的氧大于消耗的氧,使得脱氧血红蛋白浓度降低。由于脱氧血红蛋白是顺磁性的物质,其浓度的减小延长了去相位,改变了 $T_2\text{-star}(T_2^*)$ 信号,从而表现为 fMRI 信号的增加(图 10-1)。因此,在不需要外加造影剂的情况下,采用适当的成像序列就可以利用临床 MRI 装置探测不同任务状态下的脑功能活动。

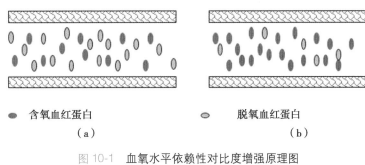

　● 含氧血红蛋白　　　　　　　　　 ○ 脱氧血红蛋白
　　　　(a)　　　　　　　　　　　　　　　(b)

图 10-1　血氧水平依赖性对比度增强原理图
(a)基线状态;(b)任务状态。

基于任务的 fMRI 研究的基本流程通常可分为制订任务刺激方案、优化扫描序列、结构像扫描、功能像扫描、数据预处理、激活区检测、可视化显示以及对激活脑区的后期分析等步骤。其中,数据的处理分析是研究的关键之一。数据分析又可分为基于模型与基于数据两大类。基于模型的算法需要利用血流动力学函数的先验知识,典型的基于模型的算法有相关分析、t 检验、一般线性模型和反卷积模型等。基于数据的算法完全从数据自身出发,并不一定需要血流动力学的先验知识,典型的算法包括聚类分析、主成分分析、独立成分分析、区域增长、分裂合并等。除此之外,还有非参数统计方法、小波分析算法等。本章侧重于静息态 fMRI 的研究分析,因此对于任务状态的算法就不做过多的详细概述。

二、静息状态下的功能磁共振研究

大脑重量占人体重的 2%,却消耗了人体大约 20% 的能量。据推测在大脑所有的能量消耗中,仅有 0.5%~1% 被用于对外在刺激的响应。在传统的基于任务的 fMRI 脑功能研究中,静息状态(resting state)通常作为一种任务对比的基线状态,静息状态的脑功能活动在最初的 fMRI 研究中很少被关注。所谓静息状态是指数据扫描时参与者不需要执行复杂的任务,平静呼吸,安静平卧,最大限度减少身体主动与被动运动,尽量不做任何复杂思维活动的状态,是代表不同个体"默认"或"空闲"的状态。在基于任务的 fMRI 研究中,这种由自发性脑神经活动产生的 BOLD 信号被当作噪声,并通过平均作为一种对比状态。然而,从大脑能量代谢角度来看,大脑在执行任务时由外部刺激或任务所致的脑组织能量消耗的增加不足 5%,而大脑绝大部分的能量(60%~80%)主要用来维持大脑在静息状态下自发性的神经细胞活动。因此,从能量消耗的角度看,大脑静息状态下的固有的自发活动在整个脑功能中占极为重要的地位。因此,静息状态下的大脑自发性 BOLD 信号的活动并不是随机的、无意义的,而是人脑固有功能组织模式的一种反映。这也为神经成像研究开辟了一个全新的领域,即静息态fMRI(resting state fMRI,rsfMRI)研究。

由于无需复杂的实验设计,实际应用方便,被试易配合,而且结果分析不受各类假设的限制,影响因素较少,获取数据量大,可分析内容多,所以rsfMRI更容易被应用于神经精神疾病的临床研究。因此,随着人们对静息脑活动生理意义的理解的不断深入,rsfMRI已成为脑活动的研究热点之一。目前,对于rsfMRI大脑自发性神经元BOLD信号的分析,大致从两方面入手:一方面是研究空间上彼此独立的不同脑区之间低频振荡信号的时间相关性,即功能连接(functional connectivity);另一方面则是关于不同脑区BOLD信号的特征分析。

由于其临床意义重大,本章对rsfMRI的主要分析方法、分析测度及其在临床应用展开重点介绍,期望能够通过临床应用的具体实例研究,使得读者对rsfMRI的处理方法及应用有大体的了解。

1. 静息态fMRI数据的信号特征

(1)信号强度:如前所述,fMRI信号的强度和血液含氧量有关,血液在灰质中约占脑重的6%,在白质中更少,所以脑激活时的血流动力学信号改变是很小的。一般来讲,对于1.5T的MRI系统,脑信号变化率为2%~4%,在3.0~4.0T的MRI脑信号变化率一般为5%~20%。在静息状态下,脑信号变化率在1%~3%之间。高场磁共振,如7.0T中,脑信号变化效应可达到7%~8%。

(2)噪声污染:fMRI(尤其是静息态fMRI)信号中包含着大量的噪声,大致分为系统噪声、生理噪声和其他来源的噪声。系统噪声的主要来源有主磁场不均匀、梯度磁场非线性等。生理噪声是由心搏和呼吸有关的组织搏动引起的。其他来源的噪声包括因被试头部的移动(简称"头动")和扫描仪的巨大噪声等原因引起的噪声。由于信号变化率比较小,与噪声波动几乎位于同一个水平上,所以fMRI的信噪比较低,这就使得从噪声中分离信号的难度加大。近年来,分离fMRI信号中的噪声研究越来越引起广大研究者的关注。滋扰变量回归和独立成分分析等方法被广泛用于fMRI的噪声去除中。但不同的方法之间各有优劣,效果仍然不够理想,如何更有效地消除噪声仍是未来研究的一个热点。

(3)异质性:不同的被试(甚至同一个被试不同的扫描时间)的脑活动差异较大。关于数据结果的可重复性问题(同一被试在不同机器上得到的数据、不同被试在同一机器上不同时刻得到的数据)引起了广泛的关注,例如重测信度(test-retest reliability)研究的兴起带动了后续系列研究。

2. 数据预处理

目前,静息态fMRI的数据分析分为数据预处理、数据分析、统计分析三个主要步骤(图10-2)。目前的主流软件包括SPM、FSL和AFNI。近年来nilearn受到越来越多研究者的关注。在部分处理过程中,为了进一步提高配准等的准确性,还会引入其他结构影像作为参考,例如最近被大力推荐的fMRIPrep就参考并包含了上述部分软件最精华的部分。

由于静息态fMRI数据信噪比较低,必要的数据预处理可以有效地抑制信号中的噪声,避免其他因素干扰,通常包括以下几个方面。

(1)层间校正(slicing timing):对于fMRI序列图像而言,每一次全脑扫描大概需要1~3s的时间。图像每一层扫描时间的轻微差别,可能会带来一定的系统误差。一般做法是选择中间扫描层的时间为基准,根据层间扫描顺序,对时间误差进行校正。

(2)头动校正(realign):在磁共振扫描阶段,被试者难免有不由自主的头部移动,这既包括物理性的头部的摆动,也包括生理

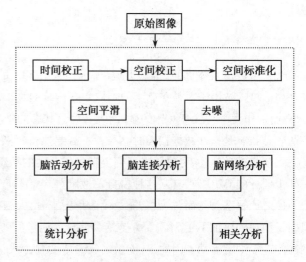

图 10-2　功能磁共振影像的分析一般步骤概览

性活动,如呼吸和心搏引起的头部移动和脑组织波动。一般处理方法是采用头部固定方法减少被试的头部运动。即使是这样,被试者的头部轻微的移动还是可能会引起 fMRI 序列中的信号错位、混淆,导致较大的误差。所以,对图像进行头动校正是很必要的。一般做法是从时间序列图像中选择一幅典型图像(第一幅或者中间一幅),其他时间点图像依次与之配准。这一步骤是同一个被试者相同体位的微小调整,因此以刚体配准为主要的方法。

(3) 空间标准化(spatial normalization):对于多个被试的研究,由于不同人的脑尺寸、形态各不相同,为了减少个体之间解剖差异,一般认为需要一个模板,把所有被试脑向标准模板配准。目前被广泛接受的标准坐标系是 Talairach & Tournoux 模板和加拿大蒙特利尔神经科学研究所提出的标准脑模板(MNI template)。这个过程需要将个体空间配准到标准空间,一般采取非线性配准为主要的方法。同时,在这一个过程中,需要将个体空间的信号进行图像插值和采样,以期可以进行组建比较分析。

(4) 空间平滑(spatial smoothing):能够有效地削弱随机噪声,提高信噪比。但是它同时会降低图像的对比度,所以必须在提高信噪比和维持图像的对比度之间进行权衡。在功能磁共振影像中,多采取三维空间上的半高全宽高斯核进行插值。高斯核的大小一般选择 1~3 倍的体素大小。

(5) 去漂移:扫描序列时机器的不稳定性以及生理性活动(如呼吸和心搏)会引起时间序列的漂移,因此统计分析前的去漂移是一个重要的预处理步骤。这个过程一般采取一般线性模型进行回归分析。

(6) 掩膜(mask)处理:在成像数据中,有很大一部分非大脑区域,例如背景、头皮、头骨等。一般来讲,统计分析是在脑内部分进行的,所以脑以外的区域不包括在内。一般的做法是:找到一个覆盖全脑的模板,脑内的区域置 1,脑外的区域置 0,置 0 的区域将不再参加随后的统计分析。

(7) 进一步地消除高频噪声和低频信号:常用的方法包括线性回归和滤波等。由于 BOLD fMRI 信号易受到头动的影响,所以静息态 fMRI 研究对被试的头动要求较严格,一般情况下要求被试者头动在平移和旋转方向上都小于 1 个体素的大小。所以,当今的研究需要利用回归分析的方法进一步去除线性漂移、头动、全脑或局部脑区(如白质、脑脊液、系统噪声等)对信号的影响。其后可以进行带通滤波(通常为 0.01~0.08Hz)去除信号直流分量和高频噪声。当然目前大量的研究对于头动影响的控制提出了很多新的方法和观点,在此不一一赘述,更多的文章可以参考关于 head motion(头动)的文献(在题目或者摘要中选择"head motion"和"fMRI")。

第二节 静息态功能磁共振影像分析

静息态 fMRI 数据分析方法及应用研究是脑功能研究中的一个重要环节。概括来讲,静息态 fMRI 分析及其在神经精神疾病中的应用可分为三方面:①脑活动分析;②脑功能连接分析;③脑网络分析。本节将分别从上述三方面对静息态 fMRI 的各种分析方法做详细介绍。

一、脑活动分析

脑活动分析主要通过分析 fMRI 时间序列特征来实现。目前已有的静息态 fMRI 序列特性分析的方法主要包括以下几种。

1. 谱分析方法 Cordes 等通过傅里叶变换对信号进行频谱分析,计算各频率成分对脑区之间功能连接的贡献。他们发现对左右半脑视觉、听觉和运动皮层功能连接贡献较大的频率成分主要集中在 0.05Hz 以下。

2. 低频波动的跨相关系数(cross-correlation coefficients of spontaneous low frequency,COSLOF) Li 等的 COSLOF 方法的简单原理如下。

假设某一感兴趣区内有 K 个体素,第 i 个体素与第 j 个体素的时间序列的相关系数为 $cc(i,j)$,则该感兴趣区的 COSLOF 指数为

$$COSLOF = \frac{2}{K(K-1)} \sum_{i=1}^{K-1} \sum_{j=i+1}^{K} cc(i,j) \qquad (10\text{-}1)$$

COSLOF 度量局部脑区内部的所有体素时间序列之间的相似性。该方法也可以看作是区域内功能连接的度量。

3. 局部一致性（regional homogeneity，ReHo）方法及改进 ReHo 算法 利用了脑内具有相似功能的体素 BOLD 信号的相似性（或同步性）比较强的特点，Zang 等提出的 ReHo 方法，对于脑内某个体素有

$$ReHo = \frac{\sum_{i}^{n} R_i^2 - n \cdot \overline{R}}{k^2(n^3-n)/12}$$

表示该体素与它周围邻域的 Kendall 系数。$R_i = \sum_{j=1}^{k} r_{ij}$ 是第 i 个时间序列的秩数，r_{ij} 是第 i 个时间序列的第 j 时间点，n 是时间序列长度，k 是邻域中点的个数。该方法可以在没有任何先验信息的情况下检测出静息状态下持续活动的脑区。

Tian 等改进了此算法，并将改进的度量命名为静息态活动指数（resting-state activity index，RSAI）。

$$RSAI = ReHo \times LF_{std} \qquad (10\text{-}2)$$

其中 LF_{std} 为信号的低频波动标准差。该度量不但考察局部的特性，而且考察了时间序列本身的波动特性。

4. 低频振幅（amplitude of low-frequency fluctuation，ALFF）和分数低频振幅（fractional amplitude of low-frequency fluctuation，fALFF） 对于功能磁共振数据的每一个体素上的时间序列，可以计算其 ALFF 来反映信号的波动特性。

$$ALFF = \sum_{f \in LF} \sqrt{\frac{|X|}{N}} \qquad (10\text{-}3)$$

这里 $X(k) = \sum_{j=1}^{N} x(j) e^{-2\pi i(j-1)(k-1)/N}$，$f$ 指的是关注的频段，N 是时间序列长度。

$$fALFF = \frac{ALFF_{f \in LF}}{ALFF_{f \in FF}} \qquad (10\text{-}4)$$

这里 LF 指代低频部分（low frequency），FF 表示全频带（full frequency）。

5. 振幅（amplitude） 定义为时间信号活动与平均强度之间的距离。

$$AM = \frac{1}{N} \sum_{j=1}^{N} |x(j) - \overline{X}| \qquad (10\text{-}5)$$

这里 $x(j)$ 是时间序列的第 j 个时间点，$\overline{X}$ 是 X 的均值。这里需要指出的是该指标与相同频段上的 ALFF 高度相关，因此研究的时候仅仅需要考察其中一个指标即可。

6. 分形高斯噪声算法 分形高斯噪声（fractional Gaussian noise，FGn）具有赫斯特指数（Hurst exponent）和方差两个统计学特性，可以用来度量时间序列的自相似性。

7. 偶然自发激活的检测方法 Hunter 等通过提取静息状态下听觉区内比较活跃的时间点（该时间点上"体素取值超过该体素时间序列均值 2 倍标准差"的体素数目超过感兴趣区内所有体素总数的 2.5%），发现了静息状态下听觉区与前扣带回的协同自发活动。Hunter 等的方法仅仅适用于提取静息状态下偶然的脑活动，其方法的可推广性还有待进一步验证。

二、脑连接分析和脑网络分析

人脑是迄今为止最有效、最复杂的信息处理系统,脑内复杂的网络连接、信息传输与组织方式在实现人类认知功能方面起关键作用。

脑功能连接的概念最早出现在脑电图(electroencephalogram,EEG)研究中,是描述脑区之间协同工作模式的有效手段之一。在 20 世纪 90 年代初期,英国的 Friston 教授等首先提出用功能连接方法分析 fMRI 和 PET 数据。到目前为止,按照有无方向性可以将其分为功能连接(functional connectivity)和效应连接(effective connectivity)两大类。

功能连接度量空间上分离的不同脑区间时间上的相关性和功能活动的统计依赖关系。Sporns 于 2004 年进一步提出关于功能连接的更精确的定义:在解剖连接限定的范围内,神经元或神经元团块的非线性动态活动引起的活动依赖模式。Sporns 的定义强调了功能连接所具有的特性:①是以解剖连接作为物质基础的;②相对于解剖连接的稳定性,它是动态的;③是一种依赖模式,体现的是一种统计意义上的相互关系。

功能连接分析一般是基于数据的,即不依赖于特定的模型。相关系数或偏相关系数是目前应用最为广泛的度量脑区之间是否存在相互依赖关系的重要指标。频域下的相干分析和互信息分析也可以用来衡量这种交互作用。除此之外,一些多元统计分析方法,例如主成分分析、独立成分分析和层次聚类,也被广泛地应用于度量功能连接,但这些多元分析方法难以对脑区之间的功能连接进行直接度量。

1995 年,Biswal 等首次报道了人脑静息状态下 fMRI 信号的低频成分(频率<0.08Hz,称为"慢波振荡")在左右半脑初级运动区之间存在显著的相关性。这种空间上分离的脑区之间在时间上的相关性描述了脑区之间的功能活动一致性。继 Biswal 等的研究之后,又有一系列基于静息状态慢波振荡的研究报道了诸如运动、语言、听觉以及视觉等系统和边缘系统内部存在显著的功能连接;更有意义的是,近年来的研究发现在多种神经精神疾病中,如阿尔茨海默病(Alzheimer's disease,AD)、精神分裂症、抑郁症等,均存在与病理相关的静息脑活动和功能连接异常。这些证据表明静息状态脑活动分析是十分重要的而且是有实际意义的。

效应连接描述一个脑区是如何对另一个脑区进行作用的。效应连接定义为"一个神经元系统对另一个神经元系统施加的直接或间接的影响"。功能连接度量的是脑区间是否存在连接关系以及连接关系的强弱,而效应连接度量的是脑区间的信息传递模式。功能连接分析是不依赖于模型的。与此相对照,效应连接分析则需要一个因果或非因果模型:研究者根据需要确定模型中的感兴趣区,之后综合考虑神经解剖、神经生理及功能影像学数据的约束来建立模型。目前对效应连接的建模方法有结构方程建模、Volterra 卷积方法、变参数回归、动态因果模型、多变量自回归模型、Granger 因果模型等。由于效应连接较为复杂,并且不是本文研究的重点,所以在这里不再对其作过多介绍。

复杂网络由网络的节点及节点之间的连接组成,脑网络信息处理研究为理解脑信息加工机制开辟了新途径。脑网络可以在宏观、介观和微观尺度上进行研究。宏观尺度脑网络可以分为脑区内的局部脑网络和跨脑区的大尺度脑网络,脑高级功能是由多个脑区及其交互作用组成的脑网络实现的。磁共振成像技术的出现,为人们提供了无创研究脑网络的重要手段,进而催生了脑网络研究这一国际科学前沿,仅 2013 年就有 *Science*、*Nature Methods* 和 *Nature Neuroscience* 等 5 种国际权威刊物出版脑网络研究专刊,介绍脑网络研究进展。美国和欧洲分别于 2010 年前后启动了宏观尺度脑网络相关的国际研究计划。脑网络研究也是最近世界各国脑计划的核心内容之一。

通过功能连接的计算,脑区与脑区之间形成了脑网络。通过直接对功能连接进行分析,可以实现对脑网络的分析。根据功能连接的模式,相关分析方法可以分为基于一个或者几个感兴趣区域(region of interest,ROI)(种子点)的分析、局部脑网络分析、全脑网络分析和基于复杂网络的脑网络分析,粗略划分如图 10-3 所示。本小节介绍前三种直接针对功能连接的分析方法,基于复杂网络的脑网络分析方法将在第三小节介绍。

从局部到全局的脑网络分析方法

| 基于感兴趣区域的脑网络分析 | 局部脑网络分析 | 全脑网络分析 | 基于复杂网络的脑网络分析 |

图 10-3　功能连接分析体系示意图

1. 基于感兴趣区域的功能连接　所谓感兴趣区域分析,是传统的功能连接分析方法之一,就是选择一个(或几个)特定体素或者一个(或几个)脑区作为种子区,将它的时间序列或平均时间序列作为参考时间序列,然后与其他所有体素或其他脑区的时间序列做相似性分析,从而产生一个空间的互相关图,即功能连接模式图。通过统计分析,考察感兴趣区域的功能连接模式及考察在不同组之间功能连接模式的异同。这种方法的目的是分析某个特定感兴趣区域的功能连接模式,它的研究目标十分明确,但是它的结果高度依赖于种子点的选取,选择不同的种子点可能会得到不同的功能连接模式。一般种子点的选取可以利用解剖学的知识(某个脑区的标记点等)或功能定位(某个任务激活脑区的最大激活点等)方面的知识来选取。

2. 局部功能网络分析　近年来,也有研究利用先验知识,选择若干个感兴趣的区域,计算得到这些感兴趣区域之间的功能连接模式。除了比较区域之间功能连接的差异外,还可以在组间对区域功能连接模式进行对比分析,这种分析方法在神经精神疾病的研究中得到了广泛的应用。

功能磁共振研究都集中在比较局限的区域,即在特定的认知任务或内、外刺激下被激活的某个脑区。但是,大脑作为一个整体,任何任务都是大脑各功能区域协同作用的结果,人们认为各脑区之间不应该是独立的,而是相互联系并且进行着信息传递的;从解剖学上看,大脑各区域之间也是由纤维束相互连接的。因此,人们提出了网络的概念,即脑本身的特有连接属性影响着认知和情感信息的处理。多项研究都表明人脑可能由几个各自独立并具有不同功能的脑网络组成,以此来完成各类复杂的精神心理过程。因此,人们除了了解大脑在某一任务中激活的相关区域,也将更多的关注点转向了解这些相关激活脑区之间的信息传递。基于以上提到的技术,人们发现了在静息状态和大脑活动状态下人脑中存在的几大重要网络(包括默认网络、执行控制网络、注意网络、记忆网络、初级运动网络、凸显网络等)(图 10-4)。

局部功能网络分析的代表性工作使用独立成分分析方法获取经典的重要脑网络,而后利用网络或者连接的分析方法研究其统计属性和在多个群体的差别。这种方法往往关注一个或几个重要的局部网络,缺乏对全脑的度量。

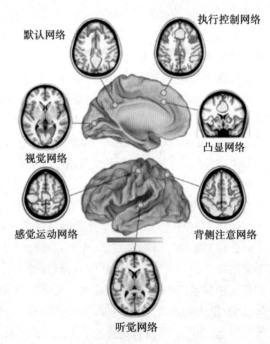

图 10-4　几个代表性的网络区域示意图

3. 全脑网络分析　近年来,覆盖全脑的脑网络分析的方法学研究以及在各种神经和精神疾病中的应用研究受到越来越广泛的关注。其一般步骤如图 10-5 所示:首先对于已经预处理好的数据,根据先验知识选择一个全脑图谱[例如解剖学自动标记图谱(anatomical automatic labeling,AAL)、脑网络组图谱(brainnetome atlas)等]或者基于脑内的每个体素,提取每个脑区的时间序列;根据计算度量,计算两两区域之间的功能连接;组内和组间统计分析;提取差异连接,进行下一步统计分析等。

应当指出的是相关、偏相关以及偏相干这些度量方法都只能度量变量之间的依赖关系。然而,脑区之间的交互作用是极为复杂的,往往包含非线性的依赖关系。因此探索更合理的功能连接度量方法也是未来研究方向之一。

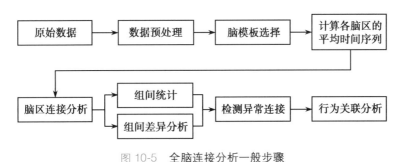

图 10-5　全脑连接分析一般步骤

三、基于复杂网络的脑网络分析

复杂网络研究在社会、自然、工程、生物等领域均已蓬勃开展起来,引入图论的观点建立复杂脑功能网络成为了目前新的研究方向。最近在不同层次、不同尺度的 fMRI 研究发现:无论在介观水平(基于体素)还是宏观水平(基于脑区)上,人脑功能网络具有高效的小世界属性。在考察人脑的认知功能及各种神经精神疾病的病理机制的研究中,脑功能网络受到广大研究者越来越多的关注。

基于图论的观点,人们提出了各种网络指标刻画复杂脑网络的拓扑结构。为了简单描述,这里仅仅列出部分常用的二值化无向网络的基本指标。具体的可以参考 Rubinov 博士和 Sporns 教授 2010 年发表在 *NeuroImage* 上的介绍。

假定一个网络记为 G,有 N 个节点. 对于每个网络,给定一个阈值 T,并定义

$$e_{ij} = \begin{cases} 1 & if\,|z(i,j)\,| \geq T \\ 0 & otherwise \end{cases} \tag{10-6}$$

即:如果 i,j 之间的功能连接强度大于给定的阈值 T,则 i,j 之间存在功能连接;若否,则不存在。那么每个被试在每个阈值下都可得到一个 $N×N(N=$脑区的个数$)$ 的无权重的网络 G。不同的脑区构成 G 的节点,脑区之间的连接强度 z 的绝对值大于 T 构成网络的边;若否,则两个脑区之间的边不存在。

完成复杂脑网络构建后,可以针对网络计算各种度量指标,从复杂网络的角度分析脑网络的特性。常用的网络指标如表 10-1 所示。

表 10-1　若干个常用的网络指标简介

基本概念	定义	解释
连接	$e_{ij} = \begin{cases} 1 & if\,|z(i,j)\,| \geq T \\ 0 & otherwise \end{cases}$	如果节点 i 与节点 j 之间的功能连接强度大于给定的阈值 T,则节点 i 与节点 j 之间存在功能连接;若否,则不存在
连接度	$K_p = \dfrac{1}{N}\sum_{i \in G} K_i$	定义和第 i 个节点(脑区)直接相连的子图(脑子网络)为 G_i,那么第 i 个脑区的连接度 $K_i(i=1,2,\cdots,N)$ 就可以定义为 G_i 中节点的数目
网络成本	$K_{cost} = \dfrac{1}{N(N-1)}\sum_{i \in G} K_i$	用整个网络的连边数除以网络最大可能的连边数 $[N(N-1)/2]$ 得到网络的稀疏性来衡量网络布线成本

基本概念	定义	解释
连接强度	$E_{i\_corr} = \dfrac{1}{K_i} \sum\limits_{j \in G_i} \|z(i,j)\| \cdot e_{ij}$	第 i 个脑区和与它直接相连的脑区之间的连接强弱
类聚系数	$C_i = \dfrac{E_i}{K_i(K_i-1)/2}$	第 i 个节点的绝对聚类系数为和它直接相连的节点之间相互之间的连接边数与这些节点之间可能的最大连接边数的比值，这里 E_i 是子网络 G_i 中边的数目
最短路径长度	$L_i = \dfrac{1}{N-1} \sum\limits_{i \neq j \in G} \min\{L_{ij}\}$	$\min\{L_{ij}\}$ 是从第 i 个节点到第 j 个节点的最短路径
网络连接紧密程度	$L_p = \dfrac{1}{N} \sum\limits_{i \in G} L_i$	网络中所有节点最短路径长度的平均值
小世界属性	$\gamma = C_p^{real}/C_p^{rand} > 1,$ $\lambda = L_p^{real}/L_p^{rand} \approx 1$ $\sigma = \gamma/\lambda$	描述聚类系数和最短路径长度的关系，较高的小世界属性表示网络的效率较高，同时具有较好的抗冲击性小世界
全局效率	$E_{global} = \dfrac{1}{N(N-1)} \sum\limits_{i \neq j \in G} \dfrac{1}{L_{ij}}$	最短路径长度的调和逆 L_{ij} 是 i 节点到 j 节点的最短路径，是衡量信息在网络中传递快慢的一个全局综合指标，同时也可以评价信息是如何在局部子网络和全局大网络快速传递的
局部效率	$E_{local} = \dfrac{1}{N} \sum\limits_{i \in G} E_{i\_local}$ $E_{i\_local} = \dfrac{1}{N_{G_i}(N_{G_i}-1)} \sum\limits_{j,k \in G_i} \dfrac{1}{L_{jk}}$	节点 i 局部效率是网络在去掉节点 i 后，G_i 中节点之间的信息传递效率，它可以衡量网络的抗攻击能力网络中节点局部效率的算术平均值
网络的中心度	$C_i^B = \dfrac{1}{N(N-1)} \sum\limits_{s \neq i \neq t} \dfrac{\rho_{st}(i)}{\rho_{st}}$	$\rho_{st}(i)$ 是节点 s 到节点 t 的最短路径经过 i 节点的数目，ρ_{st} 是从节点 s 到节点 t 的所有最短路径数目。网络的中心度是衡量信息在网络中的传递能力的一个全局指标
结点（i）网络抗攻击性	$VR(i) = \dfrac{E_{glob} - E_{glob}^i}{E_{glob}}$	E_{glob} 是网络的全局效率，E_{glob}^i 是网络中第 i 个节点被去除后的全局效率
网络的抗攻击力	$VR_{net} = \max\limits_{i \in G}\{VR(i)\}$	网络的抗攻击能力定义为最大的 $VR(i)$

这里列举的连接度、连接强度等常用指标的计算示例结果如图 10-6 所示。

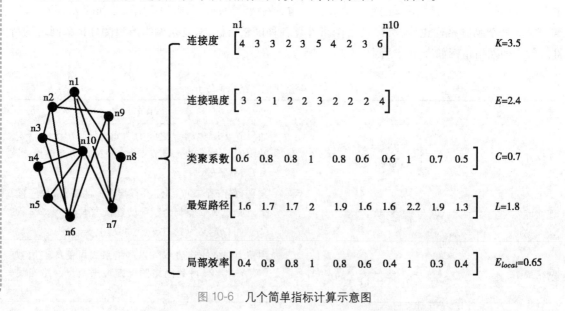

图 10-6　几个简单指标计算示意图

除了上述较为简单的网络指标外,还有模块属性、参与系数和网络度分布等较为复杂的网络度量。

(1)网络模块化:利用 Newman 教授提出的网络谱分析模块化算法可计算脑网络的模块化属性。具体算法如下。

如果把矩阵分成两个模块 $G1$ 和 $G2$,可以得到

$$s_i = \begin{cases} 1 & i \in G1 \\ -1 & i \in G2 \end{cases} \tag{10-7}$$

则网络的模块化属性为

$$Q = \frac{1}{4m} s^{\mathrm{T}} B s \tag{10-8}$$

其中,$\boldsymbol{B}_{ij} = G_{ij} - \dfrac{k_i k_j}{2m}$,$m = \dfrac{1}{2}\sum_i k_i$,$k_i$ 是网络的第 i 个节点的连接度。那么如何得到 s 呢?对矩阵 $\boldsymbol{B}$ 进行特征值分解并排序特征值为 $\beta_1 \geq \beta_2 \geq \cdots \geq \beta_N$,对应的特征向量为 $u_1, u_2, \cdots, u_N$,对 s 有如下定义:

$$s_i(k) = \begin{cases} 1 & u_1(k) > 0 \\ -1 & otherwise \end{cases} \tag{10-9}$$

这样就可以把一个图分成两个模块。对于每一划分后的小模块 g(结点数 N_g),按照一定的规则,仍可以按照上述方法继续进行模块化分割。

$$\Delta Q = \frac{1}{4m} s^{\mathrm{T}} B^{(g)} s \tag{10-10}$$

其中

$$\boldsymbol{B}_{ij}^{(g)} = \boldsymbol{B}_{ij} - \delta_{ij} \sum_{k \in g} \boldsymbol{B}_{ik}, \quad \delta_{ij} = \begin{cases} 1 & i = j \\ 0 & i \neq j \end{cases} \tag{10-11}$$

若 $\Delta Q = 0$,则 g 不可继续分解;若否,继续分解 g。此步骤一直进行到所有子模块不可再分为止。进一步的模块属性最大化处理,对于节点 i,可以计算把它从一个模块转移到另一个模块,然后计算 ΔQ_i,这样就可以找到增长最多的节点从一个模块转移到另一个模块;重复上述的步骤(移动过的节点不再参与移动),最终可以找到一个使模块化属性最大的网络划分。

因此,按照上述步骤,可以得到网络的模块化属性 Q 值。

$$Q = \sum_{i=1}^{M} \left[e_{ii} - \left(\sum_j e_{ij} \right)^2 \right] \tag{10-12}$$

这里 M 是模块的个数,e_{ii} 是第 i 个模块内部节点相连接的边数,e_{ij} 是第 i 个和第 j 个模块之间的变数。上述算法可以最大化网络的 Q 值,得到模块划分方法。

(2)参与系数:具体定义为

$$P_i = 1 - \sum_{s=1}^{M} \left(\frac{k_{is}}{k_i} \right)^2 \tag{10-13}$$

这里 k_i 是网络中第 i 个节点的总连接度,k_{is} 是节点 i 和模块 s 中节点的连接数,M 是网络中的模块总

数。参与系数接近于1,说明节点 i 和所有模块中的点都相连;接近于0则说明节点 i 仅和同一个模块的点相连。参与系数在某种程度上可以表征节点是模块与模块的连接点还是模块内部小团体的重要节点。

（3）网络度分布:在真实的网络中并不是每一个节点都有相同的连接度,利用节点的度分布可以把网络分成若干个不同的类。Amaral 等建议根据网络的节点度分布可以把小世界网络分为三类,其节点度分布分别服从不同的分布。

1）无标度网络(scale-free network):节点度分布分别服从幂率分布, $p(k) = k^{-\alpha}$。

2）单尺度网络(single-scale network):节点度分布分别服从指数分布 $p(k) = e^{-\alpha k}$。

3）大尺度网络(broad-scale network):节点度分布分别服从指数截尾分布, $p(k) = k^{\alpha-1} e^{k/\beta}$。

人脑是一个极其复杂且动态变化的高效的小世界网络,各种信息可以在人脑局部和全脑内快速地被传递和处理。大脑总是作为一个整体网络来运作的,考察少量几个脑区所组成的局部脑网络(例如,与一个或几个事先选定的感兴趣区域有关的功能连接,或在某个特定任务下激活的某个功能网络)只关注于某个局部功能网络内特定的功能连接,而忽略了整体网络的全局组织结构。关于人脑复杂功能网络的全局组织结构,以及这样复杂的网络组织结构是如何使得人脑极为高效、灵活地实时处理来自外界及人脑内部的各种复杂信息的,目前仍然所知甚少。复杂网络分析可以从一个全局的角度研究脑网络的组织原则和特性,从而可以从宏观的角度揭示脑对各种信息的处理加工机制,为从全局和整体的角度考察人脑功能提供新的研究视角,进一步加深对人脑功能活动的空间—时间模式的理解。

第三节　功能磁共振在重大疾病中的应用举例

脑网络研究技术发展近 20 年,已被广泛应用到各种神经精神疾病的研究中。这些研究涉及重要脑网络特性、脑结构或脑功能与临床认知的复杂关系,极大地推动了对精神疾病异常的神经机制的理解。本节以脑网络在阿尔茨海默病(AD)的应用为例,简要回顾复杂脑网络的临床应用。AD 是最常见的老年期认知障碍疾病。该病常起病隐匿,早期多表现为近记忆力减退,随病情进展逐渐出现语言、计算、定向及情感等多领域认知功能障碍。据世界卫生组织统计,目前全球痴呆患者的数量已超过 5 000 万,到2050 年,痴呆患者的数量预计将达 1.52 亿,其中大部分病因是 AD。目前,我国痴呆患者已超过 1 000 万人,其中有 60% 是 AD,患者人数已居世界第一,同时也是全球增速最快的国家之一;预计到2050 年,我国的痴呆患者人数将达到 2 800 万。根据国家统计局数据显示,2022 年,我国 65 岁以上人口已经突破 2 亿人,AD 正严重危害着老年人的身体健康,并给患者、家庭以及整个社会带来沉重的负担。我国已处于“未富先老”的窘境中,如何能更好地利用有限的经济资源防治 AD 就显得尤为重要。因此,我国对于 AD 的早期识别、早期防治任务更重,这就迫切需要找到 AD 的早期识别标记,也迫切需要研究 AD 高危人群的异常表征。

AD 的发病机制至今仍未完全确定,这对相关的药物研究造成了重要影响。截至目前,多种被寄予厚望的药物临床试验相继宣告失败,而目前市场上获批的全都是对症治疗药物,并不能从根本上改变疾病进程,难以治愈疾病。此外,尽管有研究表明早期干预有望延缓 AD 的进展,但受限于早期诊断方法的匮乏,在目前的条件下难以实现早期干预。

当前尽管 AD 在极早期就会出现病理标志——β-淀粉样蛋白(amyloid β-protein, Aβ),但有效的检测手段也只有正电子发射断层成像(PET)和抽取脑脊液进行 Aβ 的水平检测。前者需要价值数千万的设备并对受检者注射一定剂量的放射性药物;后者需要侵入性的穿刺,并不适合对没有症状的人群进行大规模早期筛查。相比之下,磁共振,尤其是功能磁共振提供了一个可能的解决方案,可较为全面地解析 AD 的脑活动和脑网络改变与认知能力之间的关系。总体上讲,AD 的脑网络异常研究正越来越被广大学者所关注。基于脑网络研究 AD 的文献非常丰富,从早期基于脑区,到基于体素、连接/

网络,再到目前基于多模态数据的统计模式识别,这些研究为脑疾病的早期诊断、预后判断及疗效评价提供了新视角。

一、基于功能磁共振的阿尔茨海默病的脑活动异常研究

针对脑活动的状态评估,本章第二节介绍的包括 ALFF、ReHo、COSLOF、Hurst 指数和振幅在内的主要指标在 AD 脑网络研究中都有应用。总体上,这些研究的主要步骤是:①逐个体素计算出研究指标;②组间统计分析;③相关分析(主要是将指标和患者的行为学指标做相关分析);④研究结果,讨论分析。

这里举例说明 Hurst 指数的应用:Maxim 等利用小波分析的最大似然估计方法估计了静息态 fMRI 序列的 Hurst 指数,并统计分析了正常人和 AD 患者的区别;结果表明 AD 患者在颞叶中部、脑岛、中央前后回、运动前区等功能脑区的噪声显著增高,这表明 Hurst 指数不但是评估静息态 fMRI 时间序列属性的一个有意义的模型,而且可以用来考察疾病变化。但是由于 Hurst 指数估计过程中存在一定的误差,所以该指标没有得到较为广泛的应用。

另外,在疾病的研究中,同一个指标在不同的机器和群组上的结果仍然存在一定的差异性。同时,不同的人群、不同的机器和图像的预处理方法会对同一种计算方法的结果产生较大的影响。这提示在将来要注重金标准探索和高效稳定处理的方法研究。

二、基于功能磁共振的阿尔茨海默病局部脑连接方法

1. 基于感兴趣区域的脑网络研究　本章第二节提到,一般根据先验知识确定感兴趣区域。以 AD 的研究为例,记忆障碍,特别是情景记忆障碍是 AD 最常见的核心症状之一。既往研究发现,海马是情景记忆的重要脑区,淀粉样斑块沉积、神经原纤维缠结等 AD 或 AD 前驱阶段的病理变化最先发生在内侧颞叶海马结构。因此在 AD 研究中,很多人选择使用海马作为感兴趣区域进行后续的功能连接分析研究。主要的分析手段如图 10-7 所示。

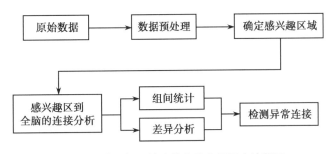

图 10-7　感兴趣区域连接方法应用示意流程图

这个方法的优点是简单、易行,缺点是研究的结果依赖于对感兴趣区域的选取。基于不同的先验知识可能选择到不同的感兴趣区域,它们往往具有不同的功能,得到的异常模式也会有较大的差异。除此以外,也有很多研究选择其他脑区(如后扣带、脑岛、旁海马回、丘脑等)作为感兴趣区域研究功能连接的改变与 AD 的发生发展的关系。

2. 多个网络的脑活动分析研究　指根据先验定义的若干个感兴趣区域,计算感兴趣区域之间的功能连接,统计分析基于感兴趣区域对之间每一条功能连接的异常模式。其研究范式基本上和感兴趣区域的方法相同,方法上从基于种子点到全脑,变成了不同种子点之间的连接研究。局部网络的研究不仅反映人脑的结构和功能,还为检测 AD 疾病进程提供重要的、敏感的临床指标。到目前为止,已经在 AD 中对脑内重要的网络,如默认网络、控制网络、凸显网络等网络内和网络间的研究进行了大量研究。研究这些重要功能网络内和网络间的异常连接模式有助于揭示 AD 患者认知下降的神经生理学基础(图 10-8)。

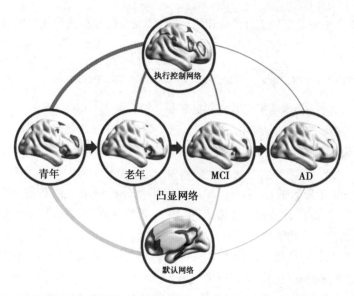

图 10-8　从青年志愿者到老年人、轻度认知损害和 AD 的网络连接改变示意图

三、基于功能磁共振的阿尔茨海默病全脑连接异常模式研究

对于全脑连接的异常模式研究,总结起来也分为基于体素的研究和基于模板的研究。

基于体素的研究以功能连接密度(functional connectivity density,FCD)和连接强度(FCS)为代表。主要的方法是:对于处理好的数据,逐个体素计算其与全脑其他体素的功能连接;然后按照一定的强度阈值将体素连接图转换成三维对应映射(map);随后可以进行组内和组间的统计差异分析,并可以把这些指标与行为和其他模态的图像指标进行关联分析。基本统计步骤如图 10-9 所示。

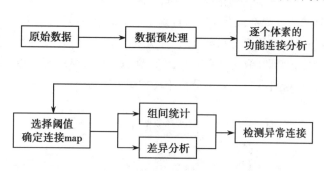

图 10-9　全脑连接方法应用示意流程图

目前的研究发现 AD 的常见受损区域集中在以后扣带回为代表的默认网络区域和以前额叶为代表的执行控制网络区域。FCD 和 FCS 的主要优点是简便易懂,可解释性强,方便理解结果的生理意义。但是该算法的结果容易受到不同连接阈值和不同图像处理方法的影响。这一点需要在实际的研究中加以注意。

另外一种方法是更大尺度的宏观研究。时间序列的提取从每个体素到某个划分好的模板,常用的模板如解剖自动标定模板(automated anatomical labelling,AAL)、哈佛牛津概率图谱(Harvard-Oxford probabilistic atlas)、脑网络组图谱(brainnetome atlas)等,计算脑区之间的功能连接(绝大部分的研究使用相关),然后统计分析组间全脑功能连接的差异。还有一种是数据驱动的方法,代表性的有独立成

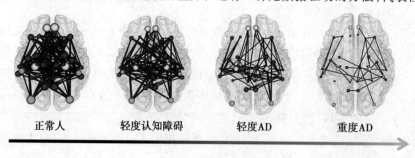

图 10-10　阿尔茨海默病失连接示意图

分分析方法:得到不同独立成分对应的脑区,利用相似性度量(绝大部分的研究使用相关)衡量脑区之间的连接,然后考察不同区域之间的相似性指标在 AD 中的变化。

　　过去 10 余年中,大量对 AD 的脑连接研究得到大量的新发现,支持 AD 是一种失连接症状。这种方法的优点是计算简单,得到的脑区生理意义相对明确,但是同样面临的问题是:不同的模板、不同中心的数据和相似性度量得到的结果往往都是宏观上一致的结果,具体到脑区和脑连接上大部分结果的可重复性较差(表 10-2),有待于进一步的研究和细化。

表 10-2　AD 脑连接部分研究结果汇总表

研究	组	被试数量/名	分区方法	节点数量/个	连接度量	增强的功能连接	减弱的功能连接
Wang et al.,2007	AD	17	AAL	116	皮尔逊相关	前额叶顶叶枕叶	前额叶-顶叶
	NC	17					
Sanz-Arigita et al.,2010	AD	18	AAL	90 & 116	同步性似然	额叶	顶叶、枕叶
	NC	21					
Bal et al.,2010	aMC	26	AAL	116	皮尔逊相关	额叶额叶-枕叶连接	基底神经节丘脑-额叶连接
	NC	18					
Liu et al.,2012	AD	18	ICA	8	多变量格兰杰因果分析	记忆网络执行控制网络	默认网络听觉网络
	NC	18					
Wang et al.,2012	MCI	37	随机划分	1 024	小波相关	—	默认网络运动网络视觉网络听觉网络
	NC	47					
Liu et al.,2014	Severe AD	18	随机划分	442	小波相关	内侧前额叶	默认网络
	mild AD	17					
	MCI	18					
	NC	21					
Liang et al.,2014	aMC	16	基于种子点	33	相关清除的格兰杰因果分析	默认网络额叶网络	额顶控制网络海马相关连接
	NC	16					
Zhou et al.,2015	AD	35	AAL	90	皮尔逊相关	—	默认网络颞顶额颞
	MCI	27					
	NC	27					
Zhan et al.,2016	NC	35	Power	264	皮尔逊相关	—	默认网络感觉运动网络视觉感知网络视觉注意力网络

注:NC—正常对照(normal control);MCI—轻度认知障碍(mild cognitive impairment);AD—阿尔茨海默病(Alzheimer's disease);AAL—解剖自动标定模板(automated anatomical labelling);ICA—独立成分分析(independent components analysis);Power—Power 264 图谱。

四、基于功能磁共振的阿尔茨海默病复杂脑网络研究

　　基于脑网络的研究被越来越多地应用于理解 AD 异常改变研究中。一般的步骤是:①选择不同

的连接强度或者在不同的系数度下构建一个连接网络;②计算网络的度量;③从整体水平和脑区水平统计不同的度量在群组之间的差异及与认知的关系。

已有的大量研究结果表明 AD 患者中脑网络的全局效率显著降低,并且降低情况和认知能力显著相关。这表明网络效率降低可能是导致患者认知能力下降的重要原因。虽然在全脑网络上的结论一致,但把目前存在的各种指标应用到具体脑区时,往往得出稳定性欠佳的结论。再加之多个中心的数据研究范式不一致、被试差异等,导致基于复杂网络度量在不同的研究间呈现较差的可重复性。因此寻找稳定的、可重复的网络指标也是未来的一个研究热点。

第四节 总结与展望

本章对 fMRI 的生理基础、信号特征、数据预处理的基本步骤、主要测度以及在 AD 中的简单应用进行了简要的介绍。功能磁共振与脑认知涉及多学科、多领域大跨度交叉和合作,特别是成像、数学、信息科学、神经科学、认知心理学和医学等领域的合作。在我国现行的教育体制下,脑科学、心理学及医学科研工作者的数理基础及计算机能力相对匮乏,需要在国家层面建立多学科协调创新机制,也需要更多研究者从不同的侧面展开研究。

以下几个方面可能是未来功能磁共振的主要研究热点方向。

一、静息态磁共振的生理学基础

"fMRI 信号究竟反映了脑内哪些变化"一直是研究的热点。在未来很长一段时间内,研究者还需要去探索和研究低频信号变化的生理学意义。虽然基于磁共振的脑网络研究取得了一定的进展,但是以往多数功能连接度量都是基于线性模型的,它们只能反映脑功能连接的一个侧面的信息。如何有效地准确度量脑功能区之间复杂的依赖关系是目前脑功能研究面临的重要问题。

未来,"脑功能连接的解剖和生理基础是什么""什么样的脑网络特征能成为脑疾病诊断生物标志""如何确定和验证脑功能及疾病异常脑网络的核心脑区及其连接模式""易感基因如何影响脑网络"等问题将可能成为领域内的热点研究问题。

二、动态脑网络等研究热点

复杂网络是研究人脑复杂系统的一种角度和方法,它关注系统中个体相互关联作用的拓扑结构,是理解人脑复杂系统性质和功能的基础。在不同时间段,脑连接和脑网络是时刻变化的。到目前为止,已经有部分研究重点关注了不同的算法从复杂的网络中提取不同的子网络或者动态变化模式,目前学者也开始探索连接之间复杂的动态关系,但是受制于影像数据的分辨力(目前的时间分辨力为 0.7~2s)等。最新的在 *Science* 上发表的论文提出可以把时间分辨力提高到毫秒级别,但是目前仅限于动物研究。如何能够获取更高的时空分辨力图像并开展动态网络研究是未来一个重要的研究热点。

三、融合不同模态的脑网络进行研究

虽然基于磁共振的脑网络研究取得了一定的进展,但是以往多数脑网络的建立都只采用了一个模态的信息。目前,扩散张量成像连接的精度很大程度上受限于目前的重建算法,传统的扩散张量成像和重建模型往往得不到纤维分布的正确结果。随着 fMRI 信号时空分辨力的提高以及 DTI 纤维跟踪算法性能的改进,将解剖连接与功能连接相结合进行研究是非常有前景的方向。未来应该重点研究基于多模态构造脑网络,以此反映脑区连接的不同特性,探索脑功能网络的结构基础、脑功能网络和结构网络的相互关系。

四、可重复性问题是实验室研究到临床应用的一大瓶颈

目前的宏观脑网络研究范式不一致、研究方法和被试的个体差异等,导致基于结果的再分析研究很难实现。所以,如何基于多中心的数据准确刻画精神疾病的异常网络及其与认知能力之间的关系有待于进一步研究。以 AD 的研究为例,据 PubMed 统计,截至 2023 年 7 月,基于 AD 神经影像学计划(ADNI)发表了超过 2 400 篇研究论文,但是至今没有任何影像学指标能用做精神疾病的诊断和疗效评价的生物标志。既往研究单个中心样本量小,样本异质性大是造成目前未能取得临床突破的主要原因之一。研究往往没有将散乱在影像中的信息集成为一个能描述疾病脑结构和功能改变的全景图,类似于盲人摸象,各有道理,但是缺乏多粒度网络的角度理解疾病的脑改变模式。要将脑影像真正推向临床应用,发现疾病早期精准识别标记,必须同时从整合临床大数据、融合多模态脑影像等多方面取得突破。这些问题在近来的研究中引起越来越多的关注,有学者提出单纯的统计差异显著不能作为实际应用的有效证据;许多科学家和研究机构近来也在 *Nature*、*Science*、*Nature Review in Neuroscience* 等期刊撰文呼吁多中心共同合作,对已有的研究进行验证和多中心数据共享。除了以上的问题之外,目前的研究缺少归一化、特异性的特征,导致系统鲁棒性差、泛化能力不足。总而言之,探究数据归一化方法,并形成可类比、可重复的且对于疾病有特异化的脑网络是亟须解决的问题之一。

（刘　勇）

思考题

1. 对于给定的一个网络(如下),请使用 Matlab、Python、C 等编程语言,实现其在不同阈值[0,0.1, 0.2]下的类聚系数、最短路径长度、全局效率、局部效率的计算。

0.0	0.2	0.0	0.1	0.0	0.0	0.0	0.0	0.7	0.1	0.0	0.1	0.1	0.1	0.0	0.1	0.0	0.2	0.0	0.7
0.2	0.0	0.1	0.1	0.3	0.5	0.1	0.0	0.0	0.1	0.1	0.4	0.0	0.0	0.9	0.0	0.1	0.7	0.5	0.0
0.0	0.1	0.0	0.0	0.5	0.0	0.6	0.5	0.1	0.0	0.4	0.1	0.1	0.2	0.2	0.0	0.2	0.3	0.3	0.9
0.1	0.1	0.0	0.0	0.3	0.2	0.0	0.0	0.6	0.0	0.0	0.0	0.0	0.4	0.0	0.0	0.1	0.0	0.1	0.0
0.0	0.3	0.5	0.3	0.0	0.3	0.5	0.8	0.0	0.1	0.3	0.2	0.7	0.0	0.0	0.0	0.0	0.0	0.1	0.1
0.0	0.5	0.0	0.2	0.3	0.0	0.9	0.0	0.0	0.0	0.3	0.0	0.1	0.1	0.6	0.7	0.2	0.3	0.1	0.0
0.0	0.0	0.5	0.0	0.5	0.0	0.0	0.9	0.0	0.0	0.4	0.4	0.6	0.0	0.0	0.0	0.0	0.0	0.0	0.2
0.0	0.0	0.5	0.0	0.8	0.0	0.0	0.0	0.0	0.1	0.0	0.0	0.0	0.1	0.0	0.0	0.1	0.0	0.0	0.4
0.7	0.0	0.1	0.0	0.0	0.9	0.4	0.0	0.2	0.0	0.4	0.0	0.0	0.0	0.0	0.0	0.3	0.0	0.0	0.2
0.1	0.1	0.0	0.0	0.1	0.0	0.4	0.0	0.0	0.0	0.1	0.0	0.2	0.0	0.0	0.0	0.0	0.0	0.0	0.0
0.0	0.1	0.4	0.0	0.3	0.0	0.0	0.6	0.0	0.0	0.0	0.1	0.2	0.1	0.0	0.0	0.5	0.3	0.0	0.0
0.1	0.4	0.1	0.6	0.2	0.1	0.0	0.1	0.2	0.0	0.0	0.0	0.0	0.2	0.0	0.1	0.0	0.2	0.0	0.2
0.1	0.0	0.1	0.0	0.7	0.1	0.0	0.0	0.0	0.2	0.0	0.0	0.0	0.3	0.1	0.0	0.2	0.4	0.1	0.0
0.1	0.0	0.2	0.1	0.0	0.1	0.7	0.2	0.0	0.1	0.3	0.0	0.3	0.0	0.0	0.2	0.7	0.0	0.0	0.1
0.0	0.9	0.2	0.0	0.1	0.2	0.1	0.1	0.0	0.1	0.1	0.0	0.0	0.0	0.0	0.0	0.4	0.2	0.0	0.5
0.0	0.0	0.0	0.0	0.0	0.0	0.6	0.0	0.0	0.0	0.0	0.0	0.3	0.0	0.0	0.0	0.1	0.0	0.0	0.0
0.0	0.1	0.2	0.4	0.0	0.7	0.0	0.0	0.0	0.0	0.1	0.0	0.2	0.0	0.0	0.0	0.8	0.0	0.0	0.4
0.2	0.7	0.3	0.0	0.2	0.8	0.1	0.0	0.5	0.2	0.0	0.7	0.0	0.1	0.0	0.0	0.0	0.2	0.0	0.0
0.0	0.5	0.3	0.1	0.1	0.3	0.0	0.0	0.0	0.0	0.4	0.0	0.0	0.2	0.1	0.0	0.0	0.0	0.0	0.2
0.7	0.0	0.9	0.0	0.1	0.1	0.2	0.4	0.2	0.0	0.0	0.2	0.1	0.1	0.5	0.0	0.0	0.4	0.0	0.2	0.0

2. 功能磁共振数据相对于其他成像技术，在临床应用的优、缺点是什么？

3. 请类比功能磁共振在阿尔茨海默病中的应用，从以下四个方面综述功能磁共振在其他疾病（如精神分裂症、抑郁症）的应用实例，并讨论其优缺点。

（1）基于体素级别的研究。

（2）基于局部网络的研究。

（3）基于全脑连接的研究。

（4）基于全脑网络的研究。

4. 请概述目前功能磁共振在临床应用中面临的挑战和可能的解决方案。

5. 请总结相关、偏相关在基于模板的脑连接和脑网络分析中应该注意的问题。

6. 请总结目前基于功能磁共振进行临床分类研究的影响因素及可能对策。

7. 请根据提供的数据，运用 SPM、FSL 或者 Brainnetome fMRI Toolkit 等，探索正常人和患者在脑活动强度、局部连接、全脑连接（使用 AAL 和脑网络组图谱两种）、全脑网络上的差异，探讨其变化后的病理变化特点（这里会提供正常人和阿尔茨海默病患者的影像数据各 20 例）。

第十一章　基于医学图像的疾病预测方法

第一节　概　　述

由于成像技术的迅猛发展,医学图像已成为疾病管理中的重要组成部分,为临床提供全面的视角和丰富的信息。疾病形态或功能上的变化是由患者基因、细胞、生理微环境、生活习惯和生存环境等诸多因素共同决定的,即疾病微观层面的改变可在宏观影像学上有所表达。因此,医学图像不仅可以全面、无创、定量地观察疾病形态与发展过程,还可以挖掘出疾病内涵特征,从而反映人体组织、细胞和基因水平的变化。

一、基于医学图像的疾病预测方法的发展

基于医学图像的疾病预测方法(medical image based disease predication method)是在20世纪50年代之后,随着计算机技术的普及而发展起来的一类新型智能化的疾病预测手段。该类方法利用人工智能技术与视觉信息对病灶进行观察与分析,并推断出患病的可能性,最终协助医生做出诊断,在疾病筛查、早期诊断、治疗方案选择和预后评估等方面发挥着重要作用。在基于医学图像的疾病预测方法中,医学图像处理是图像数据的必要预处理过程,更是关系疾病预测质量的关键技术。

在临床医学的疾病预测方法中,视觉信息起着非常重要的作用,如现代医学理论中的“视诊”(visual examination)方法和中医理论中的“望诊”(look),就是医生通过观察患者的各种临床表现来对疾病进行预测。视觉疾病预测方法的优势在于,信息量大和检测过程对患者的损伤小;弱势在于,过于依赖医生经验,不同医生得到的诊断差异很大,且观察到的信息数值化表示困难,不利于形成类似化学检验的量化的检验报告。同时,视觉的观察也很难从病灶宏观信息中推测出其微观层面的改变,无法深入挖掘图像的生物学本质。为了加强视觉诊断方法的优势,减小其弱势,基于医学图像的疾病预测方法应运而生,为疾病预测提供了更加科学化、客观化、定量化、可重复的技术手段。

二、基于医学图像的疾病预测的目标

基于医学图像的疾病预测方法,旨在利用高效的计算机技术对疾病的发生和发展情况进行智能化的预测。其具体目标主要涉及以下四个方面。

(一)科学化(scientification)

在现有临床医学的基础上,结合医务工作者长期发现、积累的疾病预测知识,运用细化分类的研究方式对其进行研究,逐渐形成完整而系统的人工智能知识体系。在传统医学科学中,有关诊疗的知识都是通过医务工作者的人工统计、分析、实验得到的。虽然这些知识是智能疾病预测的基础,但是无法直接传授给计算机用于临床实践,必须通过人工智能的相应方法才可以得到转化和应用。具体而言,基于医学图像的疾病预测方法即需要采用合理的考核程序,利用人工智能知识和方法,对已有

的疾病预测的结果进行分析,并以此为基础对未来的疾病发生和发展情况进行预测、判断和抉择。

(二)客观化(objectification)

在临床实践中,医务人员水平参差不齐,工作量巨大,面对病情的复杂多变,难免出现疲劳、烦躁等情况,这往往会增大医务人员判断的主观程度,对疾病的预测造成负面影响。基于医学图像的疾病预测方法为解决以上问题提供了新的途径,可以利用人工智能技术大幅度地降低医务人员的工作强度,从大量重复的工作中将生产力解放出来,既能有效提高疾病预测的客观程度,降低主观因素,又能让医务人员把更多精力转移到最终的诊断上,从事更多开拓性的工作。

(三)定量化(quantification)

目前阶段,医务工作者在阅片之后,往往只能以描述性的方式给出定性的疾病预测结果,而无法达到定量化的水平。针对以上问题,基于医学图像的疾病诊断方法给出了一套依靠人类经验无法完成的解决方案,即通过计算机的高性能计算方法来量化统计医学图像中的繁杂视觉信息。定量化的疾病预测结果可以为医务工作者提供更加详实、可靠、易分析、易比较的数据形式,给最终的诊断提供了更明确的衡量尺度。

(四)可重复性(repeatability)

可重复性指一套科学理论或一套仪器设备能够精确重返特性目标的过程能力,常被用来评估研究对象的稳定性与可移植能力。在基于医学图像的疾病预测方面,具体指同一种方法在不同空间、时间、仪器等采样条件下仍可以始终保持稳定工作状态的性能。高质量的基于医学图像的疾病预测方法需要具备强大的可重复性,可以在多种时空及硬件条件下进行高效的工作。

三、基于医学图像的疾病预测的研究方法

基于医学图像的疾病预测往往应用多种人工智能相关方法,主要涉及以下领域的知识。

(一)医学图像处理(medical image processing)

在基于医学图像的疾病预测系统中,医学图像处理方法是必要的预处理步骤,更是关系疾病预测质量的关键技术。常用的医学图像处理技术包括图像去噪、图像增强、图像滤波、矩阵变换、格式转换、图像配准、特征提取、图像编码等方法。正确使用的医学图像处理方法,可以有效地提高医学图像包含的视觉信息质量,为进一步的图像特征提取做好有力的铺垫。

(二)模式识别(pattern recognition)

在科学研究中,环境(context)与客体(object)被统称为模式,利用数学模型与计算机方法来研究模式的自动处理和判读的技术就是模式识别。模式识别技术的主要任务包含鉴别(identification)、分类(classification)、聚类(clustering)等方面,这一技术在基于医学图像的疾病预测领域中都有着广泛的应用。模式识别技术是典型的人工智能方法,可以有效地扩展或替换人类的部分重复性工作,为解放、发展劳动力提供了可靠的技术支持。

(三)机器学习(machine learning)

机器学习是一门研究如何使用计算机模拟或实现人类的学习行为,并不断获取新的知识或技能来重新组织已有的知识结构,进一步使机器的性能不断改进的交叉学科,涉及的领域包括数学、逻辑学、可计算性与计算复杂度等,是人工智能的核心技术。在基于医学图像的疾病预测研究中,机器学习往往与模式识别技术配合使用,担负着归纳总结医学图像信息并将其加工提取为有效信息的重任。常用的机器学习策略包括有监督学习(supervised learning)、无监督学习(unsupervised learning)、半监督学习(semi-supervised learning)等。

(四)数据挖掘(data mining)

数据挖掘是一个从大数据(big data)中通过算法搜索隐藏于其中的有效信息的过程,涉及数学、逻辑学、信息检索、机器学习、模式识别等领域的知识,是数据库知识发现(knowledge-discovery in database)研究中的一个关键环节。在基于医学图像的疾病预测过程中,往往可以提取出海量的特征,从

而导致大量冗余信息的出现。为了达到去其糟粕、取其精华的目的,数据挖掘技术可以从海量特征中分析出有效的信息,并将其反馈给用户,既能从方法上降低机器学习需要应对的计算复杂度,又能找到真正对预测有效果的特征,还能从硬件投入方面减少设备研发的投入。

第二节　疾病预测系统的基本构成

一、疾病预测系统的技术流程

基于医学图像的疾病预测系统的典型技术流程完全符合模式识别技术的经典技术流程,如图11-1所示。

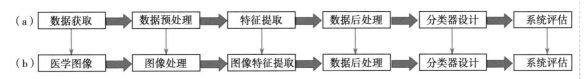

图 11-1　基于医学图像的疾病预测系统技术流程图
（a）模式识别技术的经典技术流程；（b）疾病预测系统的典型技术流程。

由图11-1(a)可以发现,模式识别技术的经典技术流程共包含六个基本步骤:数据获取、数据预处理、特征提取、数据后处理、分类器设计及系统评估。与之对应,图11-1(b)中的疾病预测系统的典型技术流程也包含六个基本步骤,分别为:医学图像获取、医学图像预处理、医学图像特征提取、数据后处理、分类器设计及系统评估。具体信息请见后文。

二、医学图像获取

医学图像获取的途径很多,常见的形式包括:X线影像、二维CT影像、三维CT影像、超声波影像、磁共振(MR)影像、常规RGB图像、切片显微图像等。涉及的硬件设备包括:X线透视机、计算机X线断层摄影机、超声诊断仪、磁共振仪、数码照相机、显微镜、CCD摄像机等。为了增强成像效果,常用的重要技术手段包括:饮用、注射造影剂,显微切片染色等。医学图像储存过程中特有的".DICOM"格式,即医学数字成像和通信格式,常用于X线影像、CT影像、磁共振影像和超声波影像等图像信息的储存。其他医学图像的储存,也可以使用各种常规的数字图片格式,如".png"".jpg"".jpeg"".tif"等。

医学图像获取是疾病预测系统的第一个技术步骤,其成像质量直接影响疾病最终的预测精度。任何一种成像方式,在其成像过程中不可避免地存在噪声。不同厂商机器在图像获取、重建算法和参数设置等方面有很大差异,缺乏统一标准。即使同一台设备,造影剂剂量、扫描厚度、脉冲序列、成像增益等也会对医学图像产生影响。为了提高图像获取的质量,必须加强硬件设备的设计水平,尽量减少噪声的产生,增强不同脏器之间成像结果的区分度。医学影像设备及检查方式需有统一标准,使得同一个患者经过不同厂商机器获得的医学图像尽可能一致。

三、医学图像处理

医学图像处理是整个基于医学图像的疾病预测系统的必要预处理步骤,更是关系疾病预测质量的关键技术。医学图像处理的目的在于加强原始医学图像的质量,排除干扰信息,保留重要信息,为进一步的医学图像特征提取做好铺垫。具体涉及的技术包括:图像的灰度变换、滤波变换、图像增强、图像去噪、图像分割、物体检测、图像配准等。其中最常用的技术有:图像的灰度变换(第三章)、滤波变换(第四章)与图像分割(第五章)。

（一）灰度变换

很多医学图像的颜色信息有很大程度缺失,如X线影像、CT影像、磁共振影像和超声波影像等,都为灰度图像,不具备颜色信息,所以只能在有限条件下进行灰度变换的操作。即使其他类型的医学图像具备一定的颜色信息,如病理切片显微照片,但由于患者的个体差异、染色方法的差异、光源差异、成像设备差异、医务人员操作手法差异等,往往使彩色图像色彩涉及影响因素过多,导致颜色信息不可靠的结果,所以也要将其首先进行灰度化处理。因此灰度变换在医学图像处理中是常规且有效的操作手段。

(二)滤波变换

很多医学图像的质量较低,如低剂量情况下获取的 CT 影像往往存在大量噪声,严重影像图像清晰度。但是为了保证患者在检测时不受到不必要的辐射损伤,医务人员经常以牺牲图像清晰度为代价,保证患者的身体健康。在这种情况下,图像去噪与增强就成为了必须解决的关键技术问题。其中,通过各种滤波变换可以有效地解决以上问题。常用的滤波变换包括平滑空间滤波器、锐化空间滤波器、频率滤波器等几大类技术,如中值滤波器、均值滤波器、高斯滤波器、低通滤波器、高通滤波器、傅里叶变换、小波变换等。在实际操作过程中,往往要同时配合使用多种滤波器,达到最佳图像去噪与增强的效果。

(三)图像分割

图像分割是将一张图像分离成为不同区域的技术,其中每个区域应具有某种实际意义上的相关性。图像分割技术为疾病预测提供了很好的可视化工具,如 CT 影像中肿瘤病灶区域的检测等。目前图像分割的方法主要有四类,包括基于阈值的图像分割方法、基于区域的图像分割方法、基于边缘检测的图像分割方法和基于其他理论的图像分割方法。其中,前三种方法都是经典图像分割方法,在医学图像分割领域都已经有了实际的应用案例。第四种方法属于新兴的理论集合,包含的方法种类较广,如水平集方法、分类器方法、聚类方法、图论方法、机器学习方法等。由于很多医学图像需要提取形态学特征(形状特征)来进行分析,所以常常以图像分割作为必要的预处理步骤来获得更加精确的病灶目标区域,最终提高形态学特征提取的精度。

四、医学图像特征提取

定量描述病灶属性的高通量特征是疾病预测的核心。医学图像特征提取方法可以根据以下几种策略进行分类:基于图像内容属性的特征提取方法、基于空间分布的特征提取方法、基于语义学含义的特征提取方法和基于特征设计方式的特征提取方法。

(一)基于图像内容属性的特征提取方法

"内容"指可以从一张图像中直接自动提取出的信息,包括颜色、纹理、形状等。这种内容区别于图像的"元信息"(metadata),如标签、关键字、标记等。因此可以提取图像中的颜色、纹理和形状信息作为描述图像内容的特征,如颜色柱状图、灰度共生矩阵和几何特征等。这类特征提取方法已经发展得颇为成熟,并且被广泛地应用于已有的基于医学图像的疾病诊断系统之中。

(二)基于空间分布的特征提取方法

基于空间分布的特征提取方法可以分为"全局特征"(global feature)与"局域特征"(local feature)。其中,全局特征用以对图像的整体进行描述,而局域特征则用于对图像的部分区域进行描述。虽然全局特征与局域特征表面上对立,但是它们之间并没有本质的不同,而且可以互相转化。例如,可以将一张图像划分为不同的区域,然后对每个区域进行灰度柱状图特征的提取。每个区域的柱状图直接是相互独立的,可以将它们看作这张图像的局域特征,但如果将这些柱状图加和成为一个柱状图,则转化为了描述图像全局的特征。全局特征与局域特征的相互转化是描述医学图像时常用的技术手段。

(三)基于语义学含义的特征提取方法

语义学(semantics)原本是专门研究语言含义的一个学科,在人工智能领域,将其概念移植到图像特征提取中,用来描述图像内容的含义。一般情况下,对语义学信息可以进行低级别(low-level)、中级别(middle-level)和高级别(high-level)三种特征的提取。其中,低级别信息只能描述图像中的一些属性,如颜色、纹理、形状等;中级别特征可以进一步描述图像中的部分物体的含义,如CT影像中显示出的肝脏、骨骼等;高级别特征则可以非常抽象地表达出一张图像的真正含义,如病理切片显微图像中发生了低分化的现象。低级别与中级别语义学特征的提取技术已经相对成熟,但高级别语义学特征的提取与图像理解(image understanding)密切相关,是目前研究中的技术难题。一旦解决,将对基于医学图像的疾病预测做出巨大的贡献。

(四)基于特征设计方式的特征提取方法

常用的特征设计方式有两种,第一种是人工设计(manual craft)的特征,第二种是机器学习的特征。前者由设计人员根据个人知识储备情况及实践中积累的经验进行设计,往往具有很强的针对性,如几何特征和SIFT特征等;后者是近些年逐渐发展起来的技术类型,前期由设计者安排好整体的特征提取框架,后期全部交由计算机自动运行,通过大量迭代最终完成特征提取工作,如稀疏编码(sparse coding)技术和卷积神经网络(convolutional neural network,CNN)技术等。在小数据和简单图像的情况下,人工设计的特征可以高效地满足技术的需要,但在当前大数据与发展医学图像的情况下,机器学习特征的自动化模式显示出了更为强劲的能力与潜力。

五、数据后处理

在医学图像特征提取步骤之后,往往会发生一些不尽如人意的情况,如特征维度过大、相近特征值密度过高、特征向量元素落差过大等问题。在有限样本下用大量特征进行分类和预测,不仅计算时间长,计算量超负荷,其效果也未必最优。为了解决以上问题,对已经提取出的特征向量进行优化就成为了数据后处理的主要目的。经常用到的数据后处理方法包括:特征向量降维、稀疏化、特征选择等。

(一)特征向量降维

特征向量维度过高,会导致大量冗余信息的产生,严重影响后续分类器设计的效果。为了达到降维的目的,常用的方法有主成分分析(principal component analysis,PCA)、奇异值分解(singular value decomposition,SVD)、线性判别分析(linear discriminant analysis,LDA)等方法。各种降维方法的具体技术各有千秋,但核心思想完全一致,就是把原始的高维度特征向量映射到另一个低维度空间之中,在映射过程中应尽量保存原始信息中的主要成分,排除次要成分。例如,PCA方法可以有效地达到特征向量降维的目的,一般情况下,新特征向量只需要保存原始特征向量维度的10%数据量,即可保存原始信息量的90%至95%。因此,特征向量降维不仅是一种减低数据量的方法,而且还可以被用作进一步特征提取。

(二)特征向量稀疏化

有时,特征向量中会出现很多相近值,它们对于最终的判别基本无法提供有效信息,同时又占用了大量的储存、运算空间。为了解决这个相近特征值密度过高的问题,稀疏化(sparsification)技术被广泛应用,并被认为是最为合理且高效的方法。稀疏化的基本思路是,将特征向量中的相近值用0值进行统一替换,则原始的特征向量就转化成了一个包含大量0值的稀疏矩阵。这种稀疏矩阵在数据存储时可以用索引的方式减少所占用的物理空间,大大节约设备的投入。为了达到稀疏化的目的,常用的方法有稀疏编码和压缩感知(compressed sensing)技术等。稀疏化方法不仅可以用于信息后处理步骤,而且也可以直接用于原始图像数据的高效储存,尤其适用于三维CT影像等背景色为大量单一色的医学影像的存储。

(三)特征选择

在很多情况下,一种特征无法全面地描述一张图像中的内容,因此需要提取多种特征以达到取长补短的目的。但是,有时会使用非常多的特征提取方法,其中有一些适用于当前的图像,其他一些则不适合。为了能够找到这些特征提取方法最优的组合,特征选择(feature selection)就成为了必要的数据后处理步骤。例如,全局最优、随机搜索和启发式搜索就是常用的特征选择方法。特征选择既是有效降低特征向量维度的一种方法,又是一种有效提高机器学习性能的重要手段,是基于医学图像的疾病预测系统中的关键后处理步骤。

六、分类器设计

分类器(classifier)是模式识别过程中分类算法的形象化称呼,其本质是一个分类函数或一个分类模型,能够把一个数据映射到某一个给定的数据类别之中,从而可以对数据的类型进行预测。在基于医学图像的疾病预测系统之中,分类器设计是实现最终预测目的的决策性步骤。进行分类器设计的策略主要包括:基于相似度(similarity-based)的分类器、基于概率(probability-based)的分类器、基于权重(weight-based)的分类器等。机器学习方法是提高分类器最终分类精度的核心技术。

(一)基于相似度的分类器

在分类器设计过程中,往往使用两个样本的特征向量之间的距离远近来定义它们的相似度。两个特征向量越接近,则它们的相似度越高;反之,相似度越低。因此,两个特征向量之间的度量方案是进行相似度计算的前提。常用的距离计算方法包括 L1 范数(L1-norm,即曼哈顿距离)、L2 范数(L2-norm,即欧几里得距离)、余弦距离(cosine distance)、土堆转移距离(earth mover's distance,EMD)等。测量距离之后,往往还需要对距离值进行归一化(normalization)处理,并用这个归一化后的值作为反相似度(dissimilarity)。最后,再用 1 减去这个反相似度以得到位于区间[0,1]之间的相似度值。相似度值越接近 0,说明两个特征向量越不相似;越接近 1,说明两个特征向量越相似。最近邻居(nearest neighbor,NN)和 k 最近邻居(k-nearest neighbor,k-NN)是非常经典的基于相似度的分类器算法。它们的优势在于,不需要进行复杂的训练就可以进行分类工作;劣势在于,分类过程需要的计算量非常大,不适合大数据情况的应用。

(二)基于概率的分类器

基于概率的分类器主要利用不同类型样本之间的条件概率关系对数据进行分类。在使用这类分类器时,一个特征向量将被分类至条件概率较高的类型之中。从理论上讲,基于概率的分类器具备最坚实的统计学基础,是最理想的分类器模型。但是,在实践过程中,由于训练模型所需的样本数量的限制,其结果往往不尽如人意。尤其,在医学图像分析的相关工作中,样本图像特征的统计学意义往往比较模糊,大大限制了基于概率的分类器的发展与应用。较为典型的基于概率的分类器有朴素贝叶斯(naïve Bayes)分类器等。

(三)基于权重的分类器

基于权重的分类器是近些年发展最迅猛的一类算法,典型的技术包括支持向量机(support vector machine,SVM)分类器、经典人工神经网络(artificial neural network,ANN)分类器、深度卷积神经网络(deep CNN,DCNN)分类器等。这类分类器的特点是:不以每个特征向量的整体作为考察对象,而是以特征向量中的每个元素作为考察对象,再对每个元素进行权重计算来衡量其对分类准确性的贡献。贡献较大的元素将获得较高的权重,贡献较小的元素将获得较低的权重。SVM 分类器和经典 ANN 分类器是典型的浅层分类器,可以用较小的分类器架构获得较高的分类精确度,具有极高性价比,在实践中已经获得了极大认可。新兴的 DCNN 分类器是标准的深度学习(deep learning)方法,通过多层神经网络的训练达到提高分类精确度的目的。在目前计算机硬件设备大幅度进步的条件下,DCNN 分类器的研究越来越多,为基于医学图像的疾病预测提供了新的希望。

(四)机器学习在分类器设计中的应用

以上提到的三种分类器算法,除了一部分基于相似度的分类器不需要机器学习参与外,其他的方法都是以机器学习为核心技术来进行参数优化的。尤其是基于权重的分类器,一旦脱离了机器学习方法,则完全是纸上谈兵,无法实现。机器学习方法主要包括有监督学习、无监督学习和半监督学习。

其中,有监督学习在基于医学图像的疾病预测系统中是最重要的方法。首先,需要将数据集(医学图像的特征向量集)分作训练集与测试集:训练集用作分类器的设计与参数调整;测试集用作分类器性能的测试。其次,将训练集进一步分为两部分:一部分用作分类器设计;另一部分用作分类器参数调整。再次,利用有监督学习策略和训练集得到分类器模型并且完成参数调整。最后利用测试集对分类器的最终分类性能进行测试评估。

七、系统评估

系统评估是基于医学图像的疾病预测系统的最后一个步骤,负责对系统的质量进行评价并将发现的问题反馈给之前的步骤,促进系统的优化。在基于医学图像的疾病预测系统中,最常用的评价指标是精确度(accuracy),即测试集中被正确分类的数据占全体测试数据的比例。除了精确度,真阳性比例、假阳性比例、真阴性比例、假阴性比例也是疾病预测系统非常重要的评估指标。其中,真阳性比例与假阳性比例是临床医务工作者最关心的两个指标。系统评估的结果将被逐级反馈给疾病预测系统的各个步骤,协助调整设计方案与参数设置,并使系统最终可以达到最高的精确度。

第三节　疾病预测系统的临床应用

通过对 CT、MRI、超声、PET、病理等不同模态的医学图像进行处理,提取高通量特征(或大量特征)进行数据挖掘,并建立分类预测模型,可用于肿瘤分子分型、鉴别诊断、治疗方案选择、疗效检测和预后评估等多方面,并且已在肺癌、头颈癌、乳腺癌、脑肿瘤、直肠癌、食管癌、前列腺癌、肝癌、甲状腺癌等多种疾病中开展了研究与应用。

一、基因、分子标记物和病理分型

研究显示,疾病宏观影像特征与微观结构改变息息相关,通过对医学图像加以挖掘和分析,能够寻找其微观层面的生物特性。Segal 等通过对原发性肝癌患者的研究发现,其 CT 增强图像特征与肝癌全基因表达之间存在一定的相关性,28 个图像特征可以重建出 78% 的基因信息,进而预测肝癌的细胞增殖、肝脏合成功能和患者预后的情况。该研究揭示了肝癌基因可被 CT 增强图像无损解码。Gevaret 等对 186 名非小细胞肺癌(non-small cell lung cancer,NSCLC)患者开展研究,对其术前薄层 CT 图像提取 89 个特征,建立决策树模型,以预测突变型表皮生长因子受体(epidermal growth factor receptor,EGFR)和鼠类肉瘤病毒癌基因(kirsten rat sarcoma viral oncogene homolog,KRAS)的突变情况。实验结果显示,CT 图像与 EGRF 突变有关,其受试者工作特征曲线(receiver operating characteristic curve,ROC curve)下的面积(area under curve,AUC)为 0.89。其中肺气肿、气道畸形与 EGFR 野生型有关,而毛玻璃样变预示 EGFR 突变。Dang 等使用 MRI 的纹理特征预测头颈部鳞状细胞癌的肿瘤抑制蛋白 p53(tumor protein p53),对 16 位患者的 T_1 加权、T_2 加权和 DWI 图像进行分析,发现其中 7 个纹理特征的组合具有最好的区分,获得了 81.3% 的准确率($P<0.05$),交叉验证也取得了中等一致性($K=0.625$)。Li 等分析了 84 名来自多中心的乳腺癌患者 4D 动态增强 MRI 图像,计算机自动分割肿瘤后提取了包括大小、形状、边缘、增强纹理和动力学在内的多项特征,研究 MRI 图像与 MammaPrint,Oncotype DX 等基因检测系统的关联,以预测乳腺癌复发可能性。实验证明 MRI 图像特征与复发之间存在强相关性,其中肿瘤大小和增强纹理特征尤为重要。

在分子分型方面,Wu 等研究医学图像与肺癌组织学亚型(腺癌和鳞状细胞癌)的关系。从 350 例患者术前 CT 图像中提取 440 个形状、大小、灰度和纹理特征,进行了单因素和多因素分析。其中多因素分析比较了 24 种特征选择方法和 3 个常见的分类器。单因素分析发现,53 个特征与肿瘤组织学显著相关。多因素分析中,经过 ReliefF 算法筛选出的特征有最好的区分度,朴素贝叶斯分类器获得

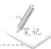

了最高的亚型识别准确率（AUC=0.72,P=2.3×10^{-7}）。Yang 等对 82 位脑肿瘤患者的 MRI 图像进行研究。首先在图像中手动定位肿瘤位置,然后设计并提取了 5 类共 976 个纹理特征,分别是基于分割的分型特征、方向梯度直方图特征、游长矩阵特征、局部二值模式特征和 Haralick 特征,最后采用随机森林分类器进行脑胶质瘤分子分型和 12 个月生存期预测,获得了超过 70% 的准确率。Li 等提取定量化 MRI 图像特征进行浸润性乳腺癌的分子分型。研究发现侵袭性强的肿瘤尺寸较大、内部回声不均匀,增强纹理中熵特征与分子分型相关性更大。进一步,Guo 等也对 215 位浸润性乳腺癌患者展开研究,试图通过超声图像中预测乳腺癌的分子亚型。他们采用基于相位的活动轮廓模型对肿瘤进行自动分割,然后根据美国放射协会提出的乳腺图像报告与数据系统（breast imaging reporting and data system,BIRADS）设计,提取了包括形状、方向、边缘、边界、内部回声、后方回声和钙化在内的 460 个定量特征,经过 3 步特征选择算法和 SVM 分类器,获得了较高的准确率（AUC=0.76,P<0.05）。研究发现预后最好的激素受体阳性（hormone receptor +）和人表皮生长因子受体阴性（human epidermal growth factor receptor −）的低级别乳腺肿瘤在超声图像中表现出不规则形状,边缘毛躁,内部高或复杂回声,并伴有后方阴影。而预后最差的高级别三阴乳腺癌（激素受体和人表皮生长因子受体均阴性）往往形状规则,边缘光滑,内部低或复杂回声,并伴有后方增强。

以上的研究验证了医学图像和疾病生物学改变之间的强相关性。

二、诊断与鉴别诊断

基于医学图像的疾病预测系统,是大数据技术与医学影像辅助诊断的有机融合。传统的计算机辅助诊断方法仅将医生视觉特征定量化,而增加了高通量特征和数据挖掘的思想后,疾病筛查和鉴别诊断的准确率将得到有效提高。

Pham 等从 271 例肿瘤患者 CT 图像中分割肿瘤并提取了两类纹理特征,实现纵隔淋巴结良/恶性鉴别。这两类纹理特征分别是在医学 CT 图像中提取灰度共生矩阵（gray-level co-occurrence matrix,GLCM）特征和在仿真 CT 图像中提取半变异函数（semivariogram,SV）特征。两类特征互补且无重复信息。采用逻辑回归模型作为分类器后,获得了 AUC 为 0.89,敏感性为 0.75 和特异性为 0.90 的高鉴别率。张利文等对肺部影像公开数据库（lung image database consortium,LIDC）中 619 名肺结节患者开展研究:首先采用基于区域生长的分割算法在 CT 图像中自动定位肺结节;然后设计并提取了包括结节大小、形态、密度、肺周围组织和强化在内的 60 个图像特征来描述结节的表型特点;最后,利用最小冗余最大相关方法筛选出 20 个最有代表性的特征输入至 SVM 分类器,分别在训练集和测试集上获得了 0.824 和 0.777 的肺癌良/恶性鉴别准确率。在头颈肿瘤方面,Brown 等从多中心采集 26 名患者的弥散加权磁共振（diffusion-weighted MRI,DWI）图像数据用于甲状腺结节良/恶性识别,从表观扩散系数（apparent diffusion coefficient,ADC）图像中提取 21 个纹理特征建立线性判别分析模型,分类准确率、敏感性和特异性均超过 0.90。Park 等认为磁共振动态增强扫描参数图可用于识别口咽鳞状细胞癌和恶性淋巴瘤。他们在容积转运常数（volume transfer constant,Ktrans）、速率常数（rate constant,Kep）和血管外细胞外容积分数（volume fraction of extravascular extracellular space,Ve）三个参数图中提取大量直方图特征。经过 Wilcoxon 秩和检验后发现两种癌症的 Ktrans 直方图中值和众数以及 Ve 直方图的众数、偏度和峰度差异较大。Ve 峰度是最有效的识别特征（AUC=0.86,SEN=0.83,SPE=0.90）。Cameron 等使用多参数 MRI 图像进行前列腺癌的检测:首先基于多参数图像和形态学特征确定肿瘤候选区域;然后根据欧洲泌尿生殖放射学会提出的前列腺影像报告和数据系统指南（Prostate Imaging Reporting and Data System,PIRADS）创新性地提取了形态、非对称性、生理学和大小共 42 个特征,经过朴素贝叶斯分类器后达到了 ACC=0.87,SEN=0.84,SPE=0.88 的高检测率。Wibmer 等研究发现从 MRI 提取灰度共生矩阵特征有助于前列腺癌外周带和移行带的识别,并可用于 Gleason 评分。在 T_2 加权像和 ADC 图像上,外周带与高熵值、高惰性值、低能量值、低相关性和低均匀性有关（P<0.000 1）。移行带与 ADC 图像特征（P<0.000 1）与 T_2 加权像的相关性（P=0.041）和惰性值（P=

0.001)强相关。而 Gleason 评分与高熵值和低能量值有关。Qiao 等研究 138 位乳腺肿瘤患者的二维超声图像,自动勾勒肿瘤边缘,设计一组识别能力强、不依赖采集设备的图像特征系统,用于乳腺肿瘤良/恶性识别,取得了优异的鉴别效果(ACC=0.93,SEN=0.94,SPE=0.93)。

三、临床决策和疗效监测

不同于传统的医学影像辅助诊断,基于数据分析的方法可以从大量医学图像中挖掘出图像特征作为新的生物标志物,有助于临床选择合适的治疗方案并监测治疗效果。

Cunliffe 等研究 115 位食管癌放疗患者治疗前、后的高分辨力 CT 图像,发现纹理特征与放射性肺炎的发生密切相关。通过在每层 CT 图像上任意选取 32×32 像素点的 ROI,提取 20 个一阶特征、分形特征、Law 滤波特征和 GLCM 特征,并计算放疗前、后特征值的差异 ΔFv。所有特征值的 ΔFv 与放射剂量显著相关,12 个特征的 ΔFv 与放射性肺炎直接相关,这样医生就可以通过医学图像来预测炎症的发展情况。Huynh 等从 CT 图像中预测早期 NSCLC 患者的立体定向放疗疗效。对 113 名Ⅰ、Ⅱ级 NSCLC 患者,手工定位肿瘤位置,并提取了 1 605 个图像特征以及临床参数进行比较。经过稳定性比较和筛选后保留了 12 个最优特征。发现小波分解特征与远处转移预后有明显相关性,整体生存期与常规影像学特征和影像组学特征均有关。Mattone 等开展了放疗肿瘤专家定性诊断和影像组学定量特征在肺癌放疗效果和复发预测中的比较。在 45 位接受立体定向消融放疗患者的术后 CT 图像中自动分割肿瘤,提取 104 个包含肿瘤纹理、大小和形态的图像特征,采用 SVM 分类器开展了留一法、十分法、五分法和三分法交叉验证。实验证明,医学图像的预测在整个随访期内和临床医生的评价基本吻合,然而在术后 6 个月内可以早期发现临床医生难以发现的不典型的复发病灶。基于乳腺癌动态增强 MRI 图像的研究发现,纹理分析方法可以为临床医生在乳腺癌新辅助化疗开始前预测疗效提供更为准确的信息。注射 1~3min 后的 MRI 的纹理特征对临床和病理响应显著,尤其是注射 2min 后,基于 8 个纹理特征的预测获得的 AUC 为 0.77。Scalco 等使用 CT 图像研究头颈癌放疗中腮腺结构和功能的改变:首先在放疗第 1 周的 CT 图像中手工定位肿瘤;然后配准至第 2 周和最后 1 周的 CT 图像,并提取各个时期的 CT 图像特征。研究发现放疗后 CT 密度均值和分形维数明显减少,基于体积和分形维数特征预测腮腺缩小的准确率为 71.4%。Huang 等回顾性分析 326 例结肠癌患者的 CT 图像,以预测结肠癌淋巴结转移的概率。经过 LASSO(least absolute shrinkage and selection operator)回归模型保留的 24 个灰度和纹理特征,结合癌胚抗原(carcinoembryonic antigen,CEA)值和 CT 报告中淋巴结状态建立了基于医学图像的预测模型,获得了一致性指数(conformity index,CI)为 0.736。Vallière 等使用 FDG-PET(fluoro-2-deoxy-D-glucose PET)和 MRI 纹理特征预测软组织肿瘤的肺转移,在 9 个标准摄取量矩阵和形状特征以及 41 个纹理特征中,通过逻辑回归多因素分析得到 FDG-PET/MRI 融合图像的 4 个纹理特征预测效果最好(AUC=0.98,SEN=0.95,SPE=0.93)。

以上研究表明,医学图像可用于治疗方式的选择和临床疗效的监测,对多种癌症的个体化治疗方案制订有指导意义。

四、预后预测

Aerts 等从 1 019 例肺或头颈部肿瘤患者的 CT 数据中提取了 440 个量化肿瘤图像特征,包括灰度分布、形状和纹理等方面,这些影像特征反映出肿瘤异质性,与肿瘤病理类型、T 分期、基因表达的模式相关。同时,医学图像特征在多个不典型的肺及头颈部肿瘤数据库中显示出较好的预测预后价值,因此认为医学图像在肺癌及头颈部肿瘤中可以识别预后表型。Emaminejad 等将基因学生物标志核糖核苷酸还原酶催化亚基 M1(ribonucleotide reductase catalytic subunit M1,RRM1)和切除修复交叉互补基因 1(excision repair cross-complementation group 1,ERCC1)与 CT 图像联合,预测Ⅰ期 NSCLC 患者术后复发风险。在采用半自动分割方法得到肺结节准确位置后,提取 35 个 3D 肿瘤特征,如形态、CT 值分布和纹理,筛选出 8 个最优特征,输入贝叶斯分类器后获得了 AUC=0.84 的准确率,显著高于二者独立的预测准确率。Coroller 等从肺腺癌患者的 CT 图像中提取了 635 个特征,以预测远处转移和生存期;单因素和多因素分析后发现,其中的 35 个特征与远处转移相关,12 个特征与生存期有关,其中 LoG 特征可以显著地提升预测准确率。Cui 等通过多区域图像定量分析方法预测脑肿瘤预后。在 T_1 加权和 T_2 FLAIR MRI 图像中将肿瘤分成不同区域,提取 72 个基于区域的特征和 48 个基于全局的特征,从中寻找了 5 个量化肿瘤表面积和强度分布的新型影像标志物,并证实其具有预测脑胶质瘤预后的能力($CI=0.67,P=0.018$),高于传统预测模型。Vignati 等从 T_2 加权 MRI 中提取 GLCM 的对比度和均匀性特性,比较其与传统 ADC 参数对于前列腺癌生物侵袭性预测的效果。实验显示 GLCM 特征比传统 ADC 参数与病理 Gleason 评分相关性更强,可以有效预测低风险的前列腺癌。

五、临床挑战

上述研究说明,基于医学图像的疾病预测系统在临床上有广泛的应用且效果显著,然而,从系统的技术流程来看,仍面临诸多挑战。

首先,医学图像获取及其标准化存在挑战。基于大数据挖掘的疾病预测方法对数据的质量提出了严格的要求。相同的扫查方式和高分辨力图像有利于疾病的准确诊断和预测。然而,多模态、多参数的医学图像技术使得同一种疾病可以采用多种影像模式观察。即使是相同的检查方式,也与仪器和参数有关。因此,要获取相同或相似参数的医学图像大样本十分困难。

其次,图像分割算法在整个流程中尤为重要,后续图像特征提取和筛选均建立在分割基础上。由于疾病的异质性和不规则性,病灶准确定位和边缘提取是一个巨大挑战。目前,并无通用分割算法可以实现多模态和多疾病的精准分割,因而医生手工勾画常被认为是金标准。随着医学影像技术的发展,越来越多地采用薄层扫描以达到更好的效果。一个脏器的扫查往往产生几百层图像,给人工勾勒带来了巨大工作量。因此,医学工作者迫切需要准确、高效的全自动分割算法,深度学习技术有望解决这个难题。

再次,描述病灶属性的图像特征是疾病诊断的精髓。大数据分析方法和多中心验证均需要稳定性和可重复性强的特征。临床诊断的常用特征包括大小、形态、边界、灰度、纹理、直方图、分形维数、参数图、小波变换等,这些特征可反映图像的细微差别和深层次信息,并避免了由人为观察带来的诊断误差。一方面,上述特征中病灶大小、形态和边界基于图像分割结果,不准确或模糊的病灶边缘将引起特征值的改变。另一方面,灰度、纹理、直方图等特征均受到医学图像分辨力和对比度的影响。研究发现,同一病灶通过不同设备采集获得的图像差别很大,从中提取的特征值也不尽相同。此外,疾病预测准确率主要与特征个数、特征筛选算法和分类器有关。如何在高通量特征中获得最佳性能表现的特征集,输入至可靠的机器学习算法或统计学方法建立分类或预测模型也是一个亟待解决的突破点。

最后,现有的研究结果大多是单一机构的小样本探索,所得到的结论缺乏广泛验证。不同地区的多中心研究能提供多样性样本资料,建立更完备的训练集和测试集,诠释疾病的异质性。同时多中心联合研究可解决图像标准化和特征稳定性的问题。根据循证医学要求,任何一种方法应用于临床都必须经过完善验证。可预见,未来的多中心、大样本、随机对照临床试验才能更准确、可靠、有效地指导临床医疗策略。

第四节　应　用　实　例

本部分将以病理切片显微图像为例,对基于医学图像的疾病预测系统进行讲解。

(一)实验目的

本实验的目的是,对宫颈癌的低分化与高分化两个阶段的病理显微图像进行分析,最终达到预测新样本患病情况的目的。

子宫恶性肿瘤可分为子宫内膜癌、宫颈癌和子宫其他恶性肿瘤三类，是女性生殖系统中常见的癌症，在妇女最常见的肿瘤中排名第四位，且近年发病率在世界范围内呈上升趋势。其中，宫颈癌是子宫恶性肿瘤中最具代表性的一类癌症。因此，本实验以宫颈癌为例，对经典的基于医学图像的疾病预测系统的方法进行举例讲解。

（二）实验数据信息

本实验所使用的宫颈癌病理切片显微图像数据集为 DCL2017 数据库。该数据库共包含低分化与高分化宫颈癌病理切片显微图像各 20 张，可以用于图像处理与分析的教学和实验工作，包括图像分割、特征提取、分类器设计等。

显微图像具体信息如下。

数据库名称：DCL2017。

数据库制备机构：中国医科大学，东北大学。

数据采集日期：2017 年 8 月 7 日。

癌症类型：宫颈癌。

显微镜：Nikon ECLIPSE 50i。

放大倍数：400。

样本染色方法：免疫组织化学染色（immunohistochemical staining，IHC）。

格式：*.tif。

图像尺寸：2 560×1 920 像素。

位深度：8×3＝24 位。

（三）实验设置

本实验采用典型的有监督学习的策略进行实验设计，具体信息如下。

1. **图像数据的分配**　首先，将宫颈癌高分化的 20 张图像随机分为张数相等的两部分，每部分各包含 10 张图像，任取一部分作为"高分化训练集"，其余作为"高分化测试集"；其次，将宫颈癌低分化的 20 张图像随机分为张数相等的两部分，每部分各包含 10 张图像，任取一部分作为"低分化训练集"，其余作为"低分化测试集"；最后，高分化训练集与低分化训练集中的 20 张图像共同构成"训练集"，高分化测试集与低分化测试集中的 20 张图像共同构成"测试集"。

2. **系统评估方法**　本实验采用精确度作为疾病预测系统的评估指标对系统性能进行评价，即测试集中的 20 张图像被正确分类的比例。该比例为一个介于[0,1]的实数，值越低说明分类结果越差，值越高说明分类结果越好。

（四）实验流程

实验具体流程见图 11-2。整个实验共包含六个步骤：训练数据的采集、图像预处理、图像特征提取、数据后处理、分类器设计和系统评估。其中，图像预处理方法为"灰度化"，特征提取方法为"纹理特征"，数据后处理方法为"特征融合"，分类器的选择为"支持向量机"。相关技术细节详见后文。

（五）技术细节

1. **实验软件环境**　本实验采用 Matlab2017a 作为技术平台进行系统的编程实现。其中，Matlab 图像处理工具包（image processing toolbox）为本实验提供了很好的实现基础。操作系统为 Windows 10 环境。

2. **实验硬件环境**　本实验采用戴尔笔记本电脑进行编程运算，计算机具体配置如下。

处理器：英特尔酷睿 i7-7700HQ 处理器。

内存：8GB DDR4 2 400Hz 内存。

3. **图像预处理技术**　如图 11-2（b）所示，因为本实验考虑到显微图像颜色信息效率较低的问题，

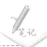

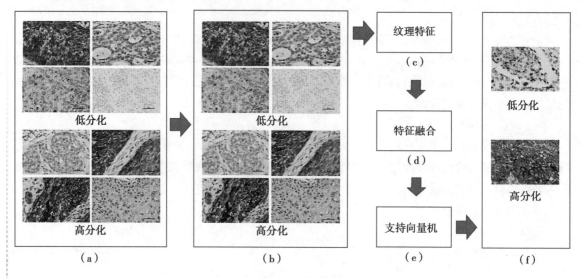

图 11-2 实验流程图

(a) 训练图像;(b) 图像预处理;(c) 特征提取;(d) 数据后处理;(e) 分类器设计;(f) 测试图像。

所以对颜色 RGB 图像进行了灰度化处理,已达到排除颜色信息干扰的目的。灰度化的具体操作如下:首先,将原始彩色图像的 R、G、B 通道分别存储为三个灰度矩阵;其次,给予每个通道不同的权重;最后,将加权后的三个矩阵相加,并得到所需的灰度图像。根据以往经验,本实验直接采用 Matla 自带的库函数对原始图像进行灰度化处理,其中与 R、G、B 三个通道对应的权重分别为 0.299、0.587 和 0.114。

4. 特征提取技术 如图 11-2(c)所示,在对原始图像进行灰度化之后,考虑到临床医务工作者所提供的相关先验知识,所以本实验决定提取图像的纹理特征,具体方法为灰度共生矩阵(GLCM)。具体先验知识如下。

低分化宫颈癌细胞:无法看清细胞结构,一部分细胞排列无序,如图 11-3 所示。

高分化宫颈癌细胞:高分化肿瘤细胞比较接近正常细胞,常见到肿瘤细胞形成癌巢,肿瘤细胞排列比较规则,形成许多团状结构,有的癌巢能见到角化珠。细胞异形性相对小,即每个细胞大小形态都差不多,如图 11-4 所示。

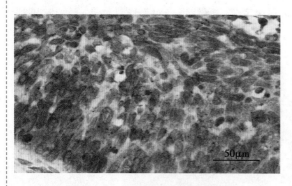

图 11-3 低分化宫颈癌细胞

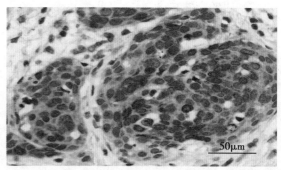

图 11-4 高分化宫颈癌细胞

根据以上的实验结果,可以总结得知:判断宫颈癌分化程度的主要信息来自每个独立细胞的形态及细胞之间的组织结构。但是,由于低分化细胞的个体形态不清晰,所以不宜对比它们之间独立细胞的形态特点,而更适合对比它们之间组织结构的差异。进一步,由于纹理特征具有描述图像内容的结构特点的功能,所以本实验选择纹理特征进行提取。同时,由于灰度共生矩阵特征是非常高效的纹理特征提取方法,并已经在大量实验与实践中证明了其优异的效果,所以本实验优先考虑提取这种特征。

在灰度共生矩阵的提取过程中,本实验共定义了四个方向:0°、45°、90°和135°。邻域跨步长度为1个像素。在构成了四个方向的灰度共生矩阵之后,继续对每个矩阵计算了对比度(contrast)、相关度(correlation)、能量(energy)及同质性(homogeneity)四个统计值。最终,共得到了16个特征值。

5. **数据后处理技术**　在本实验的特征提取步骤,共得到了16个独立的特征值。对于一张图像,它们各为一个独立的统计结果。为了加强这些特征值对于图像的描述力,让它们取长补短,本实验采用了一种早期融合(early fusion)的特征融合方法将它们结合起来。具体操作非常简单,只需要将这16个值按照事先规定好的顺序连接成为一个特征向量即可。这种看似简单的操作,在很大程度上结合了各个独立特征值直接的描述力,为疾病预测提供了更可靠的信息。

6. **分类器设计技术**　本实验采用经典的基于权重的分类算法——支持向量机作为分类器。支持向量机可以给特征向量中的每个元素一个权重:如果这个元素对于分类结果贡献大,则赋予较高权重;反之则给予较小权重。首先,通过随机赋值对这些权重进行初始化;其次,通过机器学习的方法对这些权重进行迭代运算,直到分类错误收敛至最小。具体算法请详见机器学习及模式识别的相关著作。

(六)结果分析

本实验最终得到了85%的准确率。其中高分化准确率为80%,低分化准确率为90%。说明本系统的实践效果较好。证明了本实验所选择的实验策略的有效性及方法上存在着继续发展的潜力。如果考虑灰度共生矩阵中更多的方向、更多的统计值,也许可以获得更好的疾病预测结果。同时,虽然早期融合的方法可以有效地提升特征的描述能力,但是无法应对特征向量维度过高的情况,因此可以考虑使用后期融合(late fusion)的方法继续改进。

(郭翌　李晨)

思考题

1. 请根据本章的应用实例,直观描述显微图像数据与影像数据的视觉差别,并分析原因。
2. 请思考深度学习网络与传统人工神经网络在网络结构上的差异。
3. 请思考智能图像分析在其他医学图像方面的应用场景。

参 考 文 献

［1］GONZALEZ R C,WOODS R E. 数字图像处理［M］.阮秋琦,阮宇智,译.3 版.北京:电子工业出版社,2012.

［2］CASTLEMAN K R. 数字图像处理［M］.朱志刚,林学闾,石定机,等译.北京:电子工业出版社,2002.

［3］章毓晋.图像工程(上册):图像处理［M］.2 版.北京:清华大学出版社,2006.

［4］田捷,包尚联,周明全.医学影像处理与分析［M］.北京:电子工业出版社,2003.

［5］余建明.医学影像技术学［M］.北京:科学出版社,2004.

［6］BUADES A,COLL B,MOREL J. A review of image denoising algorithms,with a new one ［J］. SIAM Multiscale Modeling and Simulation,2005,4(2):490-530.

［7］杨枝灵,王开.Visual C++数字图像获取 处理及实践应用［M］.北京:人民邮电出版社,2003.

［8］JAIN A K. Data clustering:50 years beyond K-Means［J］. Pattern Recognition Letters,2010,31(8):651-666.

［9］周志华.机器学习［M］.北京:清华大学出版社,2016.

［10］王大凯,侯榆青,彭进业.图像处理的偏微分方程方法［M］.北京:科学出版社,2008.

［11］LI C,XU C,GUI C,et al. Distance regularized level set evolution and its application to image segmentation［J］. IEEE Transactions on Image Processing,2010,19(12):3243-3254.

［12］CHAN T F,VESE L A. Active contours without edges［J］. IEEE Transactions on Image Processing,2001,10(2):266-277.

［13］EVANS L C. Partial differential equations［M］. 2nd ed. Providence:American Mathematical Society,2010.

［14］LECUN Y,BENGIO Y,HINTON G. Deep learning［J］. Nature,2015,521(7553):436-444.

［15］KRIZHEVSKY A,SUTSKEVER I,HINTON G E. Imagenet classification with deep convolutional neural networks［J］. Advances in Neural Information Processing Systems,2012,1097-1105.

［16］李碧草,舒华忠,王贝.医学图像配准技术［M］.北京:清华大学出版社,2019.

［17］陈为,沈则潜,陶煜波,等.数据可视化［M］.北京:电子工业出版社,2013.

［18］KNISS J,KINDLMANN G,HANSEN C. Multidimensional transfer functions for interactive volume rendering［J］. IEEE Transactions on Visualization and Computer Graphics,2002,8(3):270-285.

［19］CORREA C,MA K L. Size-based transfer functions:a new volume exploration technique［J］. IEEE Transactions on Visualization and Computer Graphics,2008,14(6):1380-1387.

［20］MILDENBERGER P,EICHELBERG M,MARTIN E. Introduction to the DICOM standard［J］. European Radiology,2002,12(4):920-927.

［21］PREIM B, BARTZ D. Visualization in medicine:theory, algorithms, and applications ［M］. Burlington:Morgan Kaufmann,2007.

［22］ROSSET A,SPADOLA L,RATIB O. OsiriX:an open-source software for navigating in multidimensional DICOM images ［J］. Journal of Digital Imaging,2004,17(3):205-216.

［23］ZHANG D Q,WANG Y P,ZHOU L P,et al. Multimodal classification of Alzheimer's disease and mild cognitive impairment ［J］. NeuroImage,2011,55(3):856-867.

［24］ESTEVA A,KUPREL B,NOVOA R A,et al. Dermatologist-level classification of skin cancer with deep neural networks ［J］. Nature,2017,542(7639):115-118.

［25］吴恩惠,冯敢生,白人驹,等.医学影像诊断学［M］.北京:人民卫生出版社,2006.

［26］顾雅佳,周康荣,陈彤箴,等.乳腺癌的 X 线表现及病理基础［J］.中华放射学杂志,2003,37(5):439-444.

［27］杨鹏,魏方军,罗晓东,等.螺旋 CT 动态增强扫描对孤立性肺结节的诊断价值［J］.实用癌症杂志,2012,27(3):274-276.

［28］周良辅.神经导航外科学［M］.上海:上海科技教育出版社,2008.

中英文名词对照索引

Q

R

S

T